全国普通高等医学院校护理学专业规划教材

护理研究

供护理学（专科起点升本科）及相关专业使用

主　编　郑琳琳

中国协和医科大学出版社

北　京

内容提要

本教材是"全国普通高等医学院校护理学专业规划教材"之一，系根据本套教材的编写指导思想和原则要求，结合专业培养目标和本课程要求的教学目标编写而成，内容涵盖了绪论、科研选题、文献检索、研究设计、研究对象及变量的确定、资料的收集方法、资料的整理与分析、研究计划书的撰写、护理论文的撰写、质性研究、循证护理实践、护理科研项目管理。此外，本教材还增加了教学课件、思维导图、能力测试等数字资源，丰富了教材内容，增强了线上和线下教学的联动性，以提升学生学习的主动性和积极性。

本教材主要供护理学专业（专科起点升本科）使用，也可供其他起点护理学专业使用，还可作为从事护理临床、护理管理、护理教育和护理科研等相关工作人员的参考书。

图书在版编目（CIP）数据

护理研究／郑琳琳主编．-- 北京：中国协和医科大学出版社，2024.7
全国普通高等医学院校护理学专业规划教材
ISBN 978 - 7 - 5679 - 2392 - 8

Ⅰ．①护…　Ⅱ．①郑…　Ⅲ．①护理学 - 医学院校 - 教材　Ⅳ．①R47

中国国家版本馆 CIP 数据核字（2024）第 092226 号

主　　编	郑琳琳
策划编辑	张　晶
责任编辑	张青山
封面设计	邱晓俐
责任校对	张　麓
责任印制	黄艳霞
出版发行	中国协和医科大学出版社
	（北京市东城区东单三条 9 号　邮编 100730　电话 010 - 65260431）
网　　址	www. pumcp. com
印　　刷	三河市龙大印装有限公司
开　　本	889mm×1194mm　1/16
印　　张	15.5
字　　数	380 千字
印　　次	2024 年 7 月第 1 版
版　　次	2024 年 7 月第 1 次印刷
定　　价	58.00 元

全国普通高等医学院校护理学专业规划教材
建设指导委员会

周谊霞（贵州中医药大学）

郑琳琳（辽东学院）

孟红英（江苏大学）

赵　冰（沈阳医学院）

赵丽萍（中南大学）

姜兆权（锦州医科大学）

韩　琳（兰州大学）

裘秀月（浙江中医药大学）

臧　爽（中国医科大学）

全国普通高等医学院校护理学专业规划教材
评审委员会

编 者 名 单

主　编　郑琳琳

副主编　石　杨

编　者（按姓氏笔画排序）

王丹丹（南京医科大学康达学院）

石　杨（锦州医科大学）

宋和凌（辽东学院）

张丽娟（辽宁中医药大学）

陆宁宁（南京医科大学康达学院）

郑琳琳（辽东学院）

常潇匀（辽宁何氏医学院）

鲁美含（辽东学院）

裴乐圆（江汉大学）

魏云云（沈阳医学院）

党的二十大报告提出，"推进健康中国建设""把保障人民健康放在优先发展的战略位置"。在这一发展战略下，护理工作的范畴从个体向群体，从医院向家庭、社区、健康服务机构扩展，促进健康、预防疾病、协助康复、康养照护已成为护理专业实践的目标。专业实践领域的扩展和社会需求的源动力，驱动了人才培养的提速。20多年来，高等护理教育的规模迅速扩大，为了不断满足基层医疗卫生机构对高水平、高素质应用型人才的需求，我国大幅提升了护理学专业专升本招生规模。人才培养规模的快速提升，使得依托高质量、有权威的教材对教学活动进行规范，成为现阶段护理学专业专升本教育最为现实的需求。

教材是体现教学内容和方法的载体，在人才培养中起着至关重要的作用。加快推进护理学专业专升本教材体系建设，全面提升教材建设水平，是推动护理学专业建设、护理教育高质量发展的重要基础，是进一步深化护理教育教学改革、提高人才培养质量的重要环节。

为打造适应时代要求的精品教材，中国协和医科大学出版社联合全国40多所医学院校和医疗单位，开创性地组织了本套全国普通高等医学院校护理学专业规划教材（专科起点升本科）的编写工作。来自全国医学院校和医疗单位的300余名从事护理教育教学的教师、学者和临床一线护理工作者、管理者，秉承着护理学专业教材应体现终身教育的理念，在教材建设中对标一流，结合相关国家政策、行业标准，同时，立足当前国内护理学发展实际，紧密结合并充分体现当今护理事业及相关产业发展水平，融合思政内容，进行探索研究，悉心编撰。

本套教材涵盖护理学专业专升本课程共计24门，定位清晰、特色鲜明，具有如下特点。

一、全国首套成体系的护理学专业专升本教材

本套教材作为全国首套针对普通高等医学院校护理学专业（专科起点升本科）的规划教材，坚持"系统思维，明理致用"的编写理念，结合护理学专业专升本人才培养目标定位，找准教材重点、亮点和突破点，特色鲜明。

二、与时俱进，紧紧围绕需求导向

经过长期发展，高等护理学专业教材建设形成了鲜明的专业特色和质量品牌，在教材编写过程中，我们努力做到既遵循教学规律，又适应行业对人才的要求，主动对标健康中国战略需求，突出时代性与先进性，充分满足社会发展对护理学专业人才素质与能力的要求。

三、坚持立德树人，融入课程思政

把立德树人贯穿于教材编写的全过程、全方面，发挥中医药文化育人的优势，指导学生树立正确的世界观、人生观、价值观。

四、突出"三基五性",注重内容严谨准确

遵循教材编写的"三基五性"原则。三基,即基本知识、基本理论、基本技能;五性,即思想性、科学性、先进性、启发性和实用性。教材编写充分考虑学科间的交叉与融合,注重理论与实践的结合,突出护理学专业专升本特点。

五、加强数字化建设,丰富拓展教材内容

发挥信息化技术的优势,数字赋能教材,以适应现代教育的需求。在纸质教材的基础上,强化数字化教材开发建设,融入更多实用的数字化教学素材,如教学课件、简述题、案例题及自测题等,丰富拓展教材内容。

在编写过程中,我们得到了教材建设指导委员会和教材评审委员会的大力支持和指导帮助,各位编者充分地展现了认真负责的精神,不辞辛劳,在宏大的护理学专业体系中梳理关键知识点,以帮助学生更快、更好地掌握护理学专业核心知识,在此,出版社深表谢忱!教材编写力求概念准确、内容新颖完整、理论联系实际,尽管力臻完善,但难免有不足与疏漏之处,请广大读者批评指正,使教材日臻完善。

前　言

随着医学和护理学科的不断发展，护理研究的方法和技术也在不断丰富和完善。本教材通过系统阐述护理研究的各个流程，旨在引导学生用科学的方法探索、回答和解决护理领域存在的问题，培养具有创新型思维和护理科研能力的护理人才，更好地开展护理实践工作。

本次编写的《护理研究》教材，根据专科起点升本科学生的特点和其在护理研究方面的培养要求，注重教材的实用性、科学性、系统性、思想性、可操作性和完整性，理论联系实际，以简洁精练的语言，将护理研究的知识传递给广大读者。编写团队在教材编写过程中，参考了近年来国内外优秀教材中先进的内容和编写方式，结合目前国内教育教学实际，在核心知识框架和结构的基础之上，在教材章节中设置学习目标，精心选择研究案例，以案例导学，提升学习兴趣；增加设置知识拓展板块，提高认知水平和认知范围，拓宽知识层面；在每章结尾以思维导图的形式，进行章节小结，通过知识体系搭建，有利于知识回顾。结合章节思考题及更多练习的设置，启发学生思维，巩固基础知识。

本教材以护理科学研究基本理论和技能为主线，结合研究案例，系统介绍了护理研究的基本流程。本教材共设置十二章，包括绪论、科研选题、文献检索、研究设计、研究对象及变量的确定、资料的收集方法、资料的整理与分析、研究计划书的撰写、护理论文的撰写、质性研究、循证护理实践、护理科研项目管理等内容。本教材突出护理研究中伦理原则的重要性和护理研究的严谨性，将案例贯穿于知识体系，紧密结合临床护理实际，便于学生学习、理解。

作为"全国普通高等医学院校护理学专业规划教材"之一，本教材应用对象主要定位于专科起点升本科层次的护理学专业本科学生，也可供其他起点护理学专业使用，还可为从事护理研究教育和科研等相关工作人员提供相应参考。

本教材编写集结了全国高等医学院校中从事一线护理研究课程教学，具有丰富经验的专家、教授及优秀教师。全体编者秉承着科学、严谨、求实的态度和极大的热忱，认真编写此教材。在此向各位主编和编者，以及所有帮助、支持本教材编写的专家表示诚挚的感谢！

教材内容中若有疏漏或不足之处，恳请广大读者给予批评指正。

编　者
2024 年 5 月

目　录

第一章　绪论 …………………………………………………………………………… 001

第一节　概述 ………………………………………………………………………… 002
　一、科学和科学研究 ……………………………………………………………… 002
　二、护理学和护理研究 …………………………………………………………… 002
　三、护理研究的发展史 …………………………………………………………… 002
第二节　护理研究的基本步骤 ……………………………………………………… 004
　一、科研选题 ……………………………………………………………………… 004
　二、文献检索 ……………………………………………………………………… 004
　三、研究设计 ……………………………………………………………………… 004
　四、确定研究对象及变量 ………………………………………………………… 005
　五、资料的收集 …………………………………………………………………… 005
　六、资料的整理与分析 …………………………………………………………… 005
　七、护理论文的撰写 ……………………………………………………………… 006
第三节　护理研究的伦理原则与学术诚信 ………………………………………… 006
　一、伦理原则 ……………………………………………………………………… 006
　二、学术诚信 ……………………………………………………………………… 013

第二章　科研选题 ……………………………………………………………………… 016

第一节　选题的意义和步骤 ………………………………………………………… 017
　一、选题的意义 …………………………………………………………………… 017
　二、选题的原则 …………………………………………………………………… 017
　三、选题的步骤 …………………………………………………………………… 018
第二节　研究问题的提出 …………………………………………………………… 020
　一、研究问题的来源 ……………………………………………………………… 020
　二、研究问题的确定和评价 ……………………………………………………… 022

第三章　文献检索 ……………………………………………………………………… 026

第一节　文献概述 …………………………………………………………………… 027
　一、文献的概念 …………………………………………………………………… 027
　二、文献的类型 …………………………………………………………………… 027

第二节　文献检索的概述 ……………………………………………………………… 029

　　一、文献检索的概念 ……………………………………………………………… 029

　　二、文献检索的基本步骤 ………………………………………………………… 029

第三节　文献检索的常用数据库 ……………………………………………………… 037

　　一、中文医学文献数据库 ………………………………………………………… 037

　　二、英文医学文献数据库 ………………………………………………………… 040

第四章　研究设计 ……………………………………………………………………… 043

第一节　研究设计概述 ………………………………………………………………… 044

　　一、研究设计的相关概念 ………………………………………………………… 044

　　二、研究设计的分类 ……………………………………………………………… 045

第二节　实验性研究 …………………………………………………………………… 046

　　一、实验性研究的基本要素 ……………………………………………………… 046

　　二、实验性研究的基本原则 ……………………………………………………… 047

　　三、常用的实验性研究设计类型 ………………………………………………… 048

　　四、实验性研究的优点和局限性 ………………………………………………… 051

第三节　类实验性研究 ………………………………………………………………… 052

　　一、类实验性研究的特点 ………………………………………………………… 052

　　二、常用的类实验性研究设计类型 ……………………………………………… 052

　　三、类实验性设计的优点和局限性 ……………………………………………… 054

第四节　非实验性研究 ………………………………………………………………… 054

　　一、非实验性研究的特点 ………………………………………………………… 054

　　二、常用的非实验性研究设计类型 ……………………………………………… 054

　　三、非实验性研究的优点和局限性 ……………………………………………… 060

第五章　研究对象及变量的确定 ……………………………………………………… 062

第一节　基本概念 ……………………………………………………………………… 063

　　一、总体 …………………………………………………………………………… 063

　　二、样本 …………………………………………………………………………… 064

　　三、误差 …………………………………………………………………………… 064

第二节　抽样 …………………………………………………………………………… 065

　　一、抽样原则 ……………………………………………………………………… 065

　　二、抽样方法 ……………………………………………………………………… 066

　　三、抽样过程 ……………………………………………………………………… 069

第三节　样本量估计 …………………………………………………………………… 069

　　一、影响样本量的参数 …………………………………………………………… 070

　　二、样本量的估计方法 …………………………………………………………… 070

　　三、样本量估计的常见错误 ……………………………………………………… 074

第四节　研究变量的确定 ……………………………………………………… 075

一、研究变量的概念 ……………………………………………………… 075

二、确定研究变量 ………………………………………………………… 075

三、测量指标的确定 ……………………………………………………… 076

第六章　资料的收集方法 ………………………………………………………… 078

第一节　收集资料前的准备 ……………………………………………… 079

一、资料的定义 …………………………………………………………… 079

二、资料的种类 …………………………………………………………… 079

三、常用的收集资料的方法 ……………………………………………… 079

四、设计收集资料方案时应考虑的问题 ………………………………… 080

第二节　问卷法 …………………………………………………………… 081

一、问卷法概述 …………………………………………………………… 081

二、问卷的编制 …………………………………………………………… 082

三、问卷法的实施步骤 …………………………………………………… 085

四、问卷法的优缺点 ……………………………………………………… 088

五、问卷法的注意事项 …………………………………………………… 088

第三节　观察法 …………………………………………………………… 089

一、观察法的分类 ………………………………………………………… 089

二、观察法的实施步骤 …………………………………………………… 090

三、观察法的优缺点 ……………………………………………………… 091

四、观察法的注意事项 …………………………………………………… 092

第四节　生物医学测量法 ………………………………………………… 092

一、生物医学测量法的分类 ……………………………………………… 092

二、生物医学测量法的实施步骤 ………………………………………… 093

三、生物医学测量法的优缺点 …………………………………………… 094

四、生物医学测量法的注意事项 ………………………………………… 095

第五节　其他收集资料的方法 …………………………………………… 095

一、德尔菲法 ……………………………………………………………… 095

二、档案记录收集法 ……………………………………………………… 096

第七章　资料的整理与分析 ……………………………………………………… 098

第一节　资料的整理 ……………………………………………………… 099

一、整理原始数据 ………………………………………………………… 099

二、建立数据库 …………………………………………………………… 100

三、数据的编辑 …………………………………………………………… 104

第二节　资料的统计学分析 ……………………………………………… 108

一、概述 …………………………………………………………………… 109

二、计量资料的统计学分析方法 ………………………………………… 110

三、计数资料的统计学分析方法 ……………………………………………………… 121

四、等级资料的统计学分析方法 ……………………………………………………… 125

五、分析变量间关系的统计学分析方法 ……………………………………………… 127

六、统计表和统计图 …………………………………………………………………… 134

七、资料统计学分析中的常见问题 …………………………………………………… 136

第八章 研究计划书的撰写 ………………………………………………………………… 139

第一节 研究计划书概述 …………………………………………………………………… 140

一、研究计划书概念及分类 …………………………………………………………… 140

二、研究计划书具体结构 ……………………………………………………………… 140

三、研究计划书撰写思路疏导 ………………………………………………………… 140

四、研究计划书撰写要求 ……………………………………………………………… 141

五、研究计划书基本属性 ……………………………………………………………… 141

第二节 开题报告的撰写 …………………………………………………………………… 142

一、封面 ………………………………………………………………………………… 142

二、主体 ………………………………………………………………………………… 142

三、参考文献和学术诚信承诺书 ……………………………………………………… 144

第三节 基金申请书的撰写 ………………………………………………………………… 144

一、基金申请前准备 …………………………………………………………………… 144

二、撰写基金申请书 …………………………………………………………………… 145

第九章 护理论文的撰写 …………………………………………………………………… 148

第一节 护理论文的概述 …………………………………………………………………… 149

一、分类 ………………………………………………………………………………… 149

二、基本原则 …………………………………………………………………………… 150

三、写作步骤 …………………………………………………………………………… 151

第二节 科研论文的撰写 …………………………………………………………………… 152

一、科研论文书写格式与要求 ………………………………………………………… 152

二、实例分析 …………………………………………………………………………… 157

第三节 综述论文的撰写 …………………………………………………………………… 165

一、综述论文书写格式与要求 ………………………………………………………… 165

二、实例分析 …………………………………………………………………………… 166

第四节 个案论文的撰写 …………………………………………………………………… 171

一、个案论文书写格式与要求 ………………………………………………………… 171

二、实例分析 …………………………………………………………………………… 172

第十章 质性研究 …………………………………………………………………………… 179

第一节 质性研究的概述 …………………………………………………………………… 180

一、质性研究的概念 …………………………………………………………………… 180

二、质性研究的特征 ………………………………………………… 180

三、质性研究的理论基础 ……………………………………………… 180

四、质性研究在护理研究中的应用 …………………………………… 181

第二节 质性研究的设计 ……………………………………………… 181

一、扎根理论研究 ……………………………………………………… 181

二、现象学研究 ………………………………………………………… 181

三、描述性质性研究 …………………………………………………… 182

四、民族志研究 ………………………………………………………… 182

第三节 质性研究对象的确定 ………………………………………… 182

一、研究对象的特征 …………………………………………………… 182

二、质性研究的抽样方法 ……………………………………………… 182

三、质性研究样本量的估计 …………………………………………… 183

第四节 质性研究资料的收集方法 …………………………………… 184

一、访谈法 ……………………………………………………………… 184

二、观察法 ……………………………………………………………… 185

第五节 质性研究资料的整理与分析 ………………………………… 186

一、质性资料的整理 …………………………………………………… 186

二、质性资料的分析 …………………………………………………… 186

第六节 质性研究论文的撰写和质量控制 …………………………… 187

一、质性研究论文的格式和主要内容 ………………………………… 187

二、质性研究的质量控制 ……………………………………………… 188

第十一章 循证护理实践 ……………………………………………… 190

第一节 循证护理概述 ………………………………………………… 191

一、循证护理的产生和意义 …………………………………………… 191

二、循证护理的基本要素 ……………………………………………… 193

三、循证护理问题的提出 ……………………………………………… 195

四、循证护理实践与护理研究的区别和联系 ………………………… 195

第二节 证据资源检索和文献质量评价 ……………………………… 196

一、证据资源的类型 …………………………………………………… 196

二、证据资源的检索 …………………………………………………… 198

三、不同研究类型的文献质量评价 …………………………………… 200

第三节 证据综合 ……………………………………………………… 202

一、系统评价与传统文献综述的比较 ………………………………… 202

二、系统评价的步骤与方法 …………………………………………… 203

三、证据的分级系统 …………………………………………………… 206

第四节 证据传播和临床转化 ………………………………………… 208

一、证据传播 …………………………………………………………… 208

二、证据临床转化 ……………………………………………………… 208

第十二章　护理科研项目管理 212

第一节　护理科研项目管理概述 213
一、基本概念 213
二、护理科研项目的分类 213
三、我国重要的科研基金项目简介 215
四、护理科研项目的组织领导 217
第二节　护理科研计划管理 218
一、科研计划的基本内容 218
二、编制科研计划的原则 219
三、科研计划管理的流程 219
四、科研计划管理的内容 220
第三节　护理科研经费管理 221
一、经费来源 221
二、科研经费核算制度 221
三、科研经费管理的原则 222
四、科研经费管理中应注意的问题 222
第四节　护理科研成果管理 223
一、科研资料的总结 223
二、科研成果鉴定 224
三、科研成果登记 225
四、科研成果奖励申报 226
五、护理科研成果转化 227
第五节　护理科研档案管理 228
一、护理科研档案的分类 228
二、护理科研档案的归档范围 229
三、科研档案的管理与应用 230

第一章 绪 论

教学课件

学习目标

1. 素质目标

具备严谨的学术思维和科学创新精神，遵循伦理原则及学术诚信的原则。

2. 知识目标

（1）掌握：护理研究的定义。

（2）熟悉：护理研究的实施步骤。

（3）了解：护理研究的发展历史和趋势。

3. 能力目标

具备构建研究问题的能力，能准确地确定研究目的并制订研究计划，具备进行护理研究的基本能力。

案例

【案例导入】

2015 年 10 月，中国科学家屠呦呦因发现了青蒿素而获得诺贝尔生理学或医学奖，这是中国医学界迄今获得的最高奖项，青蒿素的发现对有效降低疟疾患者的死亡率具有重要意义。据世界卫生组织（WHO）报告，全球大约 40% 的人口受疟疾威胁，每年有 3.5 亿至 5 亿人感染疟疾，110 万人因疟疾死亡，疟疾已被 WHO 列为世界三大致死疾病之一。2004 年 WHO 正式将青蒿素列为疟疾的首选药物。2000—2022 年，全球疟疾发病率下降 28%，死亡率下降 50%，全球疟疾防控成效显著。作为"抗疟中草药研究组"组长，屠呦呦为了研究抗疟疾药物，先后收集了 2000 多种方药、筛选了 380 余种中药提取物，只为找到抗疟灵感，然后又一次次地进行试验排查。后来屠呦呦又不顾自身安危，以身试药，确保青蒿素的安全使用。虽然科研工作布满艰辛，但屠呦呦迎难而上，刻苦钻研，最终取得举世瞩目的科研成果，造福了全世界。

【请思考】

从屠呦呦发现青蒿素的事例中，你有哪些科研感悟？

【案例分析】

第一节　概　述

一、科学和科学研究

科学是人类的智力活动，是探索未知、发现真理、积累并筛选知识、传播文明、发展人类的思维能力和创造能力的活动。科学是科学知识与科学研究的结合。科学知识是一系列在逻辑上相互联系的命题体系。科学研究是一种以科学的观点和看法，对未知事物进行系统的探索和分析，进而解决问题的过程。通过科学研究，人们可以解决自然现象、社会现象中的问题，发现事物本质和相互关系，或探索客观规律，从中获得新知识或新理论，在实践中验证理论。科学研究的本质是创新和发展，科学精神最根本的原则是实事求是，科研道路则是一步步脚踏实地、锲而不舍的追求。

二、护理学和护理研究

护理学是以自然科学与社会科学的理论为基础支撑，研究有关人类健康促进和疾病恢复过程中的护理理论、知识技能及其规律的综合应用型学科。护理学的功能是明确并处理个人、家庭、社区和群体对各种健康问题的反应，并为其提供健康照护。

护理研究是指通过科学的方法来解释护理现象的本质原因，不断探索并解决护理领域中的问题，并直接或间接地指导护理实践的过程。护理研究可以解决护理实践、护理教育、护理管理等领域的问题，为护理决策提供可靠的、有价值的证据。护理研究的最终目的是形成、提炼或扩展护理领域的知识，从而提高护理实践的科学性、系统性和有效性。与人的生理、心理、社会属性有关的健康问题以及护理专业自身发展有关的问题，都属于护理研究的范畴，主要涉及临床护理研究、护理教育研究、护理管理研究等方面。

三、护理研究的发展史

第一位从事护理研究的学者是现代护理教育的奠基人弗洛伦斯·南丁格尔女士（1820—1910）。她基于日常工作的观察、记录，分析护理工作中遇到的问题，提出解决方案，改善医院环境，促进患者身体康复，并完成了控制医院内感染的研究报告，这也是最早的护理研究活动。

（一）国外护理研究的发展概况

1. 20 世纪初至 20 世纪 40 年代　这个阶段的护理研究主要是围绕护理教育方面开展的。这些研究结果促成许多大学建立了护理专业，例如 1923 年耶鲁大学成立了护理系。临床护理研究方面的重点在改进护理工作的程序和各项工作之间的资源分配问题。例如，1922 年纽约医学院开展的"时间的研究"课题，结果发现医生处方数量过多，必须增加护理人员才能有效执行医嘱。20 世纪 40 年代，护理研究的重点仍然是护理教育方面，这个阶段的研究内容和水平有了很大发展，结合临床探讨了护理人员的合理安排、医院环境、护理的功能，以及护士的角色、护士的在职教育、护患关系等方面的问题。

2. 20 世纪 50 年代　该时期护理研究的发展较为迅速。1952 年美国《护理研究》（*Nursing Research*）杂志创刊，为护理研究成果的发表提供了渠道。同时在大学护理系和护理研究硕士班中开设了护理研究方法的课程，例如，1953 年美国哥伦比亚大学首先开办了"护理教育研究所"，1955 年美国护士协会成立了美国护士基金会，极大地促进了护理研究工作的发展。该时期的研究主要围绕护士的角色、护理的功能、护士的特性等概念性问题展开。

3. 20 世纪 60 年代以后　该时期护理研究的发展进入了较为稳定的阶段。20 世纪 60 年代后护理教育研究的重点在于比较不同学制的护理教育，护理研究注重与护理概念、模式和护理理论相结合，对于工作中出现的临床护理问题和改进临床护理方法的研究越来越多。20 世纪 90 年代后，以循证实践领域作为护理研究的重点方向，研究护理流程的规范化和科学化问题。1993 年成立的美国国立卫生研究院（National Institute of Health，NIH）将护理纳入研究资助目录中，为护理研究提供资金，对护理研究的发展起到了积极的推动作用。2004 年 10 月美国高等护理教育协会（American Association of Colleges of Nursing，AACN）正式批准实践型护理博士（doctor of nursing practice，DNP）学位的授予，护理博士教育为推动护理研究的发展起到重要作用。

（二）我国护理研究的发展概况

相较于国外，我国的护理研究工作发展相对较晚。20 世纪，多本护理研究相关期刊创刊，如 1954 年的《中华护理杂志》，1985 年后的《中国实用护理杂志》《护士进修杂志》《护理学杂志》《护理研究》等，这些护理期刊的创办为促进护理研究的相互交流提供了平台，对护理研究的发展起到积极的推动作用。

在护理研究人才的培养方面，我国从 1983 年开始，陆续在全国各高等医科院校开展护理本科教育，《护理研究》课程已成为护理学专业学生的专业必修课程之一。我国护理学硕士教育始于 1992 年，护理学博士教育则始于 2004 年，护理学硕士、博士的培养，为我国护理研究的发展孕育了高层次的护理研究人才，护理科研水平有了较大提高，护理研究的发展得到了稳定提升。

在护理研究的关注点上，20 世纪 80 年代我国护理研究主要关注责任制护理的建立、护理制度和质量规范的构建；20 世纪 90 年代，我国的护理研究重点则侧重于研究整体护理观念的内涵和整体护理的实施，以及护理教育体制改革和课程建设；2000 年以后，护理研究则重点关注专科护理和护理人力资源配置等方面的探讨；2010 年以后，我国的护理研究更多地聚焦于优质护理、循证护理实践、高级护理实践、延续护理、护理敏感指标体系等方面。在护理研究的方法上，2000 年以前，我国的护理研究绝大多数以生物医学领域传统的量性研究设计为主，但此方法相对局限。2000 年后，随着与国外护理学界的学术交流愈加频繁，以及护理教育的不断发展，我国护理研究方法也呈现多元化的发展趋势，除了传统的量性研究之外，研究者也开始采用社会科学的研究方法，质性研究及质性量性结合的混合研究方法。

第二节　护理研究的基本步骤

护理研究的基本过程遵循普遍性的研究规律，强调在现有知识指导下，对尚未研究或尚未深入研究的护理现象和护理问题进行系统探究，开展科研工作。护理研究的基本过程包括：①科研选题，确定研究方向，形成研究目的。②文献检索，了解研究现况和趋势，探究选题合理性。③研究设计，构建研究假设和技术路线。④确定研究对象及变量，明确研究工具。⑤资料的收集。⑥资料的整理与分析。⑦护理论文的撰写。

一、科研选题

科研选题是护理研究的第一步，也是至关重要的一步。"良好的开端是成功的一半"，合适的选题可以帮助我们确定正确的研究方向，选择恰当的研究目的。我们选择的科研问题通常是来源于护理实践过程中发现的一些可以改进或亟待解决的问题。例如，对于肿瘤化疗的患者，预防静脉炎的发生是保证其治疗过程顺利进行的一项基本任务。因此，红外线血管影像仪等仪器在输液中的应用，以及静脉炎发生风险模型的构建，就可以成为肿瘤化疗方面相关科研选题中的研究方向。

研究目的是从科研选题中提炼出来的，研究目的要简洁、具体，并要注意其与研究意义之间的区别。例如，某项护理研究旨在研究针对肺癌患者发生化疗相关静脉炎的因素，根据化疗期间是否发生化疗相关静脉炎进行分组，分别探究其独立危险因素，发现年龄、体重指数、化疗前 C 反应蛋白水平、非必要静脉穿刺情况及穿刺次数均与肺癌患者化疗相关静脉炎的发生密切相关。则该研究的研究目的是"探究肺癌患者化疗相关静脉炎的影响因素"。

二、文献检索

文献检索贯穿在整个护理研究的全过程中。查阅的文献应全、新、精、准。确定研究的关键词及正确的检索表达式，充分利用各种文献检索工具，在各级各类检索平台上进行全面的国内外文献的检索。检索过程中，应注意对研究中涉及的相关概念进行检索，同时列出相关的理论或概念框架，以指导研究的进行。

三、研究设计

研究设计是研究过程中对研究方法的设想和安排，是护理研究的构思阶段。设计的过程中我们要思考这项研究"为什么要做"及"怎样做"。研究设计类型分为量性研究（quantitative study）和质性研究（qualitative study）。量性研究是生物医学领域传统的研究设计，主要特征是强调客观、精确，认为事物是可以寻求规律的，真理具有唯一性，通常用统计学方法对数据进行分析，将研究结果量化。量性研究的设计方法按流行病学分类可分为随机对照试验（randomized controlled trial）、非随机对照试验（controlled trial）及观察性研究（observational study），按照设计内容的不同又可分为实验性研究（experimental study）、非实验性研究（non-experimental study）及类实验研究（quasi-experimental study）。质性研究是社会学领域研究常用的研究方法，主要特征是强调主观体验和真理的多元化，反对将人类的主观体验、心理特征、社会过程用数据简单处理，主张用语言描述、反映丰富的人类心理过程和社会互动过程，强调研究者深入研究现场进行长期、多次的观察和访谈，结合档案记录查询等方式收集和整理资料，并通过归纳、分类、推理、提炼主题等方式进行资料分析，用文字呈现研究结果。质性研究和量性研究可从不同角度对护理现象和护理问题进行分析研究，两者的研究资料具有同样的重要价值，其结果常常是相互补充的。所以在护理研究中，质性研究和量性研究应该给予同等的重视。

四、确定研究对象及变量

研究者需要从总体中选择一部分具有代表性的个体作为研究对象，以进行研究。护理研究中的研究对象多为人，所以在实施过程中应根据不同的研究目的和要求，合理选择总体，并抽取足够例数的样本。研究变量为研究的指标（indicator），是反映研究目的的标志，例如，头围是反映小儿发育情况的指标，心率是反映身体健康状况的指标。测量研究指标的工具称为研究工具（instrument），研究工具应具有信度（reliability）和效度（validity），即能够真实、敏感、准确地测量出研究指标的变化。对于研究变量的选择，除了选择恰当之外，还要考虑选择的变量获得的途径。该变量是否容易获得？它的测量精准度怎么样？代表性强不强？这些都关系到该项研究最终的结果。

五、资料的收集

资料的收集是指从研究对象处获得原始数据和资料的过程，需要系统地按研究计划执行。在收集资料时需要考虑到执行资料收集任务的人员、收集资料的对象、收集研究对象哪些方面的资料、按什么顺序进行收集、在什么时间进行收集、收集的具体地点安排、采用什么样的方法收集等问题。如果样本含量较大，需要多人完成资料收集的工作时，则需要对所有资料收集者进行统一培训，使资料收集的流程和标准相统一。护理研究中收集资料的方法较多，如生物医学测量法、观察法、问卷法和访谈法等，研究者可根据自身研究情况进行选择。

六、资料的整理与分析

从研究对象处收集到的原始数据和资料往往是杂乱无章的，需要先对资料进行整理，即对数据资料进行有目的的整理和加工处理，使之系统化和条理化。资料的整理是进行后续数据统计分析的基础。

为了得到原始数据中的规律性，得出结论，需要将整理好的数据资料进行统计分析。通常数据资料分为计量资料、计数资料和等级资料。不同的资料类型需要按照其性质不同来选择恰当的统计分析方法。

统计分析包括统计描述和统计推断两部分内容。统计描述可采用均数、标准差、中位数、百分比等指标进行描述；统计推断则根据资料类型选择参数检验法和非参数检验法来进行分析。除了文字描述外，还可以用统计图和统计表配合来呈现统计分析结果。

七、护理论文的撰写

护理论文的撰写是对护理研究工作的书面总结，也是护理研究过程中的重要环节之一。护理论文的撰写需要注重内容的科学性和严谨性，数据真实可靠，不可弄虚作假，实事求是地总结呈现研究内容。护理论文的撰写需要遵循一定的写作格式要求，内容一般包括摘要、前言（研究背景、研究进展和研究目的等）、材料与方法、结果、讨论、结论、参考文献等几个部分，用文字和图表等方式来反映研究者针对研究课题的一系列思维过程。护理论文的撰写是科学研究从感性认识上升到理性认识的过程，作为护理研究的重要环节之一，完整的护理论文才代表护理研究工作顺利完成。

第三节　护理研究的伦理原则与学术诚信

伦理是指在处理人与人、人与社会相互关系时应遵循的道理和准则。它不仅包含着对上述关系处理的行为规范，而且也蕴含着依照一定原则来规范行为的要求。现代医学的发展离不开人体试验，护理研究也多以人为研究对象，在研究过程中自然经常会涉及有关人权及伦理的问题。《赫尔辛基宣言》（*Declaration of Helsinki*）和《纽伦堡法典》（*Nuremberg Code*）中都强调了以人为研究对象的研究中应遵循的基本伦理原则。所以在研究开始前，研究者需事先征得受试对象的同意。为了使研究对象的权利得到更好的保护，伦理在护理研究中起到了尊重人的生命、权利和尊严的作用。中国科技部监督司编制的《负责任研究行为规范指引（2023）》也指出，开展涉及以人为研究参与者、涉及实验动物，以及不直接涉及人或动物，但可能在生命健康、生态环境、公共秩序、可持续发展等方面带来伦理风险挑战的科技活动，应按规定进行科技伦理审查。开展涉及突发重大公共事件等紧急状态的科技活动，应遵守科技伦理应急审查程序及相关要求，不得以紧急情况为由，回避科技伦理审查或降低科技伦理审查标准。2023年2月18日，国家卫生健康委等4部门联合印发《涉及人的生命科学和医学研究伦理审查办法》，目的是保护人的生命和健康，维护人格尊严，尊重和保护研究参与者的合法权益，促进生命科学和医学研究健康发展，规范涉及人的生命科学和医学研究伦理审查工作。

一、伦理原则

护理研究需要遵循生物医学研究的伦理原则，即尊重人的尊严（respect for human dignity）的原则、有益（beneficence）的原则和公正（justice）的原则。

（一）尊重人的尊严

尊重人的尊严的原则包括自主决定权、知情同意权、隐私权、保密权和匿名权。

1. 自主决定权　指在研究过程中，研究对象应被看作是自主个体，研究者应告知研究对象关于研究的所有事宜，研究对象有权决定是否参与研究，并有权决定在任何时候终止参与，且不会受到治疗和护理上的任何惩罚和歧视。在研究过程中，研究人员不应利用强制、隐蔽性收集资料或欺骗等手段而使研究对象的自主决定权遭到侵犯。

2. 知情同意权　是指参与者已被充分告知有关研究的信息，并且也能充分理解被告知信息的内容，具有自由选择参与或退出研究的权利。知情同意是保障贯彻实施伦理学原则的重要措施之一，它包含3个要素：信息、理解和自愿。在进行知情同意过程中，研究者需要根据研究对象的文化背景和不同的研究内容向研究对象详细介绍和举例说明。语言应通俗易懂，避免使用专业术语或含糊其辞。对于精神障碍者、神志不清者、临终患者、儿童等无行为能力或限制行为能力者，其知情同意权须由法定监护人或代理人行使。

按照国际惯例和要求，以及《涉及人的生命科学和医学研究伦理审查办法》，研究者开展研究前，应当获得研究参与者自愿签署的知情同意书。

知情同意书应当包括以下内容。

（1）研究目的、研究基本内容、研究流程、研究方法及研究时限。

（2）研究者的基本信息及研究机构资质。

（3）研究可能给参与者、相关人员和社会带来的益处，以及可能带来的不适和风险。

（4）对研究参与者的保护措施。

（5）研究数据和研究参与者个人资料的使用范围和方式，是否进行共享和二次利用，以及保密范围和措施。

（6）研究参与者的权利，包括自愿参加和随时退出、知情、同意或者不同意、保密、补偿、受损害时获得免费治疗和补偿或者赔偿、新信息的获取、新版本知情同意书的再次签署、获得知情同意书等。

（7）研究参与者在参与研究前、研究后和研究过程中的注意事项。

（8）研究者联系人和联系方式、伦理审查委员会联系人和联系方式、发生问题时的联系人和联系方式。

（9）研究的时间和研究参与者的人数。

（10）研究结果是否会反馈研究参与者。

（11）告知研究参与者可能的替代治疗及其主要的受益和风险。

（12）涉及人的生物样本采集的，还应当包括生物样本的种类、数量、用途、保藏、利用（包括是否直接用于产品开发、共享和二次利用）、隐私保护、对外提供、销毁处理等相关内容。

知情同意获取过程中，研究者应当将知情同意书所涵盖内容逐项向参与者说明，给予参与者充分的时间理解研究，并由参与者作出决定及签署知情同意书。双方共同签署知情同意书，研究者向每位参与者提供知情同意书的副本。

除此之外，当研究过程中发生下列情形时，研究者应当再次获取研究参与者的知情同意。

（1）与研究参与者相关的研究内容发生实质性变化的。

（2）与研究相关的风险实质性提高或者增加的。

（3）研究参与者民事行为能力等级提高的。

3. 隐私权　一个人的隐私包括他的态度、信仰、行为、意见，以及各种档案、记录等。当未经本人允许或违背本人意愿而将其私人信息告知他人时，即造成对研究对象隐私权的侵犯，其危害极大，如使研究对象失去尊严、友谊、工作，或者使其产生焦虑、犯罪感、窘迫、耻辱感等。护理研究中对研究对象隐私权的侵犯常发生在资料收集过程中。例如，在会谈中提出一些侵入性问题，"你的月收入有多少？""你是不是同性恋？"等，或是在研究对象不知道的情况下，隐蔽地收集其资料。随着技术手段的进步，资料传播速度的加快，美国于1974年出台了隐私保护法规，规定收集资料的方法需被有关部门审查后方可执行，没有研究对象同意，不可收集资料。同时，未经研究对象同意，任何人无权获得其记录资料。

4. 保密权　保密权指没有研究对象同意，不得向他人公开研究对象的任何个人信息。

（1）保密原则　通常情况下，保密的原则包括以下几个方面。

1）个人信息的公开及公开程度必须经研究对象授权。

2）个人有权选择可与其分享其私人信息的对象。

3）接受信息者有保守秘密的责任和义务。

（2）保密方法　保密的方法很多，常用的有以下几种。

1）研究者赋予受试者以代码，受试者完成的问卷或表格均以代码表示，将数据输入电脑时，也应以代码形式输入。

2）研究者将受试者的名字和代码分开放在安全的地方，收集资料的原始测评工具也应放在安全的地方。

3）知情同意书应与受试者的名字和代码保存在一起，不可与问卷或其他测评工具放在一起，以防他人轻易确定受试者的身份和调查结果。

4）用假名字代替真实姓名。

5）在录音过程中，避免提及受试者姓名。

5. 匿名权　在隐私权的基础上，研究对象有权享有匿名权和要求所收集资料被保密的权利。在大多数研究中，研究者通过向研究对象保证不对任何人公开其身份或许诺所得信息不向任何人公开的方式来达到对研究对象匿名权的保护。

护理研究中，由于研究者的疏忽，在以下情况下常发生侵犯受试者匿名权和保密权的情况。

（1）研究者有意或无意地使用未被授权公开使用的原始资料。保密权的侵犯，除了影响受试者与研究者之间的信任关系外，最主要的是会造成对受试者心理和社会的损害。因此，在护理研究中应明确下列要求：没有受试者同意，任何人，包括医护人员、家庭成员、亲密朋友等都无权得到受试者的原始资料。

（2）研究者汇报或公开发表研究报告时，由于偶然的原因使受试者身份被公开等。这是研究者在组织报告时必须严格注意的。

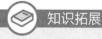 **知识拓展**

知情同意书 （范例）

尊敬的_____先生/女士：

我们想邀请您参加一项（研究题目）的研究，本研究已通过 XXX 医学伦理委员会审核与批准。本知情同意书将向您介绍该研究的目的、步骤、获益、风险、不便以及您的权益等，请仔细阅读后慎重作出是否参加研究的决定。当研究人员向您说明和讨论知情同意书时，您可以随时提问并让他向您解释您不明白的地方。您可以与家人、朋友，以及您的主治医师讨论之后再做决定。

本项研究的项目负责人是（姓名，单位），研究资助方（或研究资金来源）是(名称)。

若为多中心研究，请同时列出组长单位。

1. 为什么进行这项研究？

简要描述本项研究的背景和目的。（此部分需由研究者根据项目特点，用通俗易懂的语言作介绍）结合研究内容，紧密围绕对疾病的认识水平、诊断现状、治疗现状等简要介绍研究背景；结合研究背景和研究题目适当解释研究目的。首次使用的英文缩写须有中文注释。

2. 多少人将参与这项研究？

如果是多中心临床研究，请注明研究机构/医疗机构的数目。

本研究共计划招募（　）名受试者，其中我中心将招募（　）名受试者。

3. 本研究包括哪些内容？

描述研究方法，包括需要从何处（如门诊病历或住院病历）收集哪些数据、问卷调查的内容、计划采集的生物标本（收集的时间、频次、数量、是利用常规医疗和体检的剩余标本还是为了本研究目的而专门采集标本）。说明是否将检测结果（在何时）反馈给受试者。如果是前瞻性研究，描述随访计划、每次随访的内容。

4. 这项研究会持续多久？

如果是前瞻性研究，告知观察随访期及相关频率。

5. 参加本项研究的风险是什么？

如果研究涉及生物标本的采集，请说明可能造成的伤害。例如，本研究需要进行静脉采血，方法与医院的常规采血相同，不会带来额外的风险。少数人可能出现针刺点短暂的不适和（或）青紫，多短时内可自行消退。或本研究仅留取剩余/废弃组织标本，将不会给您带来临床常规操作以外的任何风险。或留取组织标本的过程中有可能出现（局部出血/穿孔）等。

如果研究仅收集临床数据和信息，为观察性研究，请说明不会给受试者带来检查和治疗方面的风险。

如果研究涉及调查问卷，请说明可能占用受试者的时间及可能引起的心理不适。例如，如果问卷中的某些问题令您感到不舒服，您可以拒绝回答。

6. 参加本项研究的获益是什么？

包括受试者个人获益和社会获益两个方面。

如果本研究将提供受试者健康咨询或相关医疗保健等服务，请如实告知。

例如，您的参与将有助于研究者得到更多可靠的研究数据，有益于今后对此类疾病的认识或科学诊断或这项研究的结果可能有益于今后为您以及同类疾病患者选择更为科学的治疗方法。

7. 是否一定要参加并完成本项研究？

此项研究，您参加与否完全自愿。如果您不想参加，可以拒绝，对您目前或未来的医疗措施不会有任何影响。即使您同意参加，您也可以随时更改意愿、退出研究，同样不会影响您获得正常的医疗服务。原则上，在您退出之后，研究者将严密保存已取得的您的相关信息直至最终销毁，其间不会继续使用或透露这些信息。研究期间，一旦出现任何可能会影响您决定是否继续参加该项研究的信息，我们会及时告知您。

8. 参加研究的费用和补偿是什么？

说明参加本项研究涉及哪些费用（如药费、具体的相关检查费等），是否需要受试者承担，是否有交通费、误工费等相关补偿。必要时，说明此研究不承担的费用。

9. 参加该项研究受试者是否获得报酬？

根据实际情况说明。若有报酬，说明数额及支付方式，以及自行退出和中止时的处理。

10. 发生研究相关伤害的处理？

如存在研究相关的侵入性检查，可能造成身体伤害时，需要说明相关医疗处理和相应费用的补偿情况。原则上，建议如下描述：如果您因参加本研究而受到伤害，希望您尽早告知研究者，我们会提供必要的医疗措施。根据我国相关法律法规，（研究资助方）将承担相应的医疗费用及相应的经济补偿。

11. 我的信息会保密吗？

请参考以下内容，在此处用适合的语言描述相关内容。

您参加的研究过程中，所有个人资料均对外保密。您的各项信息均以研究编码而非您的姓名加以标识。未获得您的许可之前，您的任何信息将不会透露给研究小组以外的成员。必要时，政府管理部门或伦理委员会的成员按规定可以在研究单位查阅您的个人资料。研究结果发表时，将不会披露您的任何身份信息。

12. 如果我有问题或困难，该与谁联系？

如果您有与本研究相关的任何问题，请联系研究者（联系人姓名，联系方式）。

受试者签字页（范例）

知情同意声明：

我已被告知此项研究的目的、背景、过程、风险及获益等情况。我有足够的时间和机会进行提问，问题的答复我很满意。

我也被告知，当我有问题或想反映困难、顾虑、对研究的建议，或者想进一步获得信息，或者为研究提供帮助时，应当与谁联系。

我已经阅读这份知情同意书，并且同意参加本研究。

我知道我可以选择不参加此项研究，或在研究期间的任何时候无须任何理由退出本研究。

我已知道如果我的状况更差了，或者我出现严重的不良事件，或者我的研究医生觉得继续参加研究不符合我的最佳利益，他会决定让我退出研究。无须征得我的同意，资助方或者监管机构也可能在研究期间终止研究。如果发生该情况，医生将及时通知我，研究医生也会与我讨论我的其他选择。

我将得到这份知情同意书的副本，上面包含我和研究者的签名。

受试者姓名（正楷）:　　　　　　　联系方式:

受试者签名:　　　　　　　　　　　日　　期:

（注: 如果受试者无行为能力/限制行为能力时，则需法定代理人签名和签署日期）

法定代理人姓名（正楷）:　　　　　联系方式:

法定代理人签名:　　　　　　　　　日　　期:

（注: 如果受试者不能阅读该知情同意书时，则需一名独立见证人证明研究者已将知情同意书的所有内容告知了受试者，中立见证人需签名和签署日期）

中立见证人姓名（正楷）:　　　　　联系方式:

中立见证人签名:　　　　　　　　　日　　期:

研究者声明:

我确认已向患者解释了本研究的详细情况，特别是参加本研究可能产生的风险和收益。

研究者姓名（正楷）:　　　　　　　联系方式:

研究者签名:　　　　　　　　　　　日　　期:

（二）有益

有益指研究者应使研究对象免于遭受不适或伤害。研究者开展研究前应谨慎评估研究的益处和风险，并尽最大可能将风险降至最低水平。有益原则包括评估益处、评估风险及衡量益处－风险比例。

1. 评估益处　护理研究的最大益处在于获得知识的发展和技术、措施的改进，最终带来社会的进步、护理专业的发展和对个体健康的积极影响。在治疗性的研究中，研究对象可能从实验手段，如护理干预中获得益处。除此之外，研究中产生的新知识，可能扩大研究对象及其家庭成员对健康的理解。非治疗性研究（non-therapeutic research）尽管对研究对象并不带来直接益处，但它对护理知识的贡献同样重要。另外，研究对象在参与研究过程中还能加深对自身的了解、增强自尊心并能从对别人的帮助中获得满足感等。

2. 评估风险　研究者必须评估研究对象由于参加实验所经受或可能经受的风险类型、程度和数量。风险取决于研究的目的和手段。它可能是生理的、心理的，也可能是社会的和经济的；可能是实际存在的，也可能是潜在的；可能很小，甚至没有，也可能很大，造成永久损害；可能只针对研究对象个人，也可能对研究对象的家庭和社会都带来影响。所以，研究者必须努力评估风险的情况，在研究的实施过程中保护研究对象的权利。

根据风险的性质和程度可将其分为以下 5 类。

（1）无预测的影响（no anticipated effects）：如一些研究只是翻阅病程记录、学生档案、病理报告等，研究者不直接接触研究对象，也不对其造成任何影响。

（2）暂时性不适（temporary discomfort）：对研究对象造成暂时性不适的研究经常被称为最小风险研究（minimal risk studies），即研究带来的不适与研究对象日常生活中所经受的相似，而且，会随着实验的终止而结束。如在研究中要求研究对象完成问卷或参与会谈，从而使其生理上感觉疲劳、头痛或紧张，情绪方面可能由于回答特定的问题带来焦虑、窘迫感，或者时间和金钱的花费等。这些都属于最小风险研究。

（3）较严重的暂时性不适（unusual levels of temporary discomfort）：指研终止后研究对象仍有不舒适感。如在"卧床对人的健康的影响"的研究中，要求研究对象卧床 5 天，从而造成其较长时间的肌无力、关节疼痛、嗜睡等，即属于此类。另外，在一些质性研究中，要求研究对象回答一些对其心灵伤害很深甚至想要忘记的问题，使其再次经历焦虑、恐惧、不安等感受，也属此范畴。

（4）永久性伤害的风险（risk of permanent damage）：此类风险在生物医学研究中更常见。如一种新药或新的外科手术方式有可能对患者造成永久的身体上的损害。护理研究有时候也会对研究对象造成永久的心理或社会的伤害。例如，当研究一些如性行为、虐待儿童、吸毒等敏感问题时，可能造成研究对象人格或名誉上的永久伤害，甚至更严重的后果，该研究不可实施。

（5）确定的永久性伤害（certainty of permanent damage）：例如，在二战时期，有研究者为了达到研究目的，将乙肝病毒注入研究对象体内以研究肝炎的发生、发展，从而对其造成永久的、不可弥补的损害。在护理研究中，不管结果会带来多么大的效益，如果会对研究对象造成确定的永久性伤害，该研究绝对不可实施。

3. 衡量益处－风险比例（the benefit-risk ratio）　研究者应努力通过改变研究的目标和（或）过程来最大限度地增大益处和降低风险。如果风险最终不能被消除或降低，研究者应能够解释其存在的合理性。但是，如果风险大于益处的话，研究应被修改。如果益处与风险持平或益处大于风险，研究者应证明实施该研究的合理性。例如，在一项"锻炼和饮食对患者血脂水平的影响"的研究中，研究者首先应评估该研究的益处－风险比例。该项研究对研究对象的主要益处在于研究对象可以得到锻炼和饮食的指导，并对自己的血脂情况有一定了解。潜在的益处在于可使研究对象增进良好的锻炼和饮食习惯、改善血脂和降低发病风险等。而该研究对研究对象带来的风险包括抽血所带来的身体上的不适和时间的花费等，这些都属于最小风险。并且时间的花费可以通过有效的组织来尽可能减少。所以，经过衡量，益处大于风险，至此，可以确定能否实施该项研究。

（三）公正

公正指研究对象有得到公平治疗的权利。公正原则主要包括两方面，即公平选择研究对象和公平对待研究对象。

1. 公平选择研究对象　过去由于社会、文化、种族和性别的歧视，导致研究对象选择上的不公平。当时研究对象多是穷人、监狱犯人、濒死者，研究对象的权利往往被研究者所忽视。伦理原则认为研究对象的选择应基于公平的原则，益处和风险公平分配。研究对象的选择应决定于研究问题本身，而不应该根据研究对象的地位、是否容易得到或易受操纵等。一些研究者因为喜欢研究对象，希望研究对象从研究中获益，或迫于权利、金钱等因素而选择研究对象都是有悖伦理原则的做法。在护理研究中，如果条件允许，可以使用随机抽样和随机分组的方法对研究对象进行公平选择。

2. 公平对待研究对象 公平对待研究对象主要包括以下几项内容。①研究者和研究对象在研究中的角色事先应达成协议，研究过程中应严格按照协议内容进行，未经研究对象允许，不得擅自更改。②如果和研究对象约好会面时间，研究者应准时到达，并应在彼此认为合适的时间终止资料的收集。③研究者许诺给研究对象的事情应努力做到。如研究者许诺研究对象在研究结束时，如果研究对象有兴趣，他们有权知道相应的研究结果，研究者就要给研究对象留下有效的联系方式。在某些研究的时间跨度较长的情况下，如持续 2 ~ 3 年的研究，研究者要确保自己留给研究对象的联络方式在研究开始后的 2 ~ 3 年依然有效，以确保研究对象能找到自己。④对研究对象应不论年龄、性别、种族、经济水平等一视同仁，对某些特殊疾病患者也应同等对待。如进行有关艾滋病患者或者吸毒者的相关研究时，研究者一定不能以带有偏见或轻视的态度对待研究对象。⑤对决定不参加研究或中途退出的研究对象，不能歧视或产生偏见，甚至打击报复。

二、学术诚信

第二次工业革命以来，科学活动对我们的生活产生了越来越大的影响，科学活动也关系到千百万人的谋生和职业发展。然而，"天下熙熙，皆为利来；天下攘攘，皆为利往"。种种不道德和不恰当的科研行为也随之产生。20 世纪 80 年代以来，随着学术界一些"丑闻"的不断披露，在一些权威杂志中带有欺诈性质的研究数量不断增加，许多国家开始对科学研究中的不端行为（scientific misconduct, research misconduct）进行系统的反思和研究，并相继对科研不端行为采取措施以进行监督和管理。

（一）科研不端行为的概念

科研不端行为是指在科学研究和学术活动中发生的违反科学研究行为准则和规范的行为，是所有科研人员在科研和学术活动中不能突破的底线。对于科研不端行为，不同国家、部门和研究机构都有自己的界定。英国等欧洲国家将"科研不端行为"分为 3 类。①侵权、盗用他人成果（piracy）。②抄袭和剽窃（plagiarism）。③伪造数据（fabrication）和篡改数据（falsification），或弄虚作假（fraud）。1999 年，美国国家科学技术委员会将科研不端行为定义为在计划、实施、评议研究或报道研究成果中伪造、篡改或剽窃的行为，不包括诚实的错误或者观点的分歧。其中，伪造是指伪造资料或结果并予以记录或报告。篡改是指在研究材料、设备或过程中作假或者篡改或遗漏资料或结果，以至于研究记录并没有精确地反映研究工作。剽窃是指窃取他人的想法、过程、结果或文字而未给予他人贡献以足够的承认。

我国国家自然科学基金委在 2023 年 12 月颁布的《科研诚信规范手册》中指出，如科研人员发生（但不限于）以下行为，将被认定为是科研不端行为。

1. 不诚实地表达。①篡改：故意改动研究材料、设备、过程，或者改变、省略数据或结果，使得研究结果不能准确呈现。②剽窃：在未注明出处或未经许可的情况下，使用他人的研究计划、假说、观点、方法、结果或表述。③伪造：在申请书、研究报告、论文、著作等中提供造假数据或信息。④提供虚假信息、隐瞒相关信息，以及提供不准确信息。

2. 对研究对象的不当处理或伤害。在涉及人类参与者或实验动物的研究中，违反知情同意、保护隐私等规定，或者违反实验动物保护规定的行为。

3. 侵犯或损害他人的正当权利，如署名权、优先权等，妨碍他人研究成果的正常发表，擅自或胡乱标注资助来源以及恶意投诉等。

4. 一稿多投和重复发表。

5. 参与、与他人合谋隐瞒不端行为或为其提供方便。

6. 通过"请托、打招呼"或贿赂、利益交换等不正当方式影响评审的公正性。

7. 虚报、冒领、套取、贪污、挪用、侵占、滥用项目资金。

有些有失诚信的行为会严重妨害正常的科研秩序，根据科研人员所属专业领域、任职机构或资助机构的相关规定和惯例，以下行为也可能会被认定是科研不端行为。

（1）违反相关政策、规定或规则等。除了针对科研不端行为的政策，科学研究还要遵守许多政策、规定或规则等，如有违反也有可能会被认为是科研不端行为。

（2）擅自透露保密信息。对要求保密信息的透露虽然不会破坏研究数据的有效性和准确性，但却违背了科研诚信的基本要求，扰乱了正常的科研秩序，仍有可能会被认定是科研不端行为。

（3）故意隐瞒可能会对社会或公众造成危害的研究信息。如果因为隐瞒而导致社会或其他人处于危险之中，也可能会被认为是一种违背诚信的行为。

（二）科研不端行为的处理

在护理研究过程中，制订研究计划、实施研究和报告研究成果的整个过程，都可能会发生科研不端行为，一旦发生必将受到相应的处理。科研不端行为在学术界乃至社会中都会产生极大的负面影响。它不但损害受试者的利益，阻碍科学的发展，而且严重损害研究者的诚信、声誉以及未来职业发展，影响公众对科学研究和科学家的信任。因此对于科研不端行为的处理也愈发严格。

1. 相关法律法规 中华人民共和国教育部发布的《高等学校预防与处理学术不端行为办法》中规定，"高等学校应当根据学术委员会的认定结论和处理建议，结合行为性质和情节轻重，依职权和规定程序对学术不端行为责任人作出如下处理：（一）通报批评；（二）终止或者撤销相关的科研项目，并在一定期限内取消申请资格；（三）撤销学术奖励或者荣誉称号；（四）辞退或解聘；（五）法律、法规及规章规定的其他处理措施。同时，可以依照有关规定，给予警告、记过、降低岗位等级或者撤职、开除等处分。学术不端行为责任人获得有关部门、机构设立的科研项目、学术奖励或者荣誉称号等利益的，学校应当同时向有关主管部门提出处理建议。学生有学术不端行为的，还应当按照学生管理的相关规定，给予相应的学籍处分。学术不端行为与获得学位有直接关联的，由学位授予单位作暂缓授予学位、不授予学位或者依法撤销学位等处理"。除此之外，我国颁布实施的《国家科技计划实施中科研不端行为处理办法（试行）》《科学技术进步法》《国家自然科学基金条例》《发表学术论文"五不准"》《关于进一步加强科研诚信建设的若干意见》《国家自然科学基金项目科研不端行为调查处理办法》等相关法律法规都涉及对科研不端行为人进行处罚的处理条款。

2. 人工智能与科研不端 随着社会及计算机领域的发展，人工智能已不断深入我们的生活。ChatGPT 等生成式人工智能的出现，对科研诚信造成了很大的冲击。与此同时，《科学》《自然》等期刊纷纷发文，指出人工智能威胁着科学的透明度。多国教育部门也纷纷出台政策，禁止在学校使用 ChatGPT。美国一些高校已将新技术纳入科研诚信中。华盛顿大学和佛蒙特大学等已经修改了它们的学术诚信策略，将使用 ChatGPT 等人工智能工具纳入剽窃等学术不端范围。虽然目前我国对于人工智能在科研中的应用范围没有明确的划定，但2023 年 9 月 20 日，中国科学技术信息研究所发布《学术出版中 AIGC 使用边界指南》称，建议研究人员使用生成式人工智能（AIGC）直接生成的稿件文字等资料必须提供明确的披露和声明，否则将构成学术不端行为。此外，我国对学术不端行为的惩罚措施也在不断完善。2023 年 8 月 28 日，《中华人民共和国学位法（草案）》提请十四届全国人大常委会第五次会议初次审议，草案明确学位论文或者实践成果存在抄袭、剽窃、伪造、数据造假、人工智能代写等学术不端行为的，经学位评定委员会审议决定由学位授予单位撤销学位证书。

本章小结

思考题
1. 简述护理科研的伦理原则。
2. 试述护理研究的一般步骤。

更多练习

（郑琳琳）

第二章　科研选题

教学课件

学习目标

1. 素质目标

具备探索意识和逻辑思维能力，秉持严谨的科学态度和精益求精的科学精神进行选题。

2. 知识目标

（1）掌握：科研选题的定义、选题的原则与选题的重要性，以及如何构建护理研究问题。

（2）熟悉：护理研究问题的来源。

（3）了解：护理研究问题的评价。

3. 能力目标

具备采用 PICO 的模式针对护理工作中感兴趣的问题或现象形成一个完整的研究问题能力，并尝试评价研究问题的合理性和可行性。

案例

【案例导入】

母乳喂养在母婴健康管理中占重要地位。WHO 建议 6 月龄以内婴儿坚持纯母乳喂养。母乳喂养受母亲个人因素、社会网络、环境及政策等方面的影响。母亲在哺乳期可能因为某种原因处于产后抑郁状态，若不及时控制，可能发展为产后抑郁症威胁母亲和幼儿的健康。现研究人员想针对中国人群产后抑郁状态与喂养情况进行研究，欲了解中国人群产后抑郁状态与纯母乳喂养之间的关联，为如何提高中国 6 个月内纯母乳喂养率提出建议。

【请思考】

1. 针对上述背景资料，研究者主要的研究问题是什么？

2. 如何设置研究目标？

3. 如何形成研究假设？

【案例分析】

第一节 选题的意义和步骤

一、选题的意义

护理研究是一个不断提出问题和解决问题的过程。选题是护理研究工作的首要及至关重要的步骤。护理研究工作最开始要思考的问题就是如何选择护理研究的课题和选择什么样的护理研究课题。选题是指按照科学的原则，选择、形成、探讨和确定一个适宜的需要研究和解决的科学问题。对于一个研究者来说，选题需要提出一个有学术价值、自己又有能力解决的科学问题。科学问题是指科学家在特定时代、特定的知识背景下提出的，需要解决而尚未解决的科学知识和科学实践问题。选题不仅能够决定学术论文的价值和实际效用，还可以规划研究方向、切入点及研究的范围。在选题过程中，护理研究人员通常经过对研究的科学问题的现状及历史进行思考与梳理，找出研究的切入点，逐渐形成一个大体的研究轮廓。

科学问题首先要遵循科学的基本特性：①客观真理性。②社会实践性。③理论系统性。④动态发展性。科学理论和科学事实是科学构成中两种最基本的因素。科学问题从其产生的渠道上来看，可以大致分为如下 4 种基本类型：①基于科学理论与科学事实之间的矛盾的问题。②基于科学事实之间的矛盾的问题。③基于科学理论之间的矛盾的问题。④基于科学理论自身矛盾的问题。

科学问题的基本类型可以大致分为以下 3 种。①描述性问题：这类问题主要关注的是对现象、过程或者事物的描述和记录。例如，某种物质的性质是什么？某种生物的生命周期如何？这类问题的回答通常需要进行观察和记录。②比较性问题：这类问题主要关注的是对两种或多种现象、过程或者事物进行比较。例如，两种不同药物的疗效之间有何差异？不同病原体在生存环境上有何不同？这类问题的回答通常需要进行比较和分析。③因果性问题：这类问题主要关注的是现象、过程或者事物之间的因果关系。例如，某种疾病的发病受什么因素影响？某种病原体的生存环境变化会导致什么后果？这类问题的回答通常需要进行实验和推理。这 3 种类型的科学问题并不是孤立的，而是相互关联的。描述性问题往往是科学研究的起点，比较性问题和因果性问题则是科学研究的深化和发展。科学问题需要经过研究探索其本质：①是什么（What）？②为什么（Why）？③怎么样（How）？从而对所研究的问题和现象进行清楚的描述、解释、预测和控制。同样，护理研究的目的和作用是对护理问题和现象进行描述、解释、预测和控制。

因此，护理科研选题阶段要做的工作，一方面是要选择一个自己感兴趣的且可以进行深入研究的研究领域或者方向；另一方面就是要在国内外文献检索的基础上熟悉这一相关领域的研究现状和前沿，分析对该领域的认识目前处于描述、解释、预测和控制的哪一个阶段，从中找到研究的切入点和空白点，进而选择和确定自己的研究课题。

二、选题的原则

（一）价值性

护理的基本任务是预防和消除疾病，促进人类健康。所以护理研究的范畴不仅仅局限于对患者的具体护理方法及护理措施方面，还应包括更广泛的内容。研究者应思考选择的护理

护理研究

研究课题对于护理理论的发展有没有推动作用，其是否有助于护理实践中现存的问题得到解决。只要研究的成果经发展或转化后能够应用于护理实践，那就是有价值的课题。

（二）科学性

敏锐的选题要结合学科的发展动态，关注学科发展中最关键的问题。选择的护理研究课题须遵循客观物质世界和人类社会的本质规律。科研的设计过程必须周密严谨、合乎逻辑、科学合理。

（三）可行性

护理研究的选题范围不能过大，尽可能使题目明确具体，且须具备必要的研究条件。如研究者的科研工作经验、学识水平、研究的仪器设备、经费、研究环境等都会影响到护理研究课题的可行性。

（四）创新性

创新是选题的灵魂。所谓创新并不一定是那些全新的、空白领域的课题，只要是亟待进一步探究、解决或修改的问题都可以作为护理研究的选题。当然，在确定创新性选题的过程中，大量的文献查阅可以对选题的创新性提供很大的帮助，文献检索相关内容本教材将在第三章进行详述。

三、选题的步骤

护理研究的选题需经过以下几个基本步骤（图 2-1）。

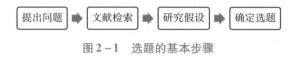

图 2-1　选题的基本步骤

（一）提出问题

护理研究人员在进行选题时，通常选择一个广泛的研究领域，然后再在这个领域中聚焦某个科学问题。例如，肿瘤科护士在工作中发现，化疗的患者经常会出现静脉炎这一现象，进而其思考可否针对"化疗患者发生静脉炎"这一常见现象进行研究。但是此时，只有一个大致的研究领域与方向，并没有具体的研究问题，这还不能作为一个选题，其仍需缩小自己的研究范围，将某一个特定的科学问题作为护理研究的切入点。但是这个研究方向对于护理研究人员来说，是护理研究的开始，也是最重要的。很多研究问题都是从一个初步的方向和想法开始的，这源于护理人员的日常经验积累，通过工作中的观察、思考及联想，引导护理研究人员确定自己的研究方向，并通过进一步的探索和深入调查后，将这个领域中的某一个科研问题作为切入点，也就是想要研究的问题。

（二）文献检索

选择了初步想要深入研究的科研课题后，还需要考虑此课题实施的可行性。可行性的大小可以帮助研究者去判断该项研究的科学性、创新性，以及是否恰当。在文献检索的过程中需要关注以下 3 个方面：①研究方向目前的新进展。②确定科学问题所涉及的概念、对象、方法及工具。③对选定的科学问题进行评价及修改。

（三）研究假设

研究假设是护理研究人员根据科学理论和实践经验对所需要研究的科学问题作出的一种合理性推测或解释，即对于研究的预期结果进行一个假定性说明。护理研究人员在大量的文献检索和阅读的基础上，结合自己的实践经验和理论知识储备，经过周密的分析和思考，预测所要研究的科学问题可能出现什么结果。这是研究开始之前设想的，可以是一种结果，也可能是多种结果。

虽然是对研究结果的假设和推测，但仍需要其具有科学性、可检验性和可测量性。对于假设的表述需要严谨、意义需要明确，以提高假设检验的效度，保证研究的实用性和可行性。研究假设为护理研究的课题确定了明确的目的，指明了研究的方向，让研究者的科研设计更为合理、选择的方法更为准确，护理知识体系更加完善。

一般提出研究假设后，会对其实用性进行以下五方面的评价。

（1）研究假设应简单、明确。

（2）可重复性强。其他研究者在了解研究设计后，可以通过一定的方法来对其进行验证。

（3）有理论支撑。研究假设的提出应以一定的理论事实或经验为依据，不是毫无根据的猜想。只有建立在一定依据之上的研究假设才具有探讨的价值和研究的必要。

（4）研究假设为陈述句。虽然研究假设是护理研究人员对于某个科学问题的理论性推测，但仍应以陈述句的句式进行描述，而非问句。且在描述过程中，语言应清楚明确，不能含糊不清。

（5）一般存在两个及两个以上变量。研究假设一般为推测两个（及以上）变量之间的关系或影响。

（四）确定选题

研究假设形成之后，应当围绕此假设建立科学的框架，确定科研选题。在确定科研选题的过程中，应该注意以下几点。

1. 避免选题范围过大 选题宜小不宜大，把课题做深、做透，才能成为一个好的课题。选题过大不仅难以把各个方面都研究透彻，还会耗费大量的时间和人力，极易出现不好的研究结果。

2. 避免选择自己不熟悉的领域 选题应以自己的专业或工作领域为基础，对自己的知识积累、工作经验、技术能力等方面都有一定的要求。护理专业下有众多二级学科，每一个二级学科之间都涉及不同的专业领域，选题应避开自己不擅长的领域，否则难以对当前的研究现状及背景有良好的把握，需要耗费大量精力，甚至会作出错误的研究假设和设计。

3. 选题应具有创新性 护理研究人员在进行选题和研究设计时，应避免完全的重复，否则不仅会造成人力、物力、财力等资源的浪费，还有可能会涉及学术诚信问题。研究的选题应具备创新性，哪怕是一个很新颖的切入点，也要将自己的独创部分展现出来。

当选题确定以后，即可以申请课题。

第二节　研究问题的提出

一、研究问题的来源

护理研究问题的来源主要是护理实践工作，也可以从阅读文献、关注学科动向或学术交流等过程中获得灵感。所以，护理研究选题的范围可以包括与护士或护理工作相关的任何问题和现象。

（一）护理实践工作

护理实践工作中发现的问题是护理研究中最重要的选题来源。尚未解决的问题和不断产生的新问题都可以作为选题的灵感。当护士通过观察发现实际工作中存在某一临床问题或现象时，护士一方面需要通过循证医学的途径寻找解决问题的方法；另一方面可能需要将发现的问题或现象及时采用科学研究的方法加以解决。下面通过几个案例，分析在护理实践工作中如何寻找研究问题。

➡ **【例 2 - 1】麻醉复苏室全身麻醉术后患者发生低氧血症的原因分析及对策**

低氧血症在麻醉复苏室（PACU，又称麻醉后监测治疗室，可以对术后麻醉患者进行严密监测观察和持续治疗）较为常见，且现有研究已证实其危害严重，可诱发和加重麻醉术后其他并发症，是术后患者死亡率居高不下的重要原因，因此，应引起临床护理人员的高度重视。本研究作者对日常工作中遇到的 PACU 收治的发生低氧血症的患者进行研究，通过分析低氧血症的发生原因，提出有针对性的预防护理对策，纠正低氧血症，降低和避免术后低氧血症的发生，保证术后患者生命安全，帮助患者顺利度过麻醉期。

资料来源：康效艳 . 麻醉复苏室全身麻醉术后病人发生低氧血症的原因分析及对策［J］. 护理研究，2018，32（14）：2310 - 2311.

分析：例 2 - 1 的选题角度是在护理实践工作中出现的普遍性问题或现象。这些普遍性的问题和现象可能发生已久，但之前并没有从根本上对此问题或现象进行解决或根除；也有可能是一些新技术或新治疗方案带来的连锁反应，还没有研究者对其进行深入研究。对于此类问题着手进行研究，其研究结果进行推广可在护理实践工作中得到良好的反馈。

➡ **【例 2 - 2】经术侧肢体采血对乳腺癌根治术后患者淋巴水肿的影响**

乳腺癌是女性常见恶性肿瘤，治疗方案多为根治手术结合规律的术后化疗。为评价患者化疗过程中的骨髓抑制情况，常需通过频繁的静脉采血以监测患者血细胞变化。淋巴水肿是乳腺癌术后治疗的潜在不良反应，而臂围改变是衡量术侧淋巴水肿最直接的依据之一，常表现为患者术侧肢体（行乳腺癌根治术的一侧肢体）臂围较健侧肢体（未行乳腺癌根治术的一侧肢体）臂围更大。静脉穿刺与淋巴水肿有直接关系，故相关采血指南均建议对乳腺癌术后患者行健侧肢体采血。但化疗药物对血管壁的刺激和经外周静脉置入中心静脉导管（PICC）对健侧肢体静脉血管的损伤较严重，可能导致采血穿刺成功率低，影响患者术后治疗效果。对采血护士的实际操作也具有一定限制，在实际采血工作中，个别患者由于健侧肢体静脉血管条件差或双侧手术需采用术侧肢体静脉血管采血。那么，对于乳腺癌术后患者是否可以采用术侧肢体采血呢？针对此问题，本研究作者调查了乳腺癌术后患者的采血情况，探索经术侧肢体采血对乳腺癌根治术后患者淋巴水肿的影响，帮助护理人员选择合适的采血部位，减轻患者因采血困难及由此产生的恐惧感所造成的身心负担，同时也有利于提高采血护士穿刺成功率和工作效率。

资料来源：杜春霖，徐梦露，谭明英．经术侧肢体采血对乳腺癌根治术后病人淋巴水肿的影响［J］．护理研究，2023，37（2）：212 - 215.

分析：例 2 - 2 的选题角度是在护理工作中发现的新问题或新现象。护理实践工作中遇到一些感到困惑或不解的新问题或新现象时，可以试图寻找问题的答案，并思考这种问题或现象为什么会出现？是否有规律可循？如何预防以及如何解决？

➡ 【例 2 - 3】 改良式 U 型护理垫在人工气道患者中的应用研究

消化道肿瘤术后机械通气患者在床上进行系列活动时，口腔分泌物易污染病员服、病床；胃肠减压期间患者床上或床下活动时，胃管易与负压盘分离，胃液污染病员服、病床，导致其更换频率过高，供应室回消次数增加，增加清洗费用。以往的护理垫在造价、便捷性、安全性、功能性等方面还有待提高，针对此问题，本研究作者进行了 U 型护理垫的改良研究，研制了一种用于人工气道患者的改良式 U 型护理垫。改良后的 U 型护理垫扩宽了适用范围，能满足不同体位、人工气道类型患者使用；方便负压盘的放置，实用性更好；可拆卸式无损伤夹设计，可以使其固定牢固，不易滑脱，进而减少口腔分泌物及胃液分泌物造成的污染。

资料来源：桑昆峰，胡成文，钟先进，等．改良式 U 型护理垫在人工气道患者中的应用研究［J］．安徽医学，2023，44（11）：1418.

分析：例 2 - 3 的选题角度是将工作中的工作方法或程序进行改进。在护理工作中遇到的一些操作起来令人感到复杂、困难或不顺手的地方，试图寻求一个改进或解决问题的方法。此时研究者可以思考这项工作方法或程序的核心要素、关键环节都是什么？是否可以进行流程或操作上的优化？如何进行优化？

➡ 【例 2 - 4】 精细化护理在 CT 检查患者中的应用

电子计算机断层扫描（computed tomography，CT）是一种用 X 线束对人体某个部位进行扫描，形成可观性图像后对机体进行检查的技术，可以在一个横断解剖平面上，准确探测不同组织之间密度的微小差别，是探查骨关节疾病、中枢神经系统疾病及心脑血管疾病较为理想的检查方式。因患者自身知识水平等因素限制，进行检查时易产生紧张、焦虑等负性情绪，从而导致检查依从性不佳。精细化护理能否提高护理满意度，提升临床应用效果？研究作者对此进行了思考，进而进行了精细化护理在 CT 检查中的应用效果的研究，探讨其是否能缓解患者负性情绪，提高患者检查配合度及检查结果的准确性。

资料来源：李建萍．精细化护理在 CT 检查病人中的应用［J］．护理研究，2023，37（4）：750 - 752.

分析：例 2 - 4 通过观察法寻找研究问题是一个非常直接和有效的途径。在护理实践工作中养成多动脑筋思考问题的习惯，结合自身临床实践经验进行选题开发也是护理研究选题的良好来源。可以对护理过程中发生的现象或实践中的困惑进行追问、对日常的护理工作进行反思、对他人的反馈进行思考。

综上所述，选题的主要来源是丰富的护理实践工作，这是护理研究选题的重要来源。充分发挥选题的价值性、科学性、可行性和创新性，发扬自身优势，挖掘团队潜力，引领学科发展的方向。

（二）阅读文献

大量阅读文献有助于研究者了解研究领域内的热点和前沿，了解哪些是尚未解决的问题，从而找到研究的空白点和切入点。同时，研究者也可以通过已有课题的延伸进行选题，或者改变研究内容组合或与其他学科交叉选题、移植选题。

（三）关注学科动向

关注学科动向和社会重大问题是研究者应具备的基本素养。一些基金指南也会根据护理学发展规划和需求列出该领域中亟待解决的科研问题。研究者需紧跟科研热点，读懂基金指南的研究动向，发挥自身的优势确定自己的研究方向。

（四）学术交流

同行交流、学术会议、科研团队讨论等都有助于及时更新学科知识，了解学术前沿信息，开阔研究思路，启迪学术灵感，产生科研选题。

二、研究问题的确定和评价

发现护理研究的方向以后，还需要在此方向内找到一个确定的护理研究问题并对该护理研究问题进行评价，确保该问题是一个清晰而完整的科研问题进而进行研究。

（一）研究问题的选择和确定

研究问题的形成，需要通过选择一个感兴趣的研究领域，检索研究现状和前言的文献，结合自己的专业经验和研究基础找到一个研究的空白点进行切入，进而确定自己的研究课题（图 2 - 2）。

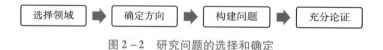

选择领域 ➡ 确定方向 ➡ 构建问题 ➡ 充分论证

图 2 - 2　研究问题的选择和确定

1. 选择领域　最初发现的研究问题往往是一个大方向，可能是自己在护理工作中从事的领域，也可能是自己感兴趣的领域。不管是哪种，都需要将抽象模糊的研究问题进行具体化，使其变得明确具体。例如，本章节例 2 - 1 中的研究问题，低氧血症作为全身麻醉术后患者常见的并发症之一，在护理实践工作中可能最初发现的问题是"全身麻醉术后患者可能会发生低氧血症"，这就可以作为研究者的研究领域。

2. 确定方向　针对一个护理实践问题或现象通常会有多种解决问题的思路和切入点，

这些解决的思路和切入点也往往对应着多个研究主题，不同的研究者可以根据自己的实际能力和需要，选择从任何一个角度对问题进行切入或解决，选择和确定一个自己有能力解决的方向，使研究问题具体化。例如，前述"全身麻醉术后患者可能会发生低氧血症"这一研究领域，研究者可以根据实际工作的需要对其发生的原因或预防及控制措施等方面进行进一步深层次的研究。

3. 构建问题 使研究的层次和涉及的范围更加清晰、明确和具体。形成一个结构完整、内容具体的研究问题。科研工作中通常采用 PICO/PECO 法构建护理研究的研究问题和框架。

 知识拓展

PICO 法构建护理研究问题

在进行护理研究时，构建一个完整的护理研究问题是非常重要的。采用 PICO 法可以帮助研究者更清晰地理解和定义研究问题，以便进行有效的研究设计和数据收集。

P：代表"研究对象"（population），或者"研究问题"（problem）。在研究中需要明确研究的对象是谁（具体的问题是什么），是具体的患者还是特定的人群，例如，某种疾病的患者或某个年龄段的人群等。

I/E：在干预性研究中，代表"干预措施或暴露"（intervention/exposures）。在非干预性研究中，代表研究议题（interest）。需要考虑的是研究中将要进行的干预是什么，可能是一种药物治疗、一种护理操作或者一种健康干预措施等。

C：干预性研究中，C 代表"对照或比较"（control/comparison）。非干预性研究中代表"研究内容或情境"（concept/context）。

O：代表"结局或预期的结果"（outcomes）。研究的最终目的是什么，想要观察的结果是什么，可能是临床指标、生活质量改善或者预后情况等。

依据 PICO 法的框架，应用一个具体的例子进行解释。假设研究者想要研究"在中度抑郁症患者中，音乐疗法对心理健康状况的影响"。则此研究中：P—中度抑郁症患者；I—音乐疗法；C—常规治疗（如药物治疗）；O—心理健康状况的改善程度。

采用 PICO 法构建的问题，清晰地界定了研究的对象、干预、对比和结果，有利于进一步设计研究方案并进行数据收集和分析。

在实际研究中，PICO 法的运用可以帮助研究者更好地理解研究问题，并且有助于找到相关的证据进行支持。PICO 法也有助于研究者更清晰地表达研究问题，使得读者能够更容易地理解和评价研究的可信度。

例如，例 2-1 中，若想研究给全身麻醉术后患者进行 8L/min 的 T 管吸氧能否降低低氧血症的发生率，则该项研究中 P 为"全身麻醉术后患者"，"进行 8L/min 的 T 管吸氧"与"没有进行 8L/min 的 T 管吸氧"分别作为该研究中的 I 和 C，观察两组患者"低氧血症"是否有差异为 O。研究问题具备了 PICO 的结构，该护理研究问题较清楚和具体，从而可以用于进一步指导研究设计。

4. 充分论证 形成研究问题以后，还要对该研究问题进行充分论证，建立明确、具体的研究目的和目标，肯定该研究的价值和意义。

（二）研究问题的评价

一个护理研究的选题被提出之后，是否有可能通过科学的研究得到结果，是需要研究者在开展具体工作前就做好论证的。对于研究问题的评价主要从其合理性和可行性方面进行。

1. 合理性 选题角度是否具备创新性，预期结果是否以现有理论或客观事实为依据，以及其研究结果是否能应用到实际护理工作中，并能解决临床护理问题或指导护理实践是研究者需要首先考虑的。

2. 可行性 思考拟开展的护理研究项目所需要的客观条件是否具备，例如，仪器设备、经费、人员安排甚至是协作关系等，只有各方面条件均具备，研究工作才能顺利地进行。

可行性评价主要包括如下几个方面。

（1）技术：是指研究团队是否具备开展研究项目所需要的技术能力。例如，研究者是否具备相关的专业知识背景？是否具有前期研究工作基础？研究单位是否具备相应的仪器设备和技术能力？研究变量是否清楚？能否找到合适的测量工具？

（2）经费：开展研究课题或多或少地都需要一定量的研究经费支持。研究经费有多种申请渠道和不同的资助额度，研究者应根据可能得到的经费支持额度判断该课题是否在经费上可行。

（3）操作：是指研究项目在具体实施阶段的各个环节中所需要的条件是否具备。①研究对象的可获得性：通过什么途径寻找合适的研究对象？通过什么途径或方式可以接触到研究对象？研究对象在时间、体力和兴趣方面的合作性？对弱势人群的保护需要获得其监护人的许可，如何获得监护人的许可？在有限的时间期限内能够获得足够的样本量吗？②研究团队人员数量和结构的可行性：研究者是否具备合格的资质和充足的人员数量，以保证研究项目的开展和资料收集。

（4）时间：任何一个研究课题都必须在一定的时间期限内完成，如本科生和研究生的学位论文、科研基金资助的研究课题，所以，必须根据研究期限限制所选择的研究问题的范围。同时，还要考虑资料收集的最佳时间可能有季节性，以及收集资料的时间点是否方便。

（5）人员：很多研究项目是需要多个研究者合作完成的，包括人员的协调是否合理、人员储备是否充分、人员协作是否融洽，都会对该项研究的进展产生不小的影响。在研究开始之前，对于人员的参与和分工一定要做到分配合理。

总之，科研是护士在实践工作中发现科学问题和解决科学问题的过程。科研选题要有明确的研究方向，要解决实际工作中的问题，要从实际工作出发，研究一个与自己相关、与实际情况相符的课题。选题要围绕自己最熟悉的最有条件开展的课题，最好是长期工作接触的、经常思考的问题。

本章小结

思考题

　　骨质疏松症是一种以骨量低下和骨组织微结构退化为特征的全身性、代谢性骨骼系统疾病，高发于老年人及绝经后女性。骨质疏松症会导致骨脆性增加，并增加骨质疏松性骨折的患病风险。随着全球人口老龄化程度不断加深，骨质疏松症正在成为危害老年人健康的主要公共卫生问题。血脂水平是骨质密度的潜在影响因素。目前对于血脂与骨质密度之间的关系仍存在争议。骨质疏松症和血脂异常导致的心血管疾病是全球过早死亡和伤残调整寿命年减少的重要原因。

　　为探究血脂指标是否有可能作为生物标志物，评估骨量减少及骨质疏松症的患病风险，为骨质疏松症的预防和治疗提供理论依据，请你在上述资料中确定一个选题，并尝试分析该选题中的 PICO 结构。

更多练习

（郑琳琳）

第三章　文献检索

教学课件

学习目标

1. 素质目标

具备独立分析、思考的能力和严谨求实的科学态度。

2. 知识目标

（1）掌握：文献检索的基本过程。

（2）熟悉：常用的医学文献检索数据库。

（3）了解：文献的类型。

3. 能力目标

能在常用的中、英文数据库中进行文献的检索及利用。

案例

【案例导入】

　　胃癌是我国常见的恶性肿瘤之一，严重威胁患者的身心健康，影响患者的生存质量。某医院消化科工作的护士小周，在护理实践工作中发现，胃癌不仅损害患者的身体健康，对患者的心理也会造成不同程度的影响，使其出现心理问题。针对这一情况，护士小周想了解相关护理信息，对胃癌患者实施心理护理，以改善患者的心理问题。

【请思考】

　　1. 护士小周可以到哪里查找这部分护理信息资料？

　　2. 为了能科学有效地实施心理护理措施，小周如何检索才能找到相关文献资料？

【案例分析】

文献检索是进行护理科学研究必不可少的环节之一，它贯穿于选题、研究设计、论文撰写等护理研究的各过程之中。通过文献检索，研究人员可以了解他人曾经做过哪些相关课题，存在哪些没有解决的问题或者目前存在争议的问题，有助于梳理问题，启发思路，选择合适的护理研究课题，避免重复研究。通过查询、阅读文献，研究人员可以借鉴他人研究经验，学习先进的技术方法，完善研究设计，学习恰当的写作方式等。因此，掌握文献检索的基本方法和技巧对护理科学研究至关重要。

第一节　文献概述

认识文献、了解文献是进行后续文献检索的前提基础，本节主要介绍文献的概念及文献的不同分类方式。

一、文献的概念

文献是记录知识或信息的载体。具体来说，文献是利用文字、符号、图像、音频、视频等媒介，将知识、信息等留存记载的各种载体。

二、文献的类型

由于文献的种类繁多，因此分类方式也各有不同，下面将介绍几种常用的文献划分方式。

（一）按文献加工深度划分

1. 零次文献　零次文献是一种特殊类型的文献，是指未经过正式发表，即未公开进行社会传播交流的最初始的文献，或者未正式出版的各种书刊资料，例如，实验记录、私人笔记、手稿、设计草图、技术档案等，以及一些仅供内部使用，不能通过公开正式的订购途径获得的书刊资料。零次文献相较于公开文献来说，一般不会面临文献公开传播耗时较长的问题，但由于其未公开进行社会交流，一般难以进行查阅。

2. 一次文献　一次文献又称为原始文献，是以作者本人的生产观察、社会活动或科研成果中获得的一手资料为依据撰写出来的文献，例如，期刊论文、学位论文、科技报告、会议论文、专利文献、学术专著等。一次文献的内容新颖先进、数据详尽，具有创新性、实用性和学术性等明显特征，因而被认为是进行科学研究的最主要信息来源，但由于一次文献数目庞杂、分布广泛，查阅起来较为困难。

3. 二次文献　二次文献是对一次文献进行加工整理后的产物，例如，索引、题录、搜索引擎等。它是将大量杂乱无章的一次文献进行科学梳理，并遵循一定的知识体系和逻辑顺序进行排序存储，使之更加条理化和系统化，以便于后续检索利用。二次文献可以为查阅者提供一些一次文献的相关信息，因此可以视为一种检索工具。

4. 三次文献　三次文献是针对某一研究领域，通过二次文献，选出大量相关的一次文献，对其进行分析、评论、总结，进而编写出来的文献，称为三次文献。例如，综述、述评、百科全书、年鉴、指南等。如果研究者想快速了解某一研究领域的动态信息，就可以查阅综述类文献。

（二）按文献出版类型划分

1. 图书　图书是现代出版物中最常见的一种类型。它以文字或图像的形式系统记录某领域的知识，是系统学习和了解各门科学知识的重要资料来源。联合国教科文组织将篇幅（封面除外）不少于 49 页的出版物定义为图书。图书一般可分成两类：一类是可以供读者阅读的图书，如教材、专著等；另一类是供读者查阅的图书，如词典、百科全书、指南、年鉴等。

2. 期刊　期刊是可以定期或不定期出版的，并具有固定刊名的连续出版物，是一种连续出版发行的文献类型。期刊有固定的名称，一致的版面格式及内容范围，按一定年、卷、期连续编号出版。期刊的内容新颖、创新性较强，出版周期短，能及时提供当前最新的科研水平及发展动向，是护理科学研究过程中最具参考和借鉴价值的文献类型。

3. 会议文献　会议文献是指各种学术会议和国际会议上提交发表的论文、报告或会议纪要。会议文献一般分为会前文献和会后文献，它能体现最前沿的科研成果，是护理科研工作的重要信息来源之一。

4. 专利文献　专利文献是包含已经申请或被确认为发现、发明、实用新型和工业品外观设计的研究、设计、开发和试验成果的有关资料，以及保护发明人、专利所有人及工业品外观设计和实用新型注册证书持有人权利的有关资料的已出版或未出版的文件（或其摘要）的总称。专利文献包括专利说明书、专利公报、专利分类表、专利检索工具等。专利文献反映了某项科技的最新成就，能将最新技术进行展示传达。

5. 学位论文　学位论文是高等学府及相关科研机构的毕业生为获得学位，进行科学研究后撰写而成的论文。学位论文一般分为学士论文、硕士论文和博士论文 3 个级别，且不同级别间研究水平差异性较大。学位论文需要通过查阅文献，对某一领域问题进行探讨研究，详细地进行科学论述，提出自己的观点或结论，具有一定的独创性。学位论文中往往附带有较多参考文献，有助于相关文献的追踪检索，但由于学位论文一般不公开出版，难以进行全面搜集。目前常用的学位论文检索数据库有中国知网、万方数据库、国家科技图书文献中心的学位论文库、博硕士论文全文数据库（ProQuest Dissertations and Theses，PQDT）等可查阅检索学位论文。

6. 政府出版物　政府出版物是指政府部门及其所属相关机构发表和出版的文件资料。政府出版物的内容涉猎广泛，可分为行政性文献和科学性文献。行政性文献包括政府公报、法令汇编、规章制度、方针政策、调查统计等。科学性文献包括科技报告、技术改革、研究报告、科技资料和科学技术政策等。

7. 技术标准　技术标准是指由相关部门审批颁布，对产品、工程质量、规格、程序、方法等所进行的技术规定。技术标准具有一定的法律效力，是公众在从事生产、建设时应该共同遵守的技术依据。技术标准具体可划分为国际标准、区域标准、国家标准、部门标准、企业标准等，它可反映当时的经济技术政策、生产工艺水准，具有可靠性和现实性的特点。

（三）按文献载体形式划分

1. 印刷型文献　印刷型文献是指以纸张为信息载体，由打印、复印或印刷为手段形成的纸质文献类型。印刷型文献便于阅读，可直接读取，实用性较强，不用借助于阅读工具，是较为常见的一种文献类型之一。但由于其信息载体为纸张，所以存储信息量较少，存放上往往又需要较大的空间范围，因此在收藏与管理上会带来诸多不便。而且，印刷型文献易受环境的影响，长期保存较为困难，一般较难开展资源的共享。

2. 电子型文献 电子型文献是指以数字化方式将文献信息记录在磁盘、光盘、网络等载体上，并通过计算机、网络等相关设备使用的一类文献资源，具体包括网络数据库、电子期刊、电子图书等。随着互联网的飞速发展，读者可以随时利用网络获取文献资源，为查阅文献又提供了一种便捷的方式。

3. 视听型文献 视听型文献又称为声像型文献，它是利用声像技术和装置直接记录声音、图像，然后通过播放的方式给人们以视听上感受的一种文献资源。常见的视听型文献包括唱片、录音带、录像带、幻灯片、光盘等。此类型文献相较于文字信息的传达更加形象直观，例如，医学中对心脏杂音及肺部干、湿啰音的辨别，手术操作过程的影像学习等均可采用视听型文献。

4. 微缩型文献 微缩型文献是指采用缩微摄影技术，将文献按一定比例缩小保存到感光材料之中的一种文献类型。一般可将其分为缩微胶卷、缩微胶片和缩微照片。微缩型文献的优点是占用空间小、储存密度较高、重量轻、易于传递和保存，但需要借助于专门的阅读设备才能进行阅读，因此目前较少使用。

第二节 文献检索的概述

文献检索是护理研究中的重要环节，掌握正确的文献检索方法，快速准确地获取目标文献资源，是从事护理研究的人员不可或缺的重要技能。本节主要介绍文献检索的概念，以及进行文献检索的基本步骤。

一、文献检索的概念

文献检索是将文献按一定的方式组织并储存在载体上，构建检索系统，通过一定的方法，从文献集合中查找出符合需求的相关文献线索或全文的过程。检索结果只提供与之相关的文献外部信息或者文献全文。

二、文献检索的基本步骤

为了能顺利获得护理研究中所需要的目标文献，进行文献检索可以按照以下几个步骤进行。

（一）分析研究课题，确定检索词

要进行文献检索，首先要对研究课题进行深刻剖析，明确检索内容和检索目的，进而确定检索词。通过分析研究课题，明确检索的需求，确定研究课题内容涉及的学科领域、文献类型、检索年限及检索语种等。检索词的确定会影响到检索结果的查准性和查全性，对检索的最终效果至关重要。

根据文献信息的特征不同，主要分为两种，包括外表特征和内容特征，研究人员可根据自身实际需求选用不同的检索词。

1. 根据文献外表特征确定检索词 利用文献信息的外表特征即书名、刊名、文章篇名、著者、专利号、档案号、技术标准号等作为检索词进行文献检索。例如，在某医院工作的护士想查阅《护理学杂志》中低氧血症患者护理方面的文章，就可以将期刊名"护理学杂志"作为检索词，选择相应的数据库进行检索，进而获得目的文献。

2. 根据文献内容特征确定检索词 利用文献信息的内容特征即文献研究的主题、所属学科或专业范围作为检索词进行文献检索。目前应用较多的是利用主题词和关键词作为检索语言。

（1）主题词：是经过规范化处理的、能够反映文献主题内容的专业名词术语或词组。通过对文献内容进行主题分析可提取相应主题词，把这些主题词按字顺序排列起来即可形成主题索引。检索时与查字典相似，直接按主题词字顺序就可以找到某一特定课题的文献。主题词来源于主题词表，目前常用的主题词表是美国国家医学图书馆（National Library of Medicine，NLM）编制的《医学主题词表》（*Medical Subject Headings*，MeSH）和中国中医研究院中医药信息研究所编制的《中国中医药学主题词表》。MeSH除了主题词表外还配有副主题词表。MeSH中主题词用于表达确切的概念，而副主题词则是对主题概念的进一步限定，其作用是增加主题词的专指性，提高检索的查准率。

 知识拓展

查全率与查准率

评价文献检索质量的两个最常用、最主要的指标：一个是查全率，另一个是查准率。

查全率指的是检出的相关文献数量与检索文献数据库中相关文献总数量的百分比，它反映该文献数据库中真实含有的相关文献被实际检索出来的程度，衡量的是检出相关文献的全面性。用公式表示：查全率 =（检出的相关文献数量/文献数据库中相关文献总数量）×100%。

查准率是指检出的相关文献数量与检出文献总数量的百分比，它反映文献数据库中检出的全部文献中与研究课题相关的文献的占比，衡量的是检出文献的准确性。用公式表示：查准率 =（检出的相关文献数量/文献数据库中检出文献总数量）×100%。

查全率和查准率之间是相互制约的，在一定程度上它们是成反比例的关系，例如，要提高查全率，检索范围就要扩大，查准率就会下降，反之亦是如此。实际中也难以做到使查全率与查准率同时提高。因此，研究者需要根据自身研究课题的具体情况，对查全率与查准率进行全面的掌控，以保证文献的检索质量。

资料来源：曹枫林. 护理研究基础［M］. 2版. 北京：人民卫生出版社，2018.

主题词的规范作用可以保证一词输入，多词命中，可将分散在各个学科领域中的有关某课题的同一主题词集中在一起，避免文献的漏检，提高文献的查全率。目前支持主题词检索途径的常用检索系统有中国生物医学文献服务系统（SinoMed）和美国生物医学检索系统 PubMed。例如，某医院护士欲通过 PubMed 数据库检索低氧血症护理方面的文献，在查询时可以先进入 PubMed 的 MeSH Database，在检索框中输入"Hypoxemia"，查询到对应的主题词是"Hypoxia"，在主题词详细信息页面，可勾选副主题词"nursing"，确定"Hypoxia"和"nursing"为检索词进行检索。

（2）关键词：是指从文献篇名、文献摘要或文献正文中提取出来的具有根本性意义并能将文献主题内容概括表达的词汇。关键词是自然语言，未经规范化处理，因此选词简单，不受主题词表控制，使用上更加灵活方便、便于准确检索新出现的专业词汇术语。但同时也显现出其弊端，即同一主题内容的文献可散在分布于不同的关键词之下，从而易导致文献检索遗漏，造成文献漏检。因此，检索时务必要考虑检索词相关的同义词和近义词，可以提高检索结果的全面性。

（二）选择合适的文献检索数据库

在进行课题分析、确定检索词后，研究者需要进行数据库的选择。

文献数据库是指计算机可读的、有组织的相关文献信息的集合体。文献数据库的选择是否恰当直接影响检索的效果。研究者应了解各个数据库的学科收录范围、文献类型、时间跨度、检索途径、使用方法、标引情况、检索费用、收录规模、语种等方面的信息，再结合研究课题的具体需求选择恰当的文献检索数据库。

文献数据库按存储文献的性质和使用目的可划分为文摘型数据库、全文型数据库、事实数据库和数值数据库等 4 种类型。

1. 文摘型数据库 文摘型数据库一般包括题录和内容摘要，它除了提供文献的外表特征，还提供反映文献内容的摘要信息。文摘型数据库可为研究者提供文献线索，判断检索内容是否符合自身需求，再决定是否获取全文信息，可节省读者时间和精力。常用的医学类文摘型数据库：中国生物医学文献服务系统（SinoMed）、PubMed、EMBASE（Excerpt Medica Database，荷兰医学文摘数据库）、Web of Science、BIOSIS Previews 等。

2. 全文型数据库 全文型数据库是一种可以提供文献全文的数据库资源。它除了提供文献的线索信息外，还为读者展示文献全文内容。全文型数据库为读者提供多种检索途径，检索功能更强，可提高文献的查全率，且免去了读者检索文摘型数据库后还得再次去获取原文的麻烦。目前，常用的全文型数据库：中国知网（China National Knowledge Infrastructure，CNKI）、万方数据知识服务平台、维普中文期刊服务平台、Elsevier Science Direct 期刊数据库、EBSCO 电子期刊全文数据库等。

3. 事实数据库 事实数据库是指存储广泛原始具体事实，并能将原始资料呈现的数据库。循证医学类数据库就属于事实型数据库，例如，美国国家临床实践指南数据库（NGC）、临床暨循证医药学数据库等。

4. 数值数据库 数值数据库是指专门存储各种数值数据性信息的数据库，例如，各种统计数据、科学实验数据、测量数据等。医学中，人体生理上的各种数值、药物的各种理化参数、生物蛋白序列、人口统计数据等都有对应的数值数据库。常用的数值数据库有 WHO

的统计信息系统、美国疾病预防控制中心的 Data&Statistics 等。

在选择具体数据库之前，需要了解数据库的特点，明确检索目的。如只需获得文献线索，可选择文摘型数据库；如要查阅详细的全文信息，可选择全文型数据库；如要获得某种事实信息，可检索事实数据库；若要得到数据资料，可选择数值数据库。如果研究的内容分布广泛，单一数据库不能够满足检索需求，则需要多个数据库配合使用。

（三）制定检索策略，获取目的文献

研究者在分析研究课题、确定检索词，选择合适的数据库后，下一步就要进行检索策略的制定。在制定具体的检索策略时，研究者应根据所选择的具体数据库的特点，选择恰当的检索方式，确定检索途径，构建检索策略式进行初步检索工作。要注意检索过程中的信息反馈，即根据检索目标对得到的检索结果进行评价，如不满意，需要不断修改并调整检索策略式，直至得到满意的目的文献。

1. 选择检索方式 常见的数据库中的检索方式主要有以下 4 种。

（1）基本检索：是常用检索方式中最简单的一种。基本检索的数据库界面一般只提供一个检索框且只能输入一个词或一个词组进行相应检索，但有的数据库可对两词或多词进行逻辑组配检索。例如，图 3 - 1 显示的是中国知网（CNKI）的基本检索界面。

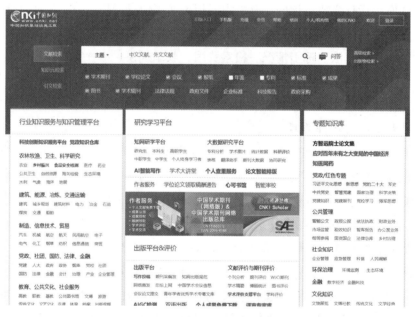

图 3 - 1　CNKI 的基本检索界面

（2）高级检索：在高级检索的检索数据库中，为研究者提供了多个检索词作为限定条件进行检索。数据库在高级检索中一般提供 2 ~ 5 个检索框，每个检索框只能输入一个词或一个词组。研究者可根据检索需求自行增减检索框，并通过调节布尔逻辑运算符进行配合检索。例如，图 3 - 2 显示的是 CNKI 的高级检索界面。

（3）二次检索：二次检索是一种在单项检索的基础上，进一步选用新的检索词进行文献限定，缩小文献范围的检索方式。例如，CNKI 数据库中提供了二次检索的方式，即设置了如图 3 - 3 所示的"结果中检索"的项目，可以为研究者进一步缩小文献的检索范围。

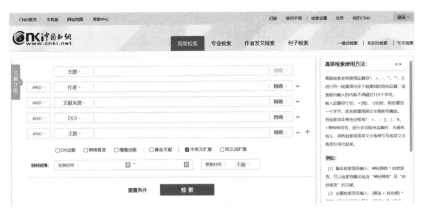

图 3-2　CNKI 的高级检索界面

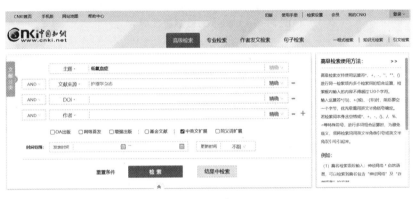

图 3-3　CNKI 的二次检索界面

（4）专业检索：专业检索一般会提供一个大检索框，需要研究者在大检索框中利用关键词和逻辑运算符形成检索策略式进行组配检索。这种检索方式对研究者的检索技术有较高要求，对检索技术不熟练者不推荐使用。例如，图 3-4 显示的是 CNKI 的专业检索界面。

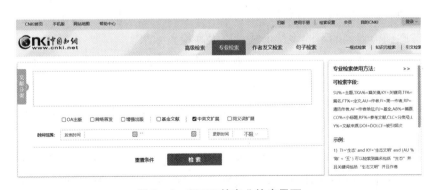

图 3-4　CNKI 的专业检索界面

2. 确定检索途径　检索途径即检索的入口，是检索系统中用于获得文献资源的检索标识，在数据库中通常表现为对字段的检索。一般的检索工具能提供多种检索途径，例如，主题词途径、关键词途径、题名途径、著者途径、分类途径等，如图 3-5 所示 CNKI 的检索途径界面。常用的检索途径如下。

（1）主题词途径：是利用主题词字段作为检索标识来查找文献。主题词是一种规范化

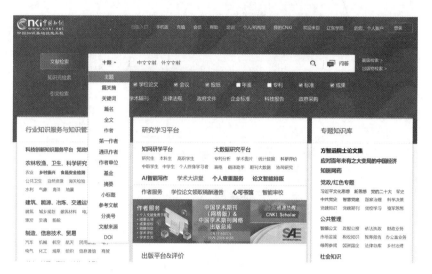

图 3-5　CNKI 的检索途径界面

的检索语言，能集中反映某个主题的各方面，利用主题词途径进行检索，专指性强，可提高检索效率，往往是课题主题检索的优选途径。但并非所有的检索系统都提供主题词检索途径，且使用者需要具备一定的检索语言知识基础，否则使用上会较为困难。常用的支持主题词检索途径的医学检索系统有中国生物医学文献数据库（CBM）、PubMed 和 EMBASE。

（2）关键词途径：是选择利用关键词字段作为检索入口。关键词一般是指能反映文献主要内容的词汇，往往取自文章标题、摘要或正文。文献数据库中的关键词可以是作者提取的或由数据库自动标引提取。关键词不需要经过规范化处理，用词更为灵活、符合读者习惯，是较为常用的检索途径之一。利用关键词途径进行文献检索时，为了提高检索质量，务必要列举出有实质意义的检索词及其同义词、近义词等，以免文献漏检。对于主题词表中查询不到的新出现的名词术语或概念，可以选择关键词途径进行检索。

（3）题名途径：是利用文献题名（书名、刊名、篇名、专利名等）字段作为检索入口查找文献。由于文献题名能反映文献的主要内容，因此通过题名途径可以较为准确地查到所需文献，是一种方便快捷的检索途径。题名途径和关键词途径都属于自由词检索范畴，因此检索时需要考虑到检索词的不同表达形式，以提高检索效果。

（4）著者途径：是利用文献上署名的作者、编者、译者或机构团体的名称编制索引作为检索入口查找文献的一种途径。通过著者途径可以准确查找到同一著者所著的多篇文献著作，便于发现和全面了解某一著者或机构团体的学术观点、研究成果及科研进展动态等信息。

由于各国姓名复杂多样，对姓名的写法也并不一致。因此，使用著者途径检索时，需要遵循其在索引系统中的书写编排规则，否则易造成文献误检及漏检的情况。我国著者姓在前名在后，而外国著者姓名书写习惯一般为名在前姓在后。在应用外文数据库检索时，通常采用姓在前用全称、名在后用首字母缩写的形式进行检索。例如，原文中著者姓名为 Malcolm Richard Cowley，检索词应为 Cowley MR。

（5）分类途径：分类途径是以课题研究内容的学科属性在学科分类体系中的位置，以学科分类号作为检索入口的一种检索途径。它的检索标识是分类号或类目名称。分类途径层次分明，有利于从学科或专业角度检索获得文献资料，体现了学科的系统性，可提高文献检索的查全率。但其专指性不强，不如主题检索准确。分类途径检索的关键在于正确理解检索工具的分类表，将待查项目划分到相应的类目中去。分类检索途径主要用于图书馆藏目录的查询系统。目前，我国最常用的是《中国图书馆分类法》，简称为《中图法》。中国生物医学文献数据库（CBM）、中文科技期刊数据库等提供了分类检索途径，使用者可按照研究课题属性选取《中图法》中的分类号作为检索入口进行检索文献。

（6）序号途径：序号途径是以文献的各种代码、数字编制的索引作为入口查找文献。文献中的序号主要包含专利号、报告号、化学物质登记号、图书的国际标准书号（International Standard Book Number，ISBN）、期刊的国际标准刊号（International Standard Serial Number，ISSN）等。序号途径具有唯一性、明确性、简短性的特点，检索较为方便。

3. 构建检索策略式 在利用计算机检索文献时，往往需要制定正确的检索策略才能准确查找到所需要的文献信息。检索策略式也称为检索表达式，它由检索词和检索运算符共同组合而成，即检索策略式 = 检索词 + 检索运算符。检索词之间的逻辑关系和位置关系需要借助检索运算符来连接表达，进而形成可供计算机识别和执行的检索策略式。下面介绍几种常用的检索技术。

（1）布尔逻辑检索：是计算机检索中最基本、最重要的运算方式。它是利用布尔逻辑运算符对若干个检索词进行组配，表达检索词之间的逻辑关系，进而达到检索目的。布尔逻辑运算符主要有 3 种类型，即逻辑"与"（AND）、逻辑"或"（OR）和逻辑"非"（NOT）。①逻辑"与"：用"AND"或"*"表示，表达了概念之间的交叉或限定关系。其表达式为"A AND B"或者"A * B"，即数据库中同时包含检索词 A 和检索词 B 的文献才可被检出。此运算符缩小了检索范围，增强了检索的专指性，可提高文献的查准率。例如，要研究"糖尿病与运动"方面的相关课题，检索策略式可以制定为"糖尿病 AND 运动"或者"糖尿病 * 运动"。②逻辑"或"：用"OR"或"+"表示，表达了概念之间的并列关系。其表达式为"A OR B"或者"A + B"，即数据库中凡含有检索词 A 的文献或检索词 B 的文献，或者同时含有检索词 A 和 B 的文献才可被检出。此种运算方式扩大了检索范围，可提高文献的查全率。例如，要研究"肿瘤"方面的课题，肿瘤也可以描述为癌症，它们是同义词，因此检索时可以使用逻辑"或"进行组配，检索策略式可以制定为"肿瘤 OR 癌症"。③逻辑"非"：用"NOT"或"－"表示，表达了概念之间的不包含或排斥关系。其表达式为"A NOT B"或者"A － B"，即数据库中包含检索词 A，但不包含检索词 B 的文献才可被检出。该运算符可从检出的第一个概念中剔除第二个概念的信息，缩小了检索范围，提高了文献的查准率。但是，如果使用不恰当，也会将本该留存的有用文献排除在外，易造成文献的漏检。因此，在使用逻辑"非"时应该谨慎考虑后再操作。例如，要研究"肾脏方面疾病但不包含肾结石"的课题，可以使用逻辑"非"进行构建，检索策略式可以制定为"肾脏疾病 NOT 肾结石"，表示需要检索肾脏疾病中排除含有肾结石的文献。

在实际运用当中，布尔逻辑运算符除了可以单独使用外，还可以搭配使用，即一个检索策略式可以同时使用多个逻辑运算符组配检索词，形成复合检索策略式，其运算优先级别顺序为（）＞ NOT ＞ AND ＞ OR。括号可以改变运算的顺序，优先执行括号内的逻辑运算式。三种布尔逻辑运算可以用图 3 – 6 呈现。

（2）截词检索：又称通配符检索，是指截取利用检索词中的一部分（即词干或不完整的词形）进行检索的方法。在西方语言中，经常会涉及名词单复数、同意思不同词性、英

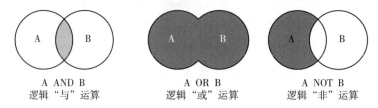

A AND B
逻辑"与"运算　　　A OR B
逻辑"或"运算　　　A NOT B
逻辑"非"运算

图 3-6　布尔逻辑运算示意图

美词汇拼写差异等问题，应用截词检索就可以解决检索中这些检索词不同表达形态的问题。不同检索系统中，截词符号不尽相同，一般为"＊""？""＄""＃"等。截词检索属于自由词检索，可以减少检索词的输入量，扩大检索范围，避免文献漏检。按截断的字符数量不同，可分为无限截词和有限截词。①无限截词：指不限制被截断的字符数量，常用"＊"作为截词符，可代表 0~n 个字符。例如，检索策略式制定为"child＊"时，可以检索出含有 child、children、childhood 等词汇的文献。②有限截词：是指对被截断的字符数量进行限制，常用"？"作为截词符，可以替代空字符或一个字符，即 0~1 个字符，可连续多次使用。例如，检索策略式制定为"plant？"时，可以检索出含有 plant、plants 的文献。

（3）限定字段检索：是指将检索词限制在检索文献特定字段的一种检索方式，可以达到优化检索结果的目的。常用的字段名有题名字段（TI）、摘要字段（AB）、著者字段（AU）、关键词字段（KY）、文献类型字段（PT）、语言字段（LA）等，一般常用 [ ]、in 或 = 作为限定字段的运算符。例如，在检索系统中输入检索策略式 heart disease［TI］，可以检索出题目中含有"heart disease"的文献；在检索系统中输入检索策略式 LA = English，可检索语种为英文的文献。目前，很多检索系统提供限定字段检索，例如 CBM、PubMed、Web of Science 等。

（4）扩展检索：指对检索词及其同义词、近义词或下位词等进行检索的一种方法。利用扩展检索可以扩大文献检索范围，提升文献的查全率。例如，PubMed 数据库的主题词检索途径中，含有扩展检索，应用后可对输入的主题词及其相关词进行扩展检索，如不需要对主题词进行扩展，则系统仅对该主题词进行检索。

综上所述，文献检索的基本步骤可总结概括如下（图 3-7）。

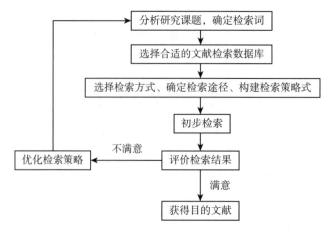

图 3-7　文献检索基本步骤

第三节 文献检索的常用数据库

文献检索过程离不开数据库和文献检索的工具。本节主要介绍一些常用的中文医学文献数据库和英文医学文献数据库。

一、中文医学文献数据库

(一) 中国生物医学文献服务系统

中国生物医学文献服务系统（SinoMed）是由中国医学科学院医学信息研究所/图书馆开发研制的集检索、文献传递、开放获取及个性化服务于一体的综合性医学文摘型数据库（图3-8）。该系统整合了中国生物医学文献数据库（CBM）、西文生物医学文献数据库（WBM）、中国医学科普文献数据库（CPM）、北京协和医学院博硕学位论文库（PUMCD）等多种数据库资源。

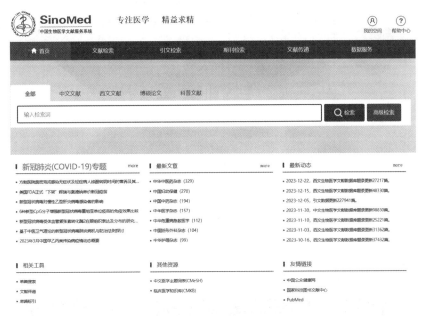

图3-8 SinoMed首页

CBM在内容上覆盖了多个生物医学领域，它收录了自1978年以来1800余种中国生物医学期刊、汇编、会议论文的文献题录。全部题录根据美国国立医学图书馆《医学主题词表》中译本、《中国中医药学主题词表》及《中国图书馆分类法·医学专业分类表》进行主题标引和分类标引，并对发表期刊、基金来源、作者机构等信息进行规范化加工处理，是进行医学文献检索的权威数据库之一。

SinoMed除了可以对其整合的任意一个数据库进行单库检索外，还可以对其整合的多个数据库同时进行跨库检索。而且，该系统提供了多个检索入口，包含了快速检索、高级检索、主题检索、分类检索等多种检索途径（图3-9~图3-12），具有全面性、快捷性、专业性强等特点。

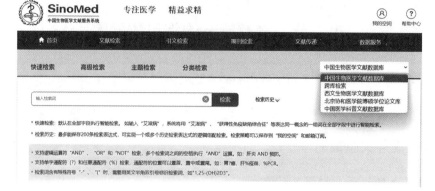

图 3 – 9　SinoMed 快速检索界面

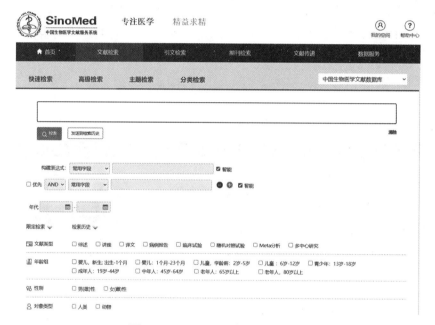

图 3 – 10　SinoMed 高级检索界面

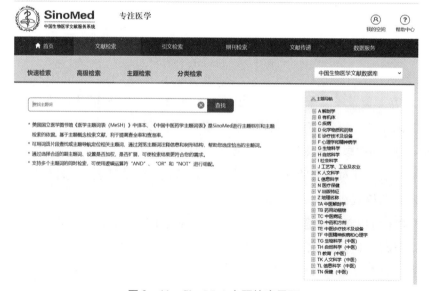

图 3 – 11　SinoMed 主题检索界面

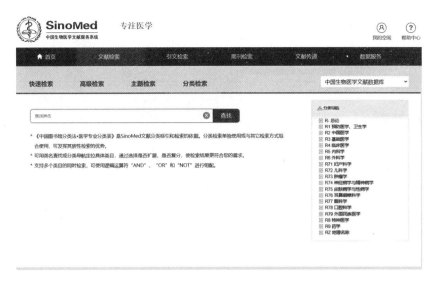

图 3 – 12　SinoMed 分类检索界面

（二）中国知网

中国知网即 CNKI，又称为中国知识基础设施工程，始创于 1999 年 6 月，是由清华大学和清华同方发起的、以实现全社会知识资源传播共享与增值利用为目标的知识信息资源、知识传播与数字化学习平台。CNKI 内容涵盖了各个学科专业领域，如基础科学、人文社会科学、医学、农学、哲学、工程科技、经济与管理科学、信息科技等。其核心资源为中国学术文献网络出版总库，包括《中国学术期刊》网络版、中国学术期刊全文数据库、中国博士学位论文全文数据库、中国优秀硕士学位论文全文数据库、中国引文数据库、中国标准数据库、中国专利全文数据库等多个数据库，其中，《中国学术期刊》网络版（简称 CAJD）是目前世界范围内最大的连续动态更新的中国学术期刊全文数据库。

该平台提供统一的检索功能，用户可在该平台上根据需要进行单库检索或跨库检索。用户可以在 CNKI 上进行题录信息的免费检索，如需要获取全文，则需付费才能下载获得。用户可以通过 CNKI 主页（https://www.cnki.net）或镜像站点登录，购买了使用权的机构用户，可在有效 IP 地址内直接登录，不需要用户名和密码即可进行文献检索和全文下载。CNKI 提供基本检索、高级检索、专业检索、作者发文检索、句子检索和分类导航等多种检索途径。

（三）万方数据知识服务平台

万方数据知识服务平台是由万方数据股份有限公司研发的信息资源出版及增值服务平台系统（图 3 – 13）。平台的网址为 https://www.wanfangdata.com.cn，用户登录平台后可以检索期刊论文、学位论文、会议论文、科技报告、专利、标准、科技成果、法律法规等数据资源。

期刊论文是万方数据知识平台的重要组成部分。中国学术期刊数据库（China Science Periodical Database，CSPD），收录始于 1998 年，期刊种类 7600 余种，核心刊 3000 种，年增 300 万篇，内容涵盖医药卫生、工业技术、基础科学、农业科学、人文社会科学、哲学政法、经济财政和教科文艺等 8 大类 94 个类目，并且拥有中华医学会的系列期刊的独家版权。

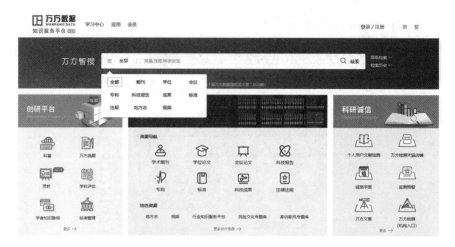

图 3-13　万方数据知识平台主界面

（四）维普中文期刊服务平台

维普中文期刊服务平台，由重庆维普资讯有限公司研制开发，是中文科技期刊资源一站式检索及深度服务平台（图 3-14）。目前，平台中的中文科技期刊数据库收录了自 1989 年以来 15 000 余种期刊，现刊共 9000 余种，文献总量 7000 余万篇。学科范围涵盖经济管理、医药卫生工程技术、社会科学、自然科学、图书情报等多个领域。目前，该平台包含五大功能模块，分别是期刊文献检索、文献引证追踪、科学指标分析、高被引析出文献、搜索引擎服务等。

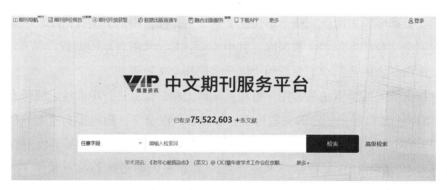

图 3-14　维普中文期刊服务平台主界面

二、英文医学文献数据库

（一）PubMed

PubMed 是由美国国立医学图书馆（National Library of Medicine，NLM）的国家生物技术信息中心（National Center for Biotechnology Information，NCBI）开发的一个医学文献检索系统，是全世界范围内最权威、最重要的生物医学文献数据库之一，用户可在 PubMed 上免费进行访问。PubMed 收录的文献来自 Medline、In Process Citations 和 Publisher-Supplied Citations 3 个数据库，可向用户提供生物医学期刊的题录、文摘及部分文献全文。

PubMed 收录了自 1950 年以来 80 多个国家和地区的近 5000 余种生物医学及相关学科的期刊文献，内容涉及基础医学、预防医学、口腔医学、护理学、卫生管理、兽医学、生物学等。PubMed 的特点是文献资源内容广泛丰富、检索方式多样、文献质量较高、更新速度较快、使用免费，外部链接强大等，用户可以通过登录网址 https：//www. ncbi. nlm. nih. gov/ pubmed 进入 PubMed 系统中（图 3 – 15）。

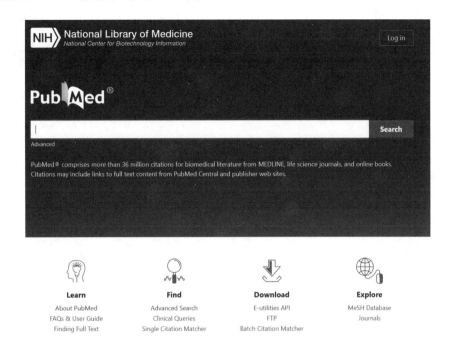

图 3 – 15　PubMed 首页

（二）CINAHL

护理及相关专业文献累计索引（Cumulative Index to Nursing and Allied Health Literature, CINAHL），收录了来自美国国家护理联盟、美国护理学会、国际护理联盟组织、全球英文护理专业期刊及选录自生物医学 Index Medicus 中的有关护理学、心理学、行为科学等领域的博硕士论文、期刊、书籍、会议记录和医疗准则等文献，是护理学领域中应用最广泛、最权威、最主要的数据库。CINAHL 的内容涵盖护理学、心理学、行为科学、替代或补充医学、营养学和康复等护理学与综合保健相关学科。

（三）Ovid

Ovid 是美国知名的医学数据库，收录了 1000 多种科技及生物医学类期刊全文，其中超过 350 种属于核心期刊，被 SCI 收录的超 300 种。Ovid 检索平台包含 Databases@ Ovid、Journals@ Ovid Full Text 和 Books@ Ovid 3 种检索入口，其中 Ovid 全文期刊数据库包括 Ovid 核心生物医学专集、Ovid 生物医学专集、Ovid 精神健康专集和 Ovid 护理专集等，是护理研究领域中常用的数据信息资源之一。

（四）EMBASE

EMBASE 是荷兰 Elsevier Science 出版社建立的一个生物医学网络检索平台，包括了生物医学与药理学文摘型数据库，以及全球最大的医疗器械数据库。平台收录了 95 个国家和地区出版的 8500 余种刊物，内容覆盖各种疾病和药物信息，包括药学、临床医学、生物医学工程技术、基础医学、预防医学、兽医学、法医学和替代医学等，更侧重于欧洲和亚洲的医学刊物，可以满足用户对生物医学领域的信息全面性的需求。

本章小结

思考题

1. 文献检索的基本步骤是什么？
2. 数据库的分类有哪些？

更多练习

（宋和凌）

第四章　研究设计

教学课件

学习目标

1. 素质目标

在研究设计过程中，能遵循护理研究中的伦理原则及学术诚信，具备创新、严谨、求实的科学精神和评判反思能力。

2. 知识目标

（1）掌握：研究设计的相关概念，各类研究设计的特点及适用范围。

（2）熟悉：常用护理研究设计类型的设计要点，实验性研究设计的原则及要素。

（3）了解：各种研究设计的优点和局限性。

3. 能力目标

能够根据具体的护理研究问题初步制定合适的研究设计方案。

案例

【案例导入】

作为一种普遍存在的且可以防治的肺部疾病，慢性阻塞性肺疾病（COPD）已逐渐演变成为与高血压、糖尿病一样的常见慢性病，并造成了巨大的疾病负担。然而，超过九成的患者对于自身的疾病状况一无所知。COPD的进程通常是缓慢而持续发展的，常常伴随着身体功能的下降，以及合并有营养、心理等问题，因此其防治是一个长期过程。相比医院内的健康教育来说，院外的健康管理显得更加重要。现阶段，许多COPD患者的认知水平还不足以帮助他们达到有效的自我健康管理。因此，有研究人员尝试结合线上线下的健康管理模式——线上线下商务（O2O）用于指导稳定期的COPD患者实施出院健康管理。

【请思考】

1. 为探讨O2O模式对稳定期COPD患者出院健康管理的效果，应选择哪种研究设计方案？

2. 本研究应遵循哪些原则？

3. 本研究有哪些研究要素?

4. 本研究有哪些优点和局限性?

资料来源：李淑花，袁丽荣，马佳楚，等. 专科护士主导的 O2O 多学科管理模式在稳定期 COPD 患者中的应用 [J]. 护理研究，2021，35（17）：3162 – 3166.

【案例分析】

第一节　研究设计概述

研究设计（research design）是科学研究过程中的一个重要环节，是研究成功与否的关键因素。研究设计阐明了研究人员所采用的回答研究问题和检验研究假设的策略，是研究的总体方法或概述。如果说研究问题回答"做什么"的问题，那么研究设计就是回答"如何做"的问题，即通过科学的方法实现研究目的。严谨的研究设计有助于获得可信的科研结果。

一、研究设计的相关概念

（一）确定研究总体与样本

研究总体与样本的确定涉及研究范围的界定以及如何从总体中选择代表性的样本。

研究总体（population）是指根据研究目的，确定的具有共同的特征或属性的目标人群，这些特征应该与研究目的紧密相关。由于符合标准的目标人数通常过多，需要选择总体的一个样本（sample）进行研究。为了能够根据样本的研究结果来推论总体的特征，必须保证选择的样本具有代表性，即样本的特征能够反映总体的特征，并按照随机化的原则来选择样本。每项研究应保证足够的样本量。样本的代表性和样本量的大小对于研究结果的准确性和可靠性具有重要影响。

（二）明确观察指标

观察指标是用于衡量或描述研究对象特征或现象的具体量化或定性标准。明确观察指标，就是确定研究数据的观察项目。通过这些指标所获取的各项资料，可归纳总结形成研究结果。

在选择观察指标时，应关注指标的以下特性。

1. 客观性　根据数据来源不同，观察指标可分为客观指标和主观指标。客观指标是借助仪器设备或化验等方式测量到的数据，如心率、白细胞计数等，较少受到主观因素的影响。而主观指标是受试者的主观感受、记忆、陈述或研究者的主观推断得到的，易受到研究者和受试者心理因素和暗示程度的影响，往往带有随意性、偶然性。如受试者主诉的疼痛，可因得到他人的安慰而减轻，也可随病情的进展而加重。因此，应尽可能选择客观指标，或将主观指标量化，采用信效度较好的评估工具如量表等，以提高研究结果的可靠性。

2. 合理性 观察指标应该与研究目的和研究问题紧密相关，能够合理地反映研究对象的特征或现象，且具有特异性。特异性指观察指标能够准确区分目标对象与非目标对象的能力，即能够准确识别出所研究现象或特性的独特性质。在研究中，特异性高的指标能够减少误判和混淆，提高研究的精确性和可靠性。如在诊断流感时，发热、头痛、咳嗽等症状在其他疾病中都有可能出现，所以均为非特异性指标，只有流感病毒的检测才是唯一的效应指标。

3. 可行性 观察指标应该是可操作的，在现有的经费、技术、人力、物力等条件下能够实施，并能够准确获得。有时即使研究选题很好，但因所确定的观察指标所需要的经费过高，或者耗时过长，只能更改观察指标。

4. 灵敏性 观察指标应该对研究对象的变化或差异具有敏感性。当研究对象发生变化时，灵敏性高的指标能够及时、准确地反映这种变化，有助于揭示研究对象之间的细微差别和潜在关系。如评估机体缺氧状况时，血氧饱和度的变化比呼吸和面色的改变更加灵敏。

5. 其他指标 包括指标的关联性、稳定性和准确性等。

研究者应根据研究目的和相关的专业知识，并结合统计学的要求，合理选择观察指标。观察指标的多少应根据研究目的和内容而定。通常，每项研究设计都会选择多个指标，很少采用单一指标。如有关慢性心力衰竭患者心功能的研究，研究者就可以使用心排血量、每搏输出量及左室射血分数等多项指标进行心功能的评定。

（三）确认变量

变量（variable）是研究过程中可能遇到的各种变化的因素，是可以被直接观察到或测量出来的，而且其数值因人因时而异。常见的变量主要包括自变量、因变量和混杂变量。总体来说，大部分研究都可事先确定研究变量，再通过研究结果来阐明变量间的相互关系。

二、研究设计的分类

在护理研究领域中，按照是否对研究对象进行人为干预、是否分组或应用随机原则分为实验性研究、类实验性研究与非实验性研究三大类。

（一）实验性研究

实验性研究（experimental study）又称干预性研究，是由研究者根据研究目的，对研究对象主动施加干预措施，并评价干预措施的效果，旨在探究变量间的因果关系。

实验性研究必须具备以下 3 个基本特点。

1. 干预 又称处理因素，是研究者对研究对象所施加的因素，干预是实验性研究和非实验性研究的根本区别。

2. 设立对照 为了控制实验中非干预因素的影响，应设立均衡可比的对照组。

3. 随机分组 通过随机分配，使每个研究对象都有均等的机会被分配到试验组或对照组，两组能够在均衡条件下进行比较，样本更具代表性。

（二）类实验性研究

类实验性研究（quasi-experimental study）又称半实验研究，与实验性研究类似，研究设计中有对研究对象施加的干预措施，但由于受实际条件所限，无法实现随机分组或不能设立对照组，故其结果的可信度低于实验性研究。护理研究主要关注的是人，很难做到完全的随机，因此类实验性研究的设计更具可行性。在护理研究领域中，类实验性研究应用较为广泛。

（三）非实验性研究

非实验性研究（non-experimental study）指研究设计中对研究对象不施加任何护理干预和处理的研究方法。这类研究通常在完全自然的状态下进行，其重点在描述和解释现象，适用于对所研究问题了解不多或研究问题较复杂的情况。非实验性研究简便易实施，虽然不能解释因果关系，但可作为实验性研究的重要基础。

当护理研究的目的在于预测或控制某一护理现象时，多采用实验性或类实验性研究设计方案；当进行描述、探索和解释某一护理现象时，非实验性研究设计方案则更为适用。只有选择合适的研究方法，才能确保研究的准确性和可靠性，为护理实践提供有力的支持。

第二节　实验性研究

实验性研究是指在研究过程中，研究人员根据研究目的，通过研究变量来主动对研究对象施加干预，以产生预期的效果。

一、实验性研究的基本要素

实验性研究的目的是要阐明某处理因素作用于研究对象后产生的实验效应。任何一项实验性研究通常由 3 个基本部分组成，即处理因素、研究对象和实验效应，故称其为实验性研究设计的三要素。

（一）处理因素

处理因素（treat/study factor）亦称干预（intervention）。在护理研究中，处理因素是指研究者根据不同的研究目的施加于研究对象的各种干预措施，多作为研究的自变量来观察，其引起的结果则是研究的因变量。例如，研究综合康复训练对脑卒中后轻度认知障碍患者认知功能的影响，"综合康复训练"是处理因素，也是该研究的自变量。

在护理研究中，处理因素必须是实验中的主要因素，不应随便改变。对于其他影响因素可具体分析，视为非处理因素，并在实验中作为误差来源严格控制。

（二）研究对象

研究对象（subject）又称受试对象，是由研究目的决定的具有某种特征的个体组成的群体，是处理因素作用的对象。选择研究对象时，应注意以下方面。

（1）研究对象对处理因素是否敏感。

（2）研究对象对处理因素的反应是否稳定。

（3）研究对象是否有严格的纳入标准（inclusion criteria）和排除标准（exclusion criteria）。例如，研究综合康复训练对脑卒中后轻度认知障碍患者认知功能的影响，理论上所有符合条件的脑卒中后轻度认知障碍患者都应是研究对象，但为了保证研究对象的同质性，排除混杂因素对结果的干扰，研究对象的选择需要有限定条件，如选择符合脑卒中诊断标准、有轻度认知障碍［简易智力状态检查量表（MMSE）得分为 21～27 分］的患者，且排除昏迷、精神疾病、无法配合者等。

在护理实验性研究中大多以人作为研究对象，必须考虑到"伦理原则""尊重人权"和"提高研究对象依从性"等问题。

（三）实验效应

实验效应（experimental effect）是处理因素作用于研究对象后产生的反应（response）和结果（outcome），一般通过具体的观察指标来反映。观察指标应能反映处理因素的效果。

例如，研究抗阻训练对老年慢性心力衰竭合并衰弱患者的干预效果，可将研究对象的衰弱状况、握力和 6 分钟步行距离作为观察指标来反映抗阻训练对老年慢性心力衰竭合并衰弱患者的效应。

二、实验性研究的基本原则

实验性研究的设计应遵循对照、随机、重复和均衡的原则。

（一）对照原则

对照原则是指实施实验性研究，必须设立对照组。在实验性研究中，除了处理因素对研究结果产生影响外，还有一些非处理因素（即混杂变量）也会对结果产生影响，设立对照就是为了控制实验中非处理因素的影响。

在护理研究中，设立对照时要求所比较的各组间除处理因素不同外，其他非处理因素应尽可能一致或均衡，如对照组与试验组的样本数尽可能相同，各组的检查方法、诊断标准、观察方法等应该一致，各组的研究对象受到同等对待与重视，这样才能尽可能排除干扰因素对实验结果产生的影响，更准确地评估干预措施的效果。

设立对照组的数目应根据研究目的和需要控制因素的多少而定。任何一个实验性研究，根据其施加因素的数目至少需设立一个对照组。对照的形式有多种，可根据研究目的和内容加以选择。

（二）随机原则

随机（randomization）原则是指在抽取样本和将研究对象分组时，为避免研究者与研究对象主观因素的干扰而使结果偏离实际值，采用特殊方法确保总体中任一个体都有均等的机会进入样本及样本中任一个体都有均等机会被分配到试验组或对照组。

随机的含义包括以下两个方面。

1. 随机抽样（random sampling）　采用随机化方法，使总体中所有的研究对象都有均等的机会进入样本，不得随意选择、任意取舍，保证了样本具有较好的代表性。

2. 随机分组（random allocation）　在随机抽样的基础上，使所有的研究对象有均等的机会被分配到试验组和对照组，使试验组和对照组能在均衡的条件下进行比较，减少非研究因素的干扰。

在护理研究中，因受到诸多因素影响，往往很难做到随机抽样，随机化主要指随机分组。研究者对研究对象进行选择和分配时，应采取随机化的方法，以避免在选择和分配研究对象时可能出现的偏差，保证研究结果的准确性。如果未遵循随机原则，可能会人为地增大或缩小组间差别，使研究结果出现偏差。护理研究中常用的随机方法有抛币法、抽签法、随机数字表法等。

（三）重复原则

重复（replication）是指在相同的实验条件下进行实验过程的全重复。重复原则是指在研究过程中多次重复实验或观察，以获得更可靠的结果。因个体差异等影响因素的存在，同一种处理因素对不同的研究对象所产生的影响不尽相同，因此其具体指标的取值也有差别。只有通过大量重复实验，该处理因素的真实效果才能比较确定地显露出来。因此在实验性研究中必须坚持重复原则。然而在实际科研工作中，无法在一个特定的条件下完成无数次独立重复实验，最好结合实际情况作出合理估计。

（四）均衡原则

均衡（homogeneity）是指各实验环境下研究对象所受的非处理因素的干扰和影响基本一致。均衡原则要求对照组和试验组除给予的处理因素不同之外，其他对研究结果有影响的非处理因素均衡一致。均衡性越好，越能显示试验组处理因素的效果，降低非处理因素对实验结果的影响。

例如，探讨虚拟认知康复训练对乳腺癌化疗相关认知障碍患者认知功能的影响，应确保试验组和对照组研究对象的年龄、受教育水平、肿瘤 TNM 分期、手术方式等方面相似，不同的是对照组采用常规认知干预，试验组采用虚拟认知康复训练，只有这样方可比较两组的认知功能，将其结果的差异从理论上唯一地解释为处理因素的不同。

三、常用的实验性研究设计类型

（一）随机对照试验

随机对照试验（randomized controlled trial，RCT）是一种重要的研究设计类型，因其严谨的研究设计，通常被认为是临床证据中的金标准。

1. 设计要点 将满足纳入标准的研究对象随机分配到试验组或对照组后，对试验组施加干预措施，对照组施加对照措施。研究者通过比较两组在实验前的数据来评价两组的可比性，比较两组在实验后的数据来评价干预措施的有效性，得出自变量对因变量的影响（图 4 – 1）。

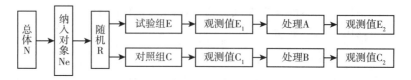

图 4 – 1 随机对照试验设计模式

进行随机对照试验时，应确保研究对象接受相应的干预或处理因素后，经历一定的效应期，获得研究的结果。同时需强调环境的同步性和一致性，否则可能会影响研究结果，导致得出错误的结论。

⇒【例4-1】随机对照试验

为探讨综合康复训练在脑卒中后轻度认知障碍患者中的应用效果，研究者在某院选取120例脑卒中后轻度认知障碍患者，将其随机分为试验组与对照组，每组各60例。对照组进行常规护理，试验组在常规护理基础上进行综合康复训练。比较两组患者干预前后认知功能、负性情绪、日常生活能力、脑血流速度，以及护理满意度情况。

资料来源：栗江霞，修琳，崔永菁，等．综合康复训练对脑卒中后轻度认知障碍患者认知功能的影响［J］．护理研究，2024，38（4）：746-749．

分析：在该研究中，120例脑卒中后轻度认知障碍患者被随机分到对照组和试验组，对照组接受常规护理，试验组接受常规护理＋腹式深呼吸训练，通过观察并对比两组患者症状积分、焦虑抑郁评分及匹兹堡睡眠质量指数来评估干预效果。该研究的设计方案属于随机对照试验。

2. 适用范围

（1）临床护理或预防性研究：探讨和比较某一新的护理或预防措施对于疾病恢复和预防的效果，为临床护理决策提供科学依据。

（2）病因研究：当证明研究因素对人体确实没有危险，但又需证明其与疾病的发生是否存在关联时，该研究设计可用于人体进行病因的研究。

（3）护理教育研究：可用于新的教育模式与常规教育模式的教学效果的比较。

（二）实验前后对照设计

实验前后对照设计（pretest-post test design）是指将研究对象随机分配到试验组和对照组，对试验组施加干预措施，对照组不施加干预措施，以探究自变量与因变量的关系。

1. 设计要点　按照随机化的方法将满足纳入标准的研究对象分配到试验组或对照组，试验组给予干预措施，而对照组不给予干预措施。研究者通过比较两组在实验前的数据来评价两组的可比性，比较两组实验后的数据来评价干预措施的有效性（图4-2）。

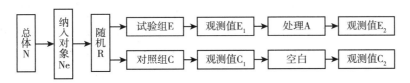

图4-2　实验前后对照设计模式

虽然实验前后对照设计在临床研究中相对易于实施，其论证强度大，偏倚小，易获得正确的结论，但对照组的研究对象得不到新方法的治疗或护理，有时容易违反研究中的伦理原则，限制了它的推广。另外，两组都进行了前测量，难以避免霍桑效应的影响。

⇒【例4-2】实验前后对照设计

为探讨闪动疗法对童年创伤经历大学生焦虑情绪的干预效果，研究者将16名童年创伤经历大学生随机分为试验组和对照组，每组8人。对照组不进行任何处，试验组接受每周 1 次的线上闪动疗法干预，8 次干预后评价干预效果。

资料来源：凌辉，刘慧玥，周雯雯，等. 闪动疗法对童年创伤经历大学生焦虑情绪的干预［J］. 中国临床心理学杂志，2024，32（1）：222 - 226.

分析：在该研究中，对照组不施加任何干预措施，试验组实施闪动疗法干预，观察干预前后童年创伤经历大学生焦虑情绪的改变情况，该研究的设计方案属于实验前后对照设计。

2. 适用范围

（1）临床护理研究：探讨和比较某种新的护理或预防措施对疾病康复和预防的效果，为正确的医疗决策提供科学依据。

（2）病因研究：当所研究的因素被证明对人体确实没有危险性，但又无法排除与疾病的发生有关时，可采用此种方法。

（三）单纯实验后对照设计

单纯实验后对照设计（after only experimental design）是指将研究对象随机分为试验组和对照组，试验组施加干预措施，对照组不施加干预措施，仅观察或测量因变量，比较两组的不同。

1. 设计要点　按照随机化的方法将满足纳入标准的研究对象分配到试验组或对照组，试验组给予干预措施，而对照组不给予干预措施或仅给予常规措施。研究者通过比较两组实验后的数值来评价干预措施的有效性，得出自变量对因变量的影响；与实验前后对照设计相比，单纯实验后对照设计不进行干预前的观察或测量（图 4 - 3）。

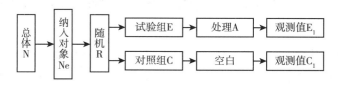

图 4 - 3　单纯实验后对照设计模式

➡️ **【例 4 - 3】单纯实验后对照设计**

为探讨 Jeffries 模拟教学理论在外科护理实践教学中的效果，研究者将某高校 87 名本科实习护生随机分为试验组 40 人和对照组 47 人。对照组采用传统教学方式，试验组在传统教学方式基础上，利用 Jeffries 模拟教学理论进行情景模拟教学，比较两组的护生护患沟通能力和评判性思维能力以评价教学效果。

资料来源：胡阳，李芳，邢娟，等. Jeffries 模拟教学理论在外科护理实践教学中的应用效果研究［J］. 护理研究，2023，37（6）：1091 - 1095.

分析：在该研究中，对照组实施常规教学方式，试验组实施常规教学方式 + 情景模拟教学，比较实验后两组的教学效果，该研究的设计方案属于单纯实验后对照设计。

2. 适用范围　该研究设计减少了因干预前测量所导致的霍桑效应造成的结果偏倚，适用于一些无法进行前后比较的护理研究。例如，一些心理测量的研究，研究对象会因实验前测量而有了经验或相应的知识，从而影响实验后测量的结果，此时出现的现象就称为霍桑效应。对于此类研究，研究者可以不进行实验前测量而只做实验后对照设计。

（四）所罗门四组设计

所罗门四组设计（Solomon four group design）实际上是为避免霍桑效应及其他因素的影响，将实验前后对照设计和单纯实验后对照设计组合起来的一种研究方法。

1. 设计要点　按照随机化的方法将满足纳入标准的研究对象分为 4 组，包括 2 个试验组和 2 个对照组。其中一个试验组和对照组做干预前测量，另一个试验组和对照组不进行干预前测量。然后对 2 个试验组施加相同的干预措施。干预结束后，4 个组同时进行观察指标的测量并进行比较（图 4 - 4）。

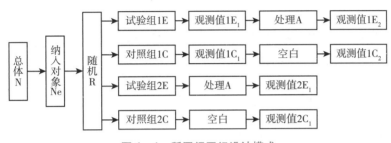

图 4 - 4　所罗门四组设计模式

➡ **【例 4 - 4】所罗门四组设计**

为探讨 Jeffries 模拟教学理论在外科护理实践教学中的效果，研究者将某高校 87 名本科实习护生随机分为前测研究组（PE 组）、去前测研究组（UE 组），前测对照组（PC 组），去前测对照组（UC 组）。PC 组和 UC 组采用传统教学方式，PE 组和 UE 组在传统教学方式基础上，利用 Jeffries 模拟教学理论进行情景模拟教学。PE 组和 PC 组两组分别在培训前、培训后进行统一的量表测验；UE 组和 UC 组于培训结束后进行统一的量表测验，以排除前测的干扰，比较两组的护生护患沟通能力和评判性思维能力以评价教学效果。

分析：在该研究中，研究者对干预前的一个试验组和对照组进行测量，然后对两个试验组进行干预，结束后再对全部 4 个组进行测量。该研究的设计方案属于所罗门四组设计。

2. 适用范围　该设计实际是实验前后对照设计和单纯实验后设计的组合，适用于实验前测量本身可能会影响实验结果的情况，尤其某些涉及情感和态度等方面的研究。

四、实验性研究的优点和局限性

（一）优点

1. 研究者可根据实验目的，预先制定研究设计，因而能够对研究对象的选择、干预措施和结果的判断等进行标准化。

2. 实验性研究采用随机分组以及设立对照组的方式，同步比较试验组和对照组，平衡了试验组和对照组中已知和未知的混杂因素，最大限度地控制了混杂变量对因变量的影响，从而能够比较准确地解释处理因素与结果（即自变量和因变量）之间的因果关系，较好地反映了研究的科学性和客观性，是检验因果假设最有说服力的一种研究设计。

（二）局限性

实验性研究在护理领域的研究中尚不能广泛地应用，主要原因如下。

1. 实验性研究需要严格地控制混杂变量，但是由于护理研究的对象人多是人，很难做到有效地控制。

2. 出于伦理和实际研究情况等方面的考虑，护理研究很难完全做到随机。

3. 实际研究过程中，很难找到完全均衡的对照组。

第三节　类实验性研究

类实验性研究，又称半实验研究，是指在研究设计时一定有对研究对象施加的干预内容，但可能没有按随机原则分组或设立对照组，或者以上两个条件均不具备的研究方法。

一、类实验性研究的特点

与实验性研究类似，类实验性研究对研究对象也施加了人为干预，不同点是类实验性研究设计可能缺少随机分组或对照，或者两个条件都不具备，其对因果关系的论述虽然不如实验性研究的可信度高，但其研究结果也能说明一定问题。

护理研究中多涉及人，很难做到完全的随机，完全的实验性研究实施起来较为困难，类实验性研究相对较为实用，因此在护理研究中应用较为广泛。如在医院、社区等开展对人的研究中，往往由于伦理问题或研究条件问题，难以随机分组，故选择类实验性研究的可行性较高。

二、常用的类实验性研究设计类型

常用的类实验性研究包括不对等对照组设计、自身前后对照设计等。

（一）不对等对照组设计

不对等对照组设计（nonequivalent control group design），又称为非随机同期对照试验（non-randomized concurrent controlled trial），指未采用随机的方法将研究对象分组，而是由研究者根据有关因素人为地将其纳入试验组或对照组，两组同时给予不同的干预措施，然后观察并比较其结果。

1. 设计要点　按照非随机的方法将满足纳入标准的研究对象分配到试验组或对照组，然后试验组给予干预措施，对照组给予常规处理，在一致的条件下或环境中，同步观察两组的实验结果，并进行科学的测量、比较和分析（图 4-5）。

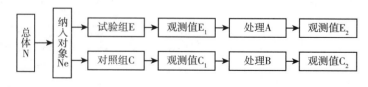

图 4-5　不对等对照组设计模式

2. 适用范围 与随机对照试验类似，不对等对照组设计多用于比较不同干预措施的效果。该设计方法简单，易于掌握，可行性强，易被研究者与研究对象接受，短时间内可获得较大的样本，尤适用于合适的病例数较少或对某一疾病不同医院施行不同疗法时。但因该设计分组未完全按照随机分配的原则进行，往往是按照自然存在的状态进行分组，试验组和对照组缺乏一定的可比性，受选择性偏倚和测量性偏倚的影响，降低了研究结果的说服力和可信度。如研究某项护理措施的效果时，可以将一个医院的住院患者作为对照组，另一个医院的住院患者作为试验组来进行研究，研究对象来源于不同医院，医院间的医疗水平、诊断方法、患者病情等可能存在不可比的情况。

➡ 【例4-5】不对等对照组设计

为探索家庭参与式绘画治疗对心境障碍青少年情绪调节及亲子关系的干预效果，按照病区将70例心境障碍青少年分为对照组和观察组，每组各35例。对照组给予常规治疗护理，观察组另给予家庭参与式绘画治疗干预，比较两组干预前和干预后的情绪调节与亲子关系。

资料来源：陈娟，徐莲英，黄闻，等．家庭参与式绘画治疗对心境障碍青少年的影响研究［J］．护理学杂志，2023，38（18）：93-97.

分析：该研究以一个病区的心境障碍青少年与另一病区的心境障碍青少年进行比较，其分组未遵循随机原则，且对照组和试验组的干预同时进行，并比较两组干预前后的干预效果。该研究的设计方案属于不对等对照组设计。

（二）自身前后对照设计

自身前后对照设计（one-group pretest-posttest design）是同一研究对象接受前后两个阶段、两种不同的处理措施，观察期相等，然后比较其干预效果。

1. 设计要点 不设对照组，对满足纳入标准的研究对象施加干预措施，测量干预前、干预后的结果，最后比较前后两次的测量结果（图4-6）。

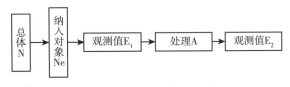

图4-6 自身前后对照设计模式

2. 适用范围 适用于干预措施简单且时间较短，需迅速获得前后测试结果的研究。自身前后对照设计虽然较为常用而且也合乎逻辑，但是实验前测量不足以替代对照组的功能，因此解释结果时切忌过于绝对。

➡ 【例4-6】自身前后对照设计

为探索家庭参与式绘画治疗对心境障碍青少年情绪调节及亲子关系的干预效果，研究者对心境障碍青少年进行家庭参与式绘画治疗干预，并比较干预前和干预后的情绪调节与亲子关系来评价干预效果。

分析：该研究未设对照组，通过心境障碍青少年自身干预前后情绪调节与亲子关系的比较，来评估干预效果。该研究的设计方案属于自身前后对照设计。

三、类实验性设计的优点和局限性

（一）优点

与实验性研究相比，类实验性研究的最大优势是在实际人群中实施人为干预的可行性高。尤其是在护理研究领域，当无法严格控制混杂变量而不能采用实验性研究来回答因果关系时，类实验性研究是较为合适的选择，且不易触犯伦理原则。

（二）局限性

由于类实验性研究无法做到完全随机，混杂因素无法均衡地分布在各组中，特别是对于无对照组的类实验，如自身前后对照设计，干预效果的判断更是很难完全归因于干预措施，故类实验性研究结果的可信度不如实验性研究。

> **知识拓展** ● ● ●
>
> 你知道如何判断一项研究设计是实验性研究还是类实验性研究吗？
>
> 研究人员并不总是认为他们的研究设计是类实验性研究。如果一项研究对研究对象施加干预，且没有明确提到随机分组，则很有可能可以得出该研究设计是类实验性研究的结论。

第四节　非实验性研究

非实验性研究是指对研究对象不施加任何护理干预和处理的研究方法。研究常在完全自然的状态下进行，简单易行。

非实验性研究适用于对所研究问题了解不多或研究问题情况较复杂的情况。其结果虽不能用来解释因果关系，但却是实验性研究的重要基础，许多实验性研究都是先由非实验性研究提供线索再由实验性研究予以验证的。

一、非实验性研究的特点

1. 研究在自然状态下进行，对研究对象不施加任何人为干预和处理。

2. 由于混杂因素难以控制，无法通过随机分组来平衡其对研究结果的影响，故设计重点应放在对调查表、抽样方法等设计上。

3. 许多因素是未知的，一般不能下因果结论。

在护理研究中，由于实验条件或伦理学因素的限制，许多研究问题不能通过实验性研究或类实验性研究来解决。如要研究出生体重低于1500g是否会导致儿童发育迟缓，显然研究者无法控制儿童的出生体重。当研究者不通过控制自变量进行干预时，该研究是非实验性的。

二、常用的非实验性研究设计类型

根据是否有对照组，非实验性研究一般分为描述性研究、相关性研究和分析性研究3种类型。

（一）描述性研究

描述性研究是目前护理研究领域应用最多的一种方法。当对某个事物、某组人群、某种行为或某些现象的现状尚不清楚时，为观察、记录和描述其状态与程度，多从描述性研究着手，以便从中发现规律或确定可能的影响因素，来回答"是什么"和"怎么样"的问题。

描述性研究通常收集的是比较原始或初级的资料，影响因素较多，一般不设对照组，仅对人群疾病或健康状态进行客观的反映，不涉及暴露和疾病间因果关系的推断。如"初产妇母乳喂养认知程度调查""乳腺癌化疗患者癌因性疲乏状况的调查"等。

描述性研究常见的设计类型主要包括横断面研究和纵向研究。

1. 横断面研究概述　横断面研究（cross-sectional study）又称现况调查（prevalence study），是在特定的时间内（某时点或短时间内），对特定群体中某疾病或健康状况及有关因素的情况进行调查，以描述该病或健康状况的分布及其与相关因素的关系。因所获取的资料是在某一特定时间上收集的，类似时间的一个横断面而得名。

（1）设计要点：按照预设的要求，采用普查或抽样调查的方法收集某一人群在特定时间内疾病或健康状况和相关因素的资料，旨在描述疾病或健康状况在不同特征人群中的分布，以及观察某些因素与疾病之间的关系。该研究方法通常不会设立对照组，但在资料分析时可灵活进行各组间的比较分析。

（2）横断面研究设计类型：根据研究对象所覆盖的范围，横断面研究可分为普查与抽样调查两种方式。①普查（census）是根据研究目的，对特定范围内的所有对象在特定时间内进行全面调查或检查。"特定范围"可以包括集体单位、全市、全省甚至全国。"特定时间"应该尽可能短，以防某些指标在调查期间发生变化。如 2020 年开展的第七次全国人口普查。普查可发现人群中的全部病例，避免抽样误差；通过对普查的资料制成相应的图、表，可较全面地描述和了解疾病的分布与特征，有时还可揭示明显的规律性，为病因分析提供线索。但普查工作量大，需要调查的对象多，容易发生遗漏，且不适用于患病率低及诊断方法复杂的疾病。②抽样调查（sampling survey）是根据研究目的，在特定时间内对特定范围内的总体，按照一定的方法抽取一定数量具有代表性的研究对象作为样本进行调查分析，并用其结果来推论总体状况。根据研究的不同目的，需选择合理的抽样方法，要有足够的样本量，遵循随机化原则。因抽样调查范围远远小于普查范围，省时省力，因而具有精确细致等优点，一般较为常用。但抽样调查设计、实施和资料分析相对较为复杂，且不适用于患病率低的疾病及个体间变异过大的资料。

（3）适用范围：①描述群体中疾病或健康状况的分布特征，如疾病的患病率与感染率等。②描述、分析某些因素或特征与疾病或健康状况之间的联系，从而为疾病病因、危险因素或与健康有关的因素提供进一步研究的线索。横断面研究只能提示因素与疾病之间是否存在关联，而不能得出有关因果关系的结论。③提供有关疾病控制或促进健康的对策与措施的效果信息，即通过横断面研究，对该对策或措施的质量作出评价。

➡️【例 4-7】横断面研究

为了解经皮冠状动脉介入治疗（percutaneous coronary intervention, PCI）术后患者心脏康复信息需求现状，研究者采用便利抽样法选取 2023 年 6 月至 2024 年 6 月符合纳入标准的 200 例 PCI 患者作为调查对象，采用一般资料调查表、中文版心脏康复信息需求量表对 PCI 术后 1 个月的患者进行问卷调查。

分析：该研究未实施干预措施，也未设立对照组，采用便利抽样的方法选取样本，调查时间点为患者术后 1 个月，通过问卷调查以描述 PCI 术后患者心脏康复信息需求、自我管理行为的现状。该研究设计方案为横断面研究中的抽样调查。

2. 纵向研究概述　纵向研究（longitudinal study）又称随访研究（follow up study），是对某一特定人群进行定期随访，追踪该群体个体中疾病或某种特征的动态变化。纵向研究为长时间连续动态观察，随访的间隔和方式根据研究内容而有所不同，可短到每周甚至每天，也可长达一年甚至十几年。变化迅速时，可能需要相对较短的时间间隔。纵向研究可以全面了解疾病的发展和结局，认识疾病的自然发展史及其影响因素。

（1）设计要点：通过在不同时间点调查同一人群疾病、健康状况和某些因素，了解这些因素随时间的变化情况，即在不同时间对同一人群进行多次现况调查结果的综合分析。

（2）适用范围：纵向研究常用于病因分析、分析某疾病症状的变化轨迹，或者全面了解某病的发展趋向和结局，认识其影响因素和疾病的自然发展史等。在护理研究中，纵向研究通常是对临床人群进行的随访研究。

纵向研究观察的对象常会影响结论的适应范围，除环境因素外，患者个体特征也会影响疾病的转归，如患者年龄、性别、受教育水平等。因此，进行纵向研究时应尽量考虑观察对象的代表性。纵向研究是无对照研究，下结论时要慎重。

➡ 【例 4 - 8】**纵向研究**

为探讨肺移植患者肺移植手术前后的衰弱状况及变化轨迹，并分析其影响因素，研究者在某医院采用便利抽样法选取满足纳入标准的 121 例肺移植患者，收集患者的社会人口学资料和临床资料，分别在术前 1 周、术后 2 周、术后 1 个月、术后 3 个月、术后 6 个月及术后 1 年对患者进行衰弱评估，并收集患者的相关营养及运动指标进行分析。

资料来源：黄珂瑶，丁思妍，周海琴，等. 肺移植患者衰弱变化轨迹及影响因素研究 [J]. 中华护理杂志，2023，58（9）：1088 - 1095.

分析：该研究未实施干预措施，也未设立对照组，采用便利抽样的方法选取样本，通过问卷分别在不同时间点对肺移植患者进行评估，以探讨其衰弱状况及从手术前到手术后衰弱状况的变化轨迹。该研究设计方案为纵向研究。

（二）相关性研究

相关性研究（correlational study）是探索各变量间的关系或探索变量间是否存在关系的研究。

1. 设计要点　首先对疾病、健康指标或护理事件的分布及特征进行描述，再分析它们之间的关系。相较于描述性研究，相同之处是二者都没有任何人为施加的因素，不同之处则是相关性研究有明确的观察变量，以便回答所研究变量间是否有关系，比描述性研究有更多的"探索"原因的作用，可为进一步的研究提供研究思路。

2. 适用范围

（1）描述两个变量之间的相关关系及相关程度的高低，提出护理对策。

（2）用于预测，根据两个变量间的相关性，用其中一个容易测量的变量预测另一个变量。

（3）量表开发中信度和效度的测量。

➡ **【例4-9】相关性研究**

为探讨恶性骨肿瘤患者自我感受负担与病耻感的相关性，研究者通过便利抽样法，选取某三甲医院恶性骨肿瘤患者为研究对象，采用自行设计的一般资料调查表、社会影响量表（SIS）、癌症患者自我感受负担量表（SPBS-CP）调查其病耻感现状，并探讨自我感受负担与病耻感的相关性。

资料来源：高艳，王彩星，申丽，等. 恶性骨肿瘤患者病耻感现状及其与自我感受负担的相关性［J］. 护理研究，2023，37（11）：2006-2010.

分析：该研究探讨的是自我感受负担与病耻感两个变量之间的关系，在研究中没有对研究对象施加任何干预，是在自然状态下进行的，该研究设计方案为相关性研究。

3. 优点和局限性 相关性研究可利用常规资料和现成资料，节省人力、物力和时间，并在研究初期提供方向性信息；但是由于无法控制混杂因素，容易产生偏倚，造成虚假联系，而且由于收集信息多属于宏观数据，在评价疾病程度、时间关系、暴露水平等指标时准确性较低，结果的论证强度有限。

（三）分析性研究

分析性研究（analytical study）是在自然状态下，比较两种或两种以上不同的事物、现象、行为或人群异同的研究方法。分析性研究属于非实验性研究，暴露因素不是人为干预和随机分配，而是在研究前就已经客观存在的，这是其与实验性研究的主要区别；分析性研究需设立对照组，这是其与描述性研究的主要区别。

根据性质和研究目的不同，分析性研究可分为队列研究和病例对照研究。

1. 队列研究（cohort study） 是在自然状态下，将研究对象按是否暴露于某因素分为暴露组与非暴露组（对照组），随访一段时间后，比较各组间所研究事件（或疾病）与暴露因素之间的关系。

（1）设计要点：选择和确定样本后进行分组，一组为暴露于某一可疑的致病因素（如接触X线、口服避孕药等）或者具有某种特征（某种生活习惯或生理学特征，如高胆固醇血症）的暴露组，一组为不暴露于该可疑因素或不具有该特征的非暴露组。两组除暴露因素存在差异外，其他条件基本相同。对这两组追踪观察一段时期，并记录在这期间研究疾病的发生或死亡情况即结局（outcome），比较两组之间所研究事件（或疾病）与暴露因素之间的关系（图4-7）。

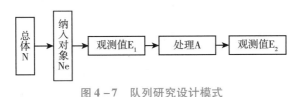

图4-7 队列研究设计模式

➡ 【例4－10】队列研究设计

为探讨孕前身体质量指数（BMI）对母乳喂养持续时间的影响，研究者选取370例孕妇作为研究对象，自其入院待产时开始电话随访2年内母乳喂养情况，分析孕前BMI对于母乳喂养持续时间的影响。

资料来源：张莹莹，周晖，颜小娜，等. 孕前身体质量指数对母乳喂养持续时间影响的前瞻性队列研究［J］. 护理学杂志，2023，38（17）：25－29.

分析：该研究根据孕前BMI将研究对象分为暴露1组（孕前消瘦）、暴露2组（孕前超重）和非暴露组（孕前正常）。暴露因素——"孕前BMI"是自然存在的，不是人为给予的，整个研究过程中也没有施加过任何干预措施。然后比较3组母乳喂养时间的发生情况。作为从"因"到"果"的研究，该研究设计方案为队列研究。

（2）适用范围：①病因探索：可同时检验一种暴露因素与多种疾病结局的因果关系，特别是在因伦理学等因素无法开展随机对照设计研究时。②疾病预后探索：可观测疾病的发生、发展至结局的全过程，可直接计算研究人群出现某种预后结局的发生率。

（3）特点：队列研究是由因到果的研究方向，也就是说在研究开始时，已经有"因"的存在，但并无"果"（结局）的发生，在"因"的作用下，直接观察"果"的发生；暴露因素是客观存在，而不是人为干预的。

（4）优点和局限性：①优点：相对于病例对照研究，队列研究能够直接获得两组的发病率或死亡率，以及反映疾病危险关联的指标，可以充分而直接地分析病因的作用。由于原因在前，疾病发生在后，且因素的作用可分等级，故其对病因假说的检验能力强于病例对照研究。其资料来源相对可靠，一般不存在回忆偏倚。且队列研究可同时调查多种疾病与一种暴露的关联。②局限性：队列研究需要投入的人力、财力大，耗时长，工作难度大，且研究对象易流失。研究罕见病时，需要调查的对象人数众多，而在实际中难以达到，故队列研究对于罕见病的病因研究并不适宜。

2. 病例对照研究（case-control study）　是通过回顾两组研究对象过去对某个因素或防治措施的暴露情况，并比较两组间暴露率或暴露水平的差异，以探讨该疾病与此因素或防治措施间关系的研究方法。

（1）设计要点：选择所研究疾病（或事件）的一组患者作为病例组，未患病（或事件）但具有可比性的另一组人群作为对照组。通过回顾两组过去对某个（些）因素或防治措施的暴露情况，比较两组间暴露率或暴露水平的差异，以研究该疾病（或事件）与这个（些）因素或防治措施的关系，判断研究因素与疾病（或事件）间是否存在着统计学上的相关及其相关的程度（图4－8）。

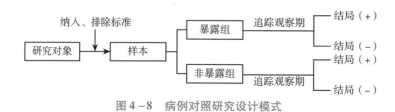

图4－8　病例对照研究设计模式

➡️ **【例 4-11】病例对照研究设计**

为探讨血液肿瘤患者接受化疗后发生肛周感染的危险因素，研究者对 348 例血液肿瘤住院患者的相关资料进行回顾性分析，根据出院诊断将发生肛周感染的病例作为病例组，未发生肛周感染的病例作为对照组，比较两组年龄、痔疮史、肛周感染史、腹泻及白细胞计数等以分析肛周感染的危险因素。

资料来源：罗玉勤，李孟璇，程秋，等．血液肿瘤患者化疗后肛周感染危险因素病例对照研究［J］．护理学报，2022，29（7）：7-11.

分析：该研究以是否发生肛周感染作为结果，该结果不受人为因素的影响，回顾性分析引起该结果的可能相关因素有哪些，是从"果"到"因"的研究，该研究设计方案为病例对照研究。

（2）适用范围：①广泛探索疾病的可疑危险因素。疾病病因不明时，病例对照研究利用其收集信息快及费用低的优点广泛收集可疑危险因素。对于发病率极低的罕见病的病因探索，由于前瞻性研究耗时长、花费大及实际可行性受限，可先进行病例对照研究，对筛选出来的较明确且重要的病因再采用队列研究加以确证。②检验病因假说。病例对照研究是一种回顾性研究，从因果关系的时间顺序来看是由"果"查"因"的研究方法，也就是从已患病的病例出发，寻找过去可能与疾病有关的因素，以验证病因假说。③研究健康状态等事件发生的影响因素。可将研究扩大到与疾病和健康状况相关的医学事件或公共卫生事件的研究，如进行特定人群生活质量、肥胖等影响因素的研究。④疾病预后因素和疗效评价的研究。同一疾病可能有不同的结局，同样的治疗方法对同一疾病的治疗效果也有可能不同。因此可根据是否发生某种临床结局或是否具有某种疗效来进行分组开展病例对照研究，以分析疾病不同结局或不同临床疗效的影响因素。

（3）特点：①属于观察法。病例组与对照组的疾病情况和暴露因素均不受研究者的人为影响，是客观存在的，这是其区别于实验性研究的关键。②设立具有可比性的对照组。病例对照研究在研究设计时，应设立与病例组相比较的对照组，对照组应来自产生病例的人群，应能代表病例来源的总体中未患所研究疾病的人群。③属于回顾性研究。研究开始时，研究对象结局事件的发生情况已经确定，然后追溯两组的暴露情况，探讨暴露因素与疾病的关系。④可研究一种疾病与多种因素的关系。根据既往研究，收集与疾病有关的多种暴露情况，进一步研究多种暴露、暴露间的交互作用与疾病的关系。

（4）优点和局限性：①优点。病例对照研究省时省力，易于组织实施，能充分利用资料信息且只需少量的研究对象即可进行。一次研究可探索多种可疑因素。且适合进行罕见病的病因研究。②局限性。病例对照研究不适于人群中暴露比例低的因素。在选择研究对象时较难选择适宜的对照，易产生选择偏倚。且因其是回顾性研究，常存在回忆偏倚，信息的真实性难以保证。由于是由果及因的回顾性研究，暴露与疾病的时间先后常难以判断，论证因果关系的能力比队列研究弱。

三、非实验性研究的优点和局限性

（一）优点

1. 非实验性研究是在完全自然的状态下进行的，因此是最简便且易于操作的一种研究方法。

2. 非实验性研究可同时收集较多信息，适用于对研究问题了解不深或研究问题较为复杂的情况，可用来描述和比较各种变量。

3. 非实验性研究可为实验性研究奠定基础，是护理研究中最常用的一种研究方法。

（二）局限性

非实验性研究并未人为地施加干预，也无法控制其他变量对结果的影响，因此一般情况下无法解释因果关系。

实验性研究、类实验性研究及非实验性研究3种研究方法的设计内容各不相同，不能说何种方法更好，只有根据研究的目的和条件选择合适的研究方法，得到的研究结果才能真正具有说服力。

 知识拓展

量性研究设计的评价方法

1. 这个研究设计是实验性的、类实验性的还是非实验性的？使用了什么具体的设计？这是一项具有原因探究性的研究吗？考虑到研究问题的类型（治疗、预后等），是否使用了最严格的设计？

2. 在研究设计中需要哪些类型的比较？这种比较能否充分证明自变量与因变量的因果关系？

3. 如果研究涉及干预，干预和控制条件是否得到了充分描述？是否采用盲法收集资料？如果是，谁是盲？如果不是，是否有不采用盲法的充足理由？

4. 如果这项研究是非实验性的，那么为什么研究人员选择不进行干预呢？如果这项研究是原因探究，哪些推断因果关系的标准可能受到损害？是否采用了回顾性或前瞻性设计，这样的设计是否合适？

5. 该研究是纵向的还是横断面的？数据收集的数量点和时间是否合适？

6. 研究人员做了什么来控制混杂因素，这些程序是否有效？对该研究的内部效度构成的威胁是什么？该设计是否使研究者能够对自变量和结果之间的关系得出因果推论？

7. 所使用的设计的主要限制是什么？研究人员是否承认了这些限制，并在解释结果时考虑到这些限制？关于该研究的外部效度，又有什么看法呢？

资料来源：Geri LW，Judith H. Nursing Research：Methods and Critical Appraisal for Evidence-Based Practice［M］. 10th ed. Elsevier，2018.

本章小结

思考题

1. 某研究旨在探究某康复护理对妊娠糖尿病（gestational diabetes mellitus，GDM）高危人群患 GDM 的预防作用。研究者将 GDM 高危人群随机分为试验组和对照组。对照组接受常规产检护理。试验组在进行常规产检护理的基础上，实施综合护理干预。对研究对象进行随访，直至分娩。记录并比较两组糖耐量筛查试验血糖值、孕前 BMI、孕期增重、GDM 发病率及妊娠结局。

请问：该研究属于哪种研究设计？该研究的设计要点是什么？

2. 某研究旨在探究综合护理干预对住院老年糖尿病患者睡眠质量的影响，研究者通过方便抽样选取 60 例住院老年糖尿病患者，根据入院日期单双日分为试验组和对照组各 30 例。对照组实施常规护理，试验组在常规护理的基础上增加综合护理干预。比较两组干预前后睡眠质量以评价干预效果。

请问：该研究属于哪种研究设计？该研究的设计要点是什么？

3. 某研究旨在评估心绞痛患者的出院准备度水平及其影响因素。研究者通过方便抽样，对某地 3 家医院的 413 例心绞痛住院患者进行了问卷调查。

请问：该研究属于哪种研究设计？该研究的设计要点是什么？

更多练习

（裴乐圆）

第五章 研究对象及变量的确定

教学课件

学习目标

1. 素质目标

在护理研究中以严谨的科学态度及精益求精的科学方法确定研究所需的对象及变量。

2. 知识目标

（1）掌握：总体、样本、误差、变量、测量指标的概念，以及样本量的计算方法。

（2）熟悉：抽样的方法和原则。

（3）了解：测量指标的确定原则。

3. 能力目标

具备比较系统误差、随机误差及抽样误差的差异的能力；具备根据研究的目的及研究设计类型，确定研究中的自变量、因变量与混杂变量的能力；具备使用恰当的抽样方法进行样本量估算的能力。

案例

【案例导入】

骨质疏松症已经成为全世界范围内所面临的一个重要的公共卫生问题。有研究发现，铁可能促进骨量的丢失，患有血色素沉着病或其他血液性疾病的患者体内的血清铁蛋白均升高，而这类患者又常伴随着骨质疏松症的发生，故认为一部分的骨质疏松症是由铁蓄积造成的。现护理研究人员计划分析铁指标与股骨颈和腰椎骨质密度之间的影响因素及其关联性的大小，验证高铁水平对人体的骨质密度造成的影响。

【请思考】

1. 研究者如何确定研究对象？如何选择有代表性的研究对象？

2. 该研究主要的研究变量是什么？

3. 研究者应选取多少研究对象？并应如何对他们进行分组？

（资料来源：鲁美含．铁水平与骨质密度的关联性研究［D］．吉林大学，2019.）

【案例分析】

第一节　基本概念

一、总体

总体（population）是根据研究目的确定的同质研究个体的全部，是具有相同性质的所有个体某个（某些）变量值（观察值）的集合。总体的范围随研究目的变化而变化。例如，某研究人员欲研究 2023 年我国学龄前儿童的身高情况，我国所有学龄前儿童就是该项研究的总体。他们同质的基础是同一年份、同一地区的同一阶段人群。

（一）有限总体

当同质的研究对象限于特定的空间、时间或人群范围之内时，所有观察单位的研究变量取值的个数即为有限个数，则称这个总体为有限总体（finite population）。如研究某地某年 7 岁正常男童身高，如果有 5 万名男童，则总体是 5 万名男童，为有限总体。

（二）无限总体

当同质的研究对象没有时间、空间或人群的限制时，所有观察单位的取值个数为无限个数，则称该总体为无限总体（infinite population）。如研究采用 A 因素对某种疾病的影响，总体为所有可能暴露于 A 因素下的患某疾病的患者，患者选取的范围没有空间范围和时间范围限制，为无限总体。

（三）观察单位

观察单位（observed unit）又称个体（individual）或研究单位（study unit），是组成总体的个体，是科学研究中的最基本单位。不在总体范围内的个体不应作为观察单位。例如，研究人员欲调查西藏地区的居民，则观察单位是每个符合该条件的居民，不居住在西藏地区的居民则应排除在外。

在护理研究实施过程中，通常难以将无限总体中每个观察单位直接进行研究。即便是有限总体，研究对象的数量也是庞大的，受人力、物力、时间等条件限制，若想要对每个观察单位进行观察或研究，常常也是难以实现的。因此，我们通常会选择从总体中抽取一部分具有代表性的观察单位作为研究对象，并用这一部分有代表性的观察单位得出的研究结果来推断总体的情况。

二、样本

样本（sample）是指从总体中随机抽取的有代表性的部分观察单位，是研究人员为了了解总体而观测的总体的一部分。抽取样本的目的是通过对抽取的样本进行研究，根据样本特征，了解并推断总体的特征。为了能使样本的特征更好地代替总体特征，帮助研究人员推断总体的特征，必须保证抽取的样本对于其所属的总体具有代表性（representative）。所谓代表性，就是指某观察指标在样本中的频数分布情况和该观察指标在总体中实际的分布情况相接近，可以看作是总体的缩影。如若缺乏代表性，样本就不能很好地代表总体，用样本特征推断总体的特征就缺乏可靠性。如果样本具有代表性，则样本测量或观察所得的结果外推到总体中则正确可靠，如用某市一所学校高中生的学业压力来代表该城市所有高中生的学业压力；用某一批次的某品牌化妆品的质检结果代表该品牌化妆品的质检结果等。

三、误差

误差（error），泛指实际测量值与客观真实值之差。在护理研究中，由于各种因素的影响，如不同研究方案、不同研究人员及研究对象、不同的仪器设备、不同的操作方式等，均可造成实际观察值与真实值之间的差异，即产生误差。误差是客观存在的，护理研究人员需要掌握误差产生的原因才能在护理研究中有针对性地采取控制误差的措施。常见的误差分为3类，即系统误差（systematic error）、随机测量误差（random error of measurement）和抽样误差（sampling error）。

（一）系统误差

系统误差又称偏倚（bias），是指在整个护理研究过程中由于研究对象的选取、结果的解释或推论等存在的片面性导致的研究结果与真实情况之间出现的倾向性差异。系统误差的大小通常恒定或按一定规律变化。如果我们在研究实施过程中能加以查明原因并进行校正，可以避免偏倚的产生。

常见的偏倚包括3种。①选择偏倚（selection bias）：由于研究对象选择不当，而造成的研究结果偏离真实的情况。如现患病例－新发病例偏倚、入院率偏倚、失访偏倚、检出症候偏倚等。②信息偏倚（information bias）：又称观察偏倚或测量偏倚，是指在收集整理信息过程中由于测量暴露与结局的方法有缺陷造成的系统误差。如回忆偏倚、调查偏倚、错分偏倚等。信息偏倚往往难以发现和估计，也给后续的结果分析带来很多额外的工作，因此，对于信息偏倚的处理重点在于预防。③混杂偏倚（confounding bias）：是指由于某个第三变量的作用，致使研究因素与结果的联系被歪曲，这个第三变量被称为混杂变量，造成的偏倚称作混杂偏倚。在护理研究过程中，性别、年龄是最常见的混杂变量。

（二）随机测量误差

随机测量误差是指同一观察单位某项指标在同一条件下进行反复测量时，其大小和符号以偶然的方式出现的误差。在护理研究过程中，即使避免了系统误差，但由于各种偶然因素（如测量方法本身的随机变异等）也会造成真实值与测量值不完全一致。随机测量误差虽没有大小和方向，但具有一定的统计规律，不可避免。

（三）抽样误差

抽样误差（sampling error）指由于个体生物学变异的存在，在随机抽样过程中所引起的样本统计量与总体参数之间的差异，以及各样本统计量之间的差异，其大小随样本大小的变化而改变。抽样误差越大，表明样本对总体的代表性越小，结果越不可靠。反之抽样误差越小，说明样本对总体的代表性越好，用样本信息推断总体信息的结果越准确可靠。

第二节　抽　　样

抽样（sampling）是指从总体中，按照一定的要求抽取一部分观察单位组成样本的过程。抽样是护理研究过程中的基本方法之一，护理研究中的研究对象多是无限总体，无法直接获取研究总体的信息。即使有时研究对象是有限总体，也可能会因为各种条件的限制，很难对总体进行直接观察。因此多采用抽样的方法，由样本信息推断总体特征。

一、抽样原则

可靠性和代表性是抽样过程中需要遵循的两大原则。

（一）可靠性

样本中的每一个观察单位都需来自同质的总体。在护理研究中，研究对象常常为患者，针对该研究对象往往需要在确定研究对象时设立明确的诊断标准、纳入标准和排除标准。

1. 诊断标准　是由卫生行政主管部门或专业协会制定、获得同行专家普遍认可的、专门用于诊断某一疾病的统一行业标准，对病种、病型、病程、病情等有着严格的区分。给出正确的疾病诊断可为临床治疗、预后的判断及决策提供可靠的依据。对于疾病的诊断命名目前采用国际通用疾病分类标准 ICD-10。确定疾病诊断标准应注重参考国际上如 WHO 所建议的通用标准即"金标准"。如本章案例导入中，采用双能 X 射线法（DXA）进行骨质密度检测，所有的骨质密度数据均使用 Hology Discovery 12.4 进行分析扫描，最大限度地避免了骨质密度检测过程中可能产生的测量差异，同时也便于国际上的比较与交流。

2. 纳入标准（inclusion criteria）　按照研究设计和科学假设，以及暴露或干预因素拟达到的目的，在明确疾病诊断标准的基础上，还需要制定符合研究目的的纳入标准。纳入标准是对研究对象特征的详细说明，可根据研究目的而确定。常见的纳入标准包括年龄、性别、职业、学历、婚姻状况、用药史、疾病史等。设定的纳入标准尽量相对单一，并可以通过这些标准的限制，纳入符合研究目的的研究对象。

一般而言，纳入标准应包含：①研究对象的诊断、分型及病程等。②研究对象的一般情况，如年龄、性别、婚姻状况等。③基于研究目的和可行性的规定。如居住地、职业等。在制定纳入标准时应注意：①遵循伦理学要求，如年龄、妊娠等因素。②选取依从性良好者。③对于肿瘤等疾病，在制定纳入标准时，需对疾病的诊断分型、严重程度分期等进行限定。④控制可能影响结果的关键混杂因素，使样本具有较好的均一性。⑤尽可能选择新病例、病程短，以减少偏倚。

3. 排除标准（exclusion criteria） 一些个体即便符合研究的纳入标准，但仍存在不适合本研究的特征，所以排除标准是指在研究中研究对象不能具备的特征，只有不满足排除标准的研究对象才能参与研究。一般包括：①同时患有其他病症或并发症者。②已接受有关治疗，可能影响效应指标观测者。③伴有影响效应指标观测、判断的其他生理或病理状况。④某些特征人群如被纳入研究则有可能不符合医学基本伦理，如孕妇、婴幼儿、未成年人、高龄患者、过敏体质、疾病晚期患者。⑤依从性较差或患有精神疾病等。⑥如居住地过远，影响随访者。

在护理研究中，因为人群间存在着很大的差异，基本上不存在一项研究能包含所有的人群。研究者往往需要从复杂的群体中，选择临床特点相对单一、人口学具有共性的对象进行研究。纳入排除标准的制定可以帮助研究者获取更加符合研究目的的单一群体。同时，在研究设计中有许多因素会对研究结果的准确性有影响，导致研究结果与真实情况存在一定差异，引起偏倚。一个科学合理的纳入排除标准，可以有效地控制护理研究中的偏倚，在护理研究过程中对所选择的研究对象可能受到的病情、社会经济地位、心理特点及治疗等因素影响进行控制，减少这些因素的干扰，保证每一个观察单位都来自同质的总体，从而使研究结果更加接近真实情况，研究结果相对可靠。

（二）代表性

为了使样本能充分反映总体的特征，具有代表性，要求样本需满足以下原则。

1. 足够的样本含量 样本中有足够的变量值个数。"足够"的标准则要根据研究的精密度及变量的变异程度来综合确定。通常精度要求越高或变量的变异越大，样本含量要求越大。

2. 随机化（randomization） 在同一人群中，某些特征或因素并不是均匀分布的，而且总体中的每一个个体能否被抽到也不应由研究者决定，所以在抽取研究样本时，不能随意或主观地来进行选择，而需采用一定的抽样方法进行抽样以保证样本最大可能地代表总体。常用的抽样方法有概率性抽样和非概率性抽样。

只有满足上述两个原则，才能使研究结果具有代表性。

二、抽样方法

（一）概率性抽样

概率性抽样（probability sampling）又称随机抽样（random sampling），是根据概率理论，通过随机化的具体操作程序，保证总体中的每一个研究个体均有相等的机会被抽中的抽取样本的方法。随机抽样和随机分组是两个不同的概念。随机分组是将实验对象随机分到研究的各组别中，即每个实验对象均有同等机会被分配到每一组。常用的概率抽样法包括简单随机抽样、系统抽样、分层抽样、整群抽样和多阶段抽样。

1. 简单随机抽样（simple random sampling） 又称单纯随机抽样，是最简单、最基本的抽样方法。从总体 N 个对象中，利用抽签或其他随机方法（如随机数字）抽取 k 个，构成一个样本。它的基本原则是总体中每个对象被抽到的概率相等（均为 k/N）。

➡️【例5-1】某研究人员为了了解某学校已毕业的500名护理学本科生的就业情况，计划抽取其中50名护理学本科生进行调查，研究人员欲采用简单随机抽样法在本校已毕业的护理学本科生中进行抽样。

具体方法：抽样前只对该校500名护理学本科生按学号顺序编号，然后在随机数字表中任意指定一个数字，以此重复50次，得到本次研究所要选取的研究样本。

2. 系统抽样（systematic sampling）　又称机械抽样或等距抽样，先将总体的全部单元按照一定顺序排列，采用简单随机抽样抽取第一个样本单元（或随机起点），再顺序抽取其余的样本单元。具体抽样方法如下：设总体单位数为N，需要调查的样本数为n，则抽样比为n/N，抽样间隔为$i = N/n$。每i个单位为一组，然后用简单随机抽样方法在第一组中确定一个起始号，从此起点开始，每间隔i个单位抽取一个作为研究对象。

➡️【例5-2】某研究人员为了了解某学校已毕业的500名护理学本科生的就业情况，计划抽取其中50名护理学本科生进行调查，研究人员欲采用系统抽样法在本校校区护理学本科生中进行抽样。

具体方法：首先对500名学生按学号顺序编号，已知总体含量$N = 500$，样本含量$n = 50$，抽样间隔$i = 500/50 = 10$，随机确定起始号，例如起始号为5，然后，每间隔10，抽取一个编号，得到5，15，25，35……495，共得到50个编号，这些编号所对应的50名学生组成本次研究所要选取的研究样本。

系统抽样简便易操作且较简单随机抽样来说，代表性较好。但有时研究总体各个单位的分布可能会存在周期性变化趋势，此时若抽取的间隔恰好与此周期或其倍数吻合，则系统抽样就可能缺乏对总体的代表性，产生明显的误差。因此对于此类总体各单位分布具有层次或某些层级时，可以选择分层抽样。

3. 分层抽样（stratified sampling）　是指先将总体按照某种特征分为若干相互之间差异较大的组别（层），再从每一层内进行简单随机抽样组成一个样本。分层可以提高总体指标估计值的精确度，它可以将一个内部变异很大的总体分成一些内部变异较小的组别（层）。每一层内个体变异越小越好，层间变异越大越好。分层抽样比简单随机抽样所得到的结果精确度更高，组织管理更方便，而且可以保证总体中的每一层都有个体被抽到。这样既能估计总体的参数值，又可以估计各个层内的情况，故该方法在护理研究中常常被采用。

➡️【例5-3】某研究人员为了了解某学校已毕业的500名护理学本科生的就业情况，计划抽取其中50名护理学本科生进行调查，研究人员欲采用分层抽样法在本校校区护理学本科生中进行抽样。

具体方法：首先，按年级分层，即分为2020级、2019级、2018级和2017级4个层次，分层要求每层中的个体不重复、不遗漏、不交叉。其次，按抽取比例确定每层中抽取个体的个数，抽取比例为$50 \div 500 = 10\%$。已知2020级共150名护理学本科学生，2019级120名，2018级130名，2017级100名，则按比例计算出每个年级需要抽取的人数：2020级，$150 \times 10\% = 15$名；2019级，$120 \times 10\% = 12$名；2018级，$130 \times 10\% = 13$名；2017级，$100 \times 10\% = 10$名，共计50名。然后对每个年级的每位学生进行编号，再按照前面介绍的简单随机抽样法，如随机数字表法进行随机抽样，则抽取出的50名学生即组成本次调查的样本。

4. 整群抽样（cluster sampling） 是将总体分成若干群组，抽取其中部分群组作为观察单位组成样本，这种抽样方法称为整群抽样。若被抽到的全部个体均作为调查对象，则称为单纯整群抽样（simple cluster sampling），若通过再次抽样后调查其中部分个体，则称为二阶段抽样（two stages sampling）。

整群抽样易于组织、实施方便，可以节省人力物力。但由于群体间的差异有时较大，抽样误差较大，一般在实施过程中可以采用增加抽样的群体数而相应减少每个群内研究单位数的方法减少误差。

➡ **【例5-4】** 某研究人员为了解某学校已毕业的500名护理学本科生的就业情况，计划抽取其中50名护理学本科学生进行调查，研究人员欲采用整群抽样法在本校校区护理学本科生中进行抽样。

具体方法：将所有学生按年级分组，采用简单随机抽样的方法，抽取一个年级作为调查的样本。若人数与所需样本数一致，则该过程为单纯整群抽样；若还需在该群组中继续抽样后调查其中的部分个体，则为二阶段抽样。

5. 多阶段抽样（multi-stage sampling） 又称复杂抽样，是指将抽样过程分阶段进行，每个阶段使用的抽样方法往往不同，常用于大规模的调查。其实施过程：从总体中先抽取范围较大的单元，称为一级抽样单元（如国家、省份、城市），再从抽中的一级单元中抽取范围较小的二级单元（如社区、街道、小区），此过程称为二阶段抽样。若再继续从已抽出的社区或街道中抽取居民，则是三阶段抽样。还可以推而广之，可做更多阶段的抽样，三阶段以上的抽样通称为多阶段抽样。多阶段抽样实施过程也常联合使用多种上述不同的基本抽样方法，以提高样本的代表性。

（二）非概率性抽样

非概率性抽样（non-probability sampling）又称非随机抽样，是指抽样未采用随机抽样的方法，总体中的每一个研究单位被抽取进入样本的概率是不确定的。研究者可以根据自己的方便或主观判断抽取样本。常见的非概率性抽样主要有4种：方便抽样（convenient sampling）、配额抽样（quota sampling）、目的抽样（purposive sampling）及滚雪球抽样（snowball sampling）。

1. 方便抽样（convenient sampling） 又称随意抽样或偶遇抽样，是指研究者从最方便可得的研究对象中抽取样本的方法。例如，基于工厂的研究常常以工人为研究对象；基于医院的研究通常使用本科室的患者为研究对象等。在研究中有以下两种情况可以使用方便抽样：①在研究一些个体差异很小的问题（如心理机制等）时，总体未知，而随机取样又很困难的情况。②当研究对象个体很稀少时，为使研究保持一定的外部效度，方便取样的样本要随机分配到各个处理组中，使各处理组在研究对象的差异上大致相当。方便抽样是非概率性抽样方法中最简单的一种，其优点简单易行，方便省时。但是因其代表性较差，准确性不高，所以会对结果造成较大的偏差，尽量避免使用。若因条件限制，只能采取该方法，则在结果分析时应多加注意。

2. 配额抽样（quota sampling） 又称定额抽样，是指按照特定的标准（如年龄、性别、文化水平等）将总体中的个体分成若干个层或群，然后在各个层或群中进行抽样。配额抽样是在方便抽样的基础上增加了分层配额的抽样策略。配额抽样包括两个阶段，在第一阶段需要确定总体中的某特性分布，通常样本中具备这些特性的比例与总体中具有这些特性的比例是相同的，通过第一步的配额，保证了在这些特征上样本的组成与总体的组成是一致的。在第二阶段，按照配额来进行样本的抽取工作，通过方便抽样选出纳入研究的对象。配额抽样的费用不高，易于实施，可以较快地获得结果且能满足总体比例的要求。但是因其为非概率性抽样，所以易于出现判断上的主观性而发生选择偏倚，产生抽样误差。

3. 目的抽样（purposive sampling）　又称定向抽样，是研究者根据其研究目标选择样本，并有意识地选择那些被认为是最能代表总体的研究对象作为样本。此方法多用于总体较小，但内部差异较大的情况。虽然此方法并没有采用随机抽样，但实用性仍然很强，在一些前瞻性或探索性的研究者比较常用。

4. 滚雪球抽样（snowball sampling）　又称群带抽样，是指先随机选择一些研究对象并对其进行研究，再请他提供另外一些属于研究目标总体的调查对象，根据所形成的线索选择此后的调查对象，以此类推，样本如同滚雪球般由小变大。往往适用于针对稀少群体的研究。此方法适用于寻找一些在总体中十分稀少的调查对象，经费相对低、可行性较强。但若总体不大，有时用不了几次就会接近饱和状态，即后续纳入研究的研究对象都是已经研究过的人群，或有一些研究对象因一些个体原因故意不被纳入研究中，因而可能产生偏倚，选取的样本代表性不强。

因非概率性抽样的方法都带有极大的随意性，易产生偏倚，很难保证研究质量和所得结果的真实性，所以一般不宜采用此类方法。如只能使用此类方法，则可以使用"限制"方法控制非研究因素的影响，有条件地应用非概率性抽样，如突发公共卫生事件中，在限定地区，规定详尽合理的纳入排除标准下，非概率性地抽取样本病例。以减少选择偏倚的风险，加强研究结果的外推性。

三、抽样过程

实施抽样调查时，需要按照以下过程来进行抽样。

1. 确定调查总体　即明确调查的全部对象及其范围。这是抽样调查的前提和基础。在此过程中除了要考虑纳入及排除标准外，还需要考虑可行性的问题。

2. 确定抽样框架　抽样框架是抽样所用的调查对象的详细名单。若无现成的名单，可由调查人员自行编制。

3. 确定合适的样本量　研究人员应根据相应的研究目的、研究设计及统计学要求等条件来确定合适的样本量。具体方法见本章第三节内容。

4. 确定抽样方法　抽样方法的选择应根据研究对象总体的特征来进行选择。若所需样本量较大可采取整群抽样；若人群特征的差异性较大，则可采用分层抽样的方法。

第三节　样本量估计

样本量（sample size）是护理研究人员在保证研究结论的可靠性的前提下，确定的该研究中所需要的最低研究观察单位数。在一项具体的调查或实验研究中，研究者会面临究竟应该用多大的样本量才合适的问题。一般来说，若从总体中随机抽样，样本量越大代表性自然就越好。但事实上，因为样本越大，所需的精力、人力和物力都会很大，需要的时间也就越长，投入研究的成本也就越多。相反，当所研究的问题比较复杂，观测的指标变异性较大时，如果样本量过少则会导致所得指标结果不稳定，检验效能太低，结论缺乏充分依据，难以通过样本结论准确地推断总体。因此，样本量的确定要综合考虑总体的性质、特征和研究者所欲承担的误差风险。与此同时，还须保证科研结论具有一定的可靠性。如果研究单位之间的变异较大，或者研究者希望达到的精确度和可信度较高，则样本量应大些。当预计所调查疾病的患病率，如现患率低，样本量要大。反之，样本量可小些。

一、影响样本量的参数

1. 检验水准（α） 检验水准 α 是指在假设检验中出现 I 型错误的可能性，即当相比较的两个事物间原本并不存在差异时，通过假设检验检验出两者存在差异的可能性，一般用概率来度量。α 的数值是事先确定的，一般取 $\alpha = 0.05$ 或 $\alpha = 0.01$（偶尔可取 0.10），但 α 的数值不能主观随意确定，必须根据 I 型错误的危害性来决定。α 越小，即假阳性率越低，另外还应明确是单侧（α）或双侧（$\alpha/2$）检验，一般认为双侧检验较为稳妥。此外，估计样本量时，还应当根据专业知识确定使用单侧检验或双侧检验。同一实验，若既可用单侧检验又可用双侧检验，则前者所需例数较少。

2. 检验效能（$1-\beta$） 把握度（β）即在特定的 α 水准下，能够发现疾病与病因之间确实存在关系的概率。β 表示 II 型错误的概率，又称假阴性率。而检验效能用 $1-\beta$ 来表示，通常只取单侧。一般来说，要求检验效能要达到80%～90%（即 $\beta = 0.20$ 或 0.10）。样本量越大，其检验效能越高，反之亦然。

3. 总体标准差（σ）或总体率（π） 分别反映计量资料和计数资料的变异程度。一般根据已发表文献或前人经验来作出估计。但若无可参考的材料，可以通过预实验取得样本的标准差 s 或样本率 p 分别作为 σ 和 π 的估计值。在相同条件下，σ 越大，所需样本含量越大，π 越接近 0.50。

4. 容许误差（δ） 是研究者要求的或客观实际存在的样本统计量与总体参数之间或样本统计量间的差值。由于抽样误差的影响，用样本指标估计总体指标常有一定的误差，因而要确定一个样本指标与总体指标相差所容许的限度。计量资料中，δ 为两均数差值或自身对照的差值等。计数资料中，δ 为具有实际临床意义的有效率或患病率等差值。在其他条件确定的情况下，δ 越小，所需样本量越大；反之，δ 越大，所需样本量越小。

二、样本量的估计方法

在护理研究中，常用的样本量的估计方法有经验法、查表法、数学法、软件法等。

1. 经验法 指根据前人无数次科研实践经验所积累的一些常数作为大致的标准。例如，在干预性研究中，一般认为采用计量指标的资料如果设计均衡，误差控制得较好，样本量可以小些，每组样本量30～50例即可；而采用计数指标的资料即使误差控制严格，设计均衡，样本量也需要大些，每组样本量保证大于50例；在调查性研究方面，一般认为确定正常值范围的研究项目样本量不少于 100 例，若为地区性或全国性的调查，应视其研究范围的大小样本量扩大至 5~25 倍。描述性研究一般样本量应为总体的 10%~20%。

2. 查表法 利用根据数理统计已专门编制成的样本量查询表，一查即得，十分便利。查表前，也需要提前确定检验水准 α、检验效能 $1-\beta$、容许误差、差值 δ，以及总体标准差 σ 或总体率 π。在预试验中所获得的某些初步数据，常可为样本量估计提供有用的参考资料。

3. 数学法 又称计算法，是通过计算公式估算出所需的样本量。根据不同的研究资料类型、科研设计、抽样方法，有不同的计算公式。

（1）计量资料样本量估计

$$N = \left[\frac{(t_\alpha + t_\beta)s}{\delta} \right]^2 \qquad （式 5-1）$$

式 5-1 为样本均数与总体均数比较时，样本量计算的公式。式中 N 为所需的样本含量；s 为总体标准差的估计值；$\delta = \mu_1 - \mu_0$ 为研究者提出的差值，其中 μ_0 为已知总体均数，μ_1 为实验结果的样本均数；t_α 和 t_β 分别为检验水准 α 和 II 型错误的概率 β 相对应的 t 值，可通过查表得到。式中的 t_α 和 t_β 往往取自由度 $\nu = \infty$ 时所对应的 t 值计算样本数，但这样做不够精确。故在此基础上，可用求得的样本数 N_1 再进行评估。即用 $\nu = N-1$ 的 t_α 和 t_β 值再求出 N_2，再用 $\nu = N_2 - 1$ 的 t_α 和 t_β 值求出 N_3……直至前后两次求得的结果趋于稳定为止，此值即为应采用的样本数。应注意 α 有单双侧之分，而 β 仅取单侧。

➡ 【例 5-5】某医生用石杉碱甲治疗阿尔茨海默病，已知该类患者简易精神状态检查量表（MMSE）的平均值为 16，标准差为 2，现欲观察石杉碱甲治疗能否使 MMSE 增加。规定治疗后 MMSE 增加至少 1 分以上为有效，$\alpha = 0.05$（双侧），$\beta = 0.10$。

请思考：应治疗多少患者？

资料来源：时景璞. 临床研究中样本量的估计方法 [J]. 中国临床康复，2003 (10)：1569-1571.

解：已知 $\delta = 1$，$s = 2$，$t_{0.05,\infty} = 1.96$，$t_{0.1,\infty} = 1.28$，代入式 5-1

$$N_1 = \left[\frac{(1.96 + 1.28) \times 2}{1} \right]^2 = 420$$

以 $\nu = 42 - 1 = 41$ 查 t 界值表得 $t_{0.05,41} = 2.020$，$t_{0.1,41} = 1.302$，再次代入式 5-1

$$N_2 = \left[\frac{(2.020 + 1.302) \times 2}{1} \right]^2 = 44.1 \text{ 取 } 45$$

以 $\nu = 45 - 1 = 44$ 查 t 界值表得 $t_{0.05,44} = 2.015$，$t_{0.1,44} = 1.301$，再次代入式 5-1

$$N_3 = \left[\frac{(2.015 + 1.301) \times 2}{1} \right]^2 = 44.0$$

此时计算所得的样本数已趋于稳定，因此可用 45 例做正式的临床试验。这样，有 90% 的把握得出该药临床实际有效的结论。式 5-1 也同时适用于配对试验和交叉试验，此时公式中的 δ 是每对观察对象差值的标准差。N 为所需样本含量的对子数。

$$N = N_1 + N_2 = 2 \times \left[\frac{(t_\alpha + t_\beta)s}{\delta} \right]^2 \qquad （式 5-2）$$

式 5 – 2 为两样本均数比较（自身前后对照）的样本量估计公式。式中的 N 为总例数，N_1、N_2 分别为两样本所需含量，一般是相等的，s 为两总体标准差的估计值，一般假设其相等或取合并方差的平方根，δ 为两均数的差值，t_α 和 t_β 的意义与式 5 – 1 相同。

➡【例 5 – 6】观察两种药物治疗肌痉挛的疗效，其中 B 药使肌痉挛分数平均减少 2.16，L 药使肌痉挛分数平均减少 1.66，设两种药物疗效的标准差相等，均为 0.7 分，要求 $\alpha = 0.05$，$\beta = 0.1$。

请思考：若要得出两处理差别有显著性结论，需要多少研究对象？

资料来源：时景璞. 临床研究中样本量的估计方法 [J]. 中国临床康复，2003 (10)：1569 – 1571.

解：已知 $\delta = 2.16 - 1.66 = 0.5$，$s = 0.7$，双侧 $\alpha = 0.05$，$\beta = 0.1$，查 t 界值表得：$t_{0.05/2,\infty} = 1.96$，$t_{0.1,\infty} = 1.28$，代入式 5 – 2

$$N = 2 \times \left[\frac{(1.96 + 1.28) \times 0.7}{0.5} \right]^2 = 41.2 \approx 42 \ 例$$

故认为，两个药物组共需要 42 例患者，每组各需要 21 例患者。

但是，在实际护理研究过程中，常可以采用下述公式进行计算，较为方便也更为常用。

$$N = \frac{2\hat{\sigma}^2}{(\hat{\mu}_2 - \hat{\mu}_1)} \times f(\alpha, \beta) \qquad (式 5 – 3)$$

式 5 – 3 中，N 为每组需要的例数，$\hat{\mu}_1$，$\hat{\mu}_2$ 分别为两组的预期均数，$\hat{\sigma}^2$ 为两组的合并标准差或对照组的标准差，$f(\alpha, \beta)$ 可由表 5 – 1 查出。

表 5 – 1　常用 $f(\alpha, \beta)$ 表

α	β			
	0.05	0.10	0.20	0.50
0.10	10.8	8.6	6.2	2.7
0.05	13.0	10.5	7.9	3.8
0.02	15.8	13.0	10.0	5.4
0.01	17.8	14.9	11.7	6.6

例 5 – 6 中，若用上述方法，可查表得 $f(0.05, 0.10) = 10.8$，将其代入式 5 – 3，得：$N = \frac{2 \times 0.7^2}{(2.16 - 1.66)} \times 10.8 = 21.2$ 例，与式 5 – 2 得出结果基本一致。

（2）计数资料样本量估计

$$N = \pi_0 (1 - \pi_0) \left(\frac{\mu_\alpha + \mu_\beta}{\delta} \right)^2 \qquad (式 5 – 4)$$

此公式适合大样本的研究。式中 π_0 为已知的总体率，$\delta = \pi_1 - \pi_0$，其中 π 为预期试验结果的总体率。

➡【例 5 – 7】用传统的方法治疗运动负荷胫骨结节骨骺损伤的有效率约为 85%，现采用小钢针做胫骨结节骨骺穿刺，加上常用理疗的治疗方法，估计有效率为 95%，选定 $\alpha = 0.05$，$\beta = 0.1$。

请思考：至少观察多少病例？

资料来源：时景璞. 临床研究中样本量的估计方法 [J]. 中国临床康复，2003（10）：1569 - 1571.

解：已知，$\pi_0 = 85\%$，$\pi_1 = 95\%$，$\delta = 0.95 - 0.85 = 0.10$，双侧 $\alpha = 0.05$，$\mu_{0.05/2} = 1.96$，$\beta = 0.1$，$\mu_{0.1} = 1.282$，代入式 5 - 4

$$N = 0.85 \times (1 - 0.85) \left(\frac{1.96 + 1.282}{0.1} \right)^2 = 134 \text{ 例}$$

则至少应观察 134 例病例。

$$N_1 = N_2 = \frac{1}{2} \left(\frac{\mu_\alpha + \mu_\beta}{\sin^{-1}\sqrt{P_1} - \sin^{-1}\sqrt{P_2}} \right)^2 \qquad \text{（式 5 - 5）}$$

式 5 - 5 中，N_1、N_2 为每组所需的样本量，一般相同，P_1、P_2 分别为两总体率的估计值；μ_α 和 μ_β 分别为检验水准 α 和把握度 β 相对应的 μ 值。

➡【例 5 -8】用两种药物对糖尿病患者进行康复治疗，经初步观察发现甲药有效率为 70%，乙药有效率为 90%，现要进一步试验，设 $\alpha = 0.05$，$\beta = 0.10$。

请思考：每组至少需要观察多少对病例？

资料来源：时景璞. 临床研究中样本量的估计方法 [J]. 中国临床康复，2003（10）：1569 - 1571.

解：已知，$P_1 = 0.70$，$P_2 = 0.90$，$\mu_{0.05/2} = 1.96$，$\mu_{0.1} = 1.282$，代入式 5 - 5

$$N_1 = N_2 = \frac{1}{2} \left(\frac{1.96 + 1.282}{\sin^{-1}\sqrt{0.7} - \sin^{-1}\sqrt{0.9}} \right) = 78.9 \approx 79 \text{ 例}$$

即每组需要 79 例，两组共计 158 例病例。

在实际操作中，我们也可以使用以下公式来进行两样本比较的样本量估计：

$$N_1 = N_2 = \frac{\hat{\pi}_1(100 - \hat{\pi}_1) + \hat{\pi}_2(100 - \hat{\pi}_2)}{\hat{\pi}_2 - \hat{\pi}_1} f(\alpha, \beta) \qquad \text{（式 5 - 6）}$$

式 5 - 6 中，N_1、N_2 为每组所需的样本量，一般相同，$\hat{\pi}_1$、π_2 分别为两组的预期有效率（%），α 为 I 型错误概率（通常为 0.05），β 为 II 型错误的概率（通常为 0.10），$f(\alpha, \beta)$ 可由表 5 - 1 查出。

在例 5 - 8 中，若我们采用式 5 - 6 进行样本量计算，通过表 5 - 1 可知 $f(0.05, 0.10)$，代入式 5 - 6 得：$N_1 = N_2 = \dfrac{70(100 - 70) + 90(100 - 90)}{90 - 70} \times 10.5 = 78.8 \approx 79$ 例

即每组需要 79 例，两组共计 158 例病例。与式 5 - 5 计算结果相同。

（3）直线相关样本量估计

$$N = 4 \times \left[\frac{(\mu_\alpha + \mu_\beta)}{\ln\left(\dfrac{1 + r}{1 - r} \right)} \right]^2 + 3 \qquad \text{（式 5 - 7）}$$

式 5 - 7 中，N 为所需样本量，r 为总体相关系数 ρ 的估计值，μ_α 和 μ_β 分别为检验水准 α 和把握度 β 相对应的 μ 值。

➡ 【例 5 – 9】根据一些资料表明脑梗死与血脂水平间直线相关系数为 0.85，若设 $\alpha = 0.05$，$1 - \beta = 0.90$。

请思考：若想得到有统计学意义的结论，应调查多少例？

资料来源：时景璞. 临床研究中样本量的估计方法 [J]. 中国临床康复，2003（10）：1569 – 1571.

解：已知 $\alpha = 0.05$，$1 - \beta = 0.90$，$\mu_{0.05/2} = 1.96$，$\mu_{0.1} = 1.282$，$r = 0.85$，代入式 5 – 7 得：

$$N = 4 \times \left[\frac{(1.96 + 1.282)}{\ln\left(\frac{1 + 0.85}{1 - 0.85}\right)} \right]^2 + 3 = 8.16 \approx 9 \text{ 例}$$

则应选择 9 例来进行调查。

4. 软件法　样本量的计算除了以上陈述的几种方法外，在实际工作中也可以借助专门的软件（PASS、PSS、G Power、PC-Size、PS 等）或在线计算网址（MSST、Power And Sample Size、Epitools 等）来进行样本量的估计，从而使样本量的计算过程变得简单易行，节省一定的研究时间。

无论通过上述哪种方法，当计算出来的样本量达到总体的 75% 以上时，该研究则不适用于抽样调查，此时应选择普查。

三、样本量估计的常见错误

1. 没经过计算直接确定样本量　部分研究者在研究设计时，未经过计算就直接根据意愿确定样本量（如 50 例或 100 例）。这种确定样本量的做法可能会达不到统计学检验的要求，导致样本量不足，不能真实地反映研究结果。对于因实际情况限制无法获取要求的样本量，或研究本身的目的是进行方案的可行性探索或干预措施的疗效和安全性的初步探索，可不完全按照样本量估计的例数入组，但应在研究目的中给予明确的说明。

2. 样本量估计方法与研究设计和主要观察指标不对应　在样本量估计过程中，这是最常见的错误之一。主要观察指标的资料类型一般可以分为定性指标和定量指标两种，对应的样本量估计方法各不相同。例如，利用定性指标的样本量计算方法计算定量指标所需要的样本量。样本量的估计方法应与研究目的、研究设计和主要观察指标相对应，否则无法得到预期的效果。

3. 参数设置不合理　样本量估计的另一个常见错误是样本量估算的参数设置缺乏依据，或参数设置不合理、不符合临床实际情况。例如，为节省样本量有意夸大事件发生率或预期的效应值，人为将一些疾病的发病率提高，或选取的 α 值过大，设置的参数明显不符合临床的实际情况。上述情况都可能导致样本量估计不准确，从而使研究达不到预期的研究效度。

总之，在临床研究的过程中，样本量既不是越大越好，也不是越小越好。合理的样本量是临床研究科学设计的重要环节，与研究设计的其他环节密切相关，估计过程应充分理解和考虑研究目的、研究设计和主要观察指标的资料类型。样本量需要临床专家和统计学专家合作讨论确定，选择正确的计算方法和公式，合理设置参数，并进行科学的计算才能保证其准确无误。

第四节　研究变量的确定

一、研究变量的概念

（一）变量

变量（variable）是指在研究过程中可以实际测量并控制的随条件变化而变化的因素，如身高、体重、年龄、性别、血压、血糖等。通过观察和测量变量，得到的观测值就是变量值，又称为数据或资料。也就是说，数据或资料是由若干变量值所组成的。

（二）变量的类型

在护理研究中，通常将变量按关系划分为自变量、因变量和混杂变量 3 类。

1. 自变量（independent variable）　通常是研究者主动操纵的变量，我们通常是在实验或调查中通过改变自变量来观察其对其他变量的影响。自变量不受结果的影响，却可以导致结果的产生或对结果产生影响。例如，"研究某种药物对血糖的影响"，那么药物的剂量就是这个研究中的自变量。

2. 因变量（dependent variable）　是指想要观察的结果或影响，随着自变量的变化而变化，是自变量变化的产物，但同时也可能受其他因素所影响。例如，"研究某种药物对血糖的影响"，血糖就是因变量。

3. 混杂变量（extraneous variable）　又称外变量或干扰变量，是护理研究过程中不可避免的因素，它们可能会影响实验结果，但研究者却无法完全控制，只能在研究设计中尽量排除。例如，"研究某种药物对血糖的影响"，患者的饮食习惯、运动量等可能会影响实验结果，但研究者无法让这些因素完全保持不变。所以，可以通过设立对照组、随机区组，以及盲法等方式对混杂变量加以控制，降低其对研究结果的影响，提高研究结果的科学性和准确性。

在护理研究中，正确识别和操作自变量、因变量和混杂变量是保证实验结果可靠的重要步骤。他们之间相互作用，共同对研究结果产生影响（图 5 -1）。所以在护理研究过程中，识别和操作这些变量需要有科学的态度和方法，尽可能减少其他因素的干扰，才能得到准确的结论。

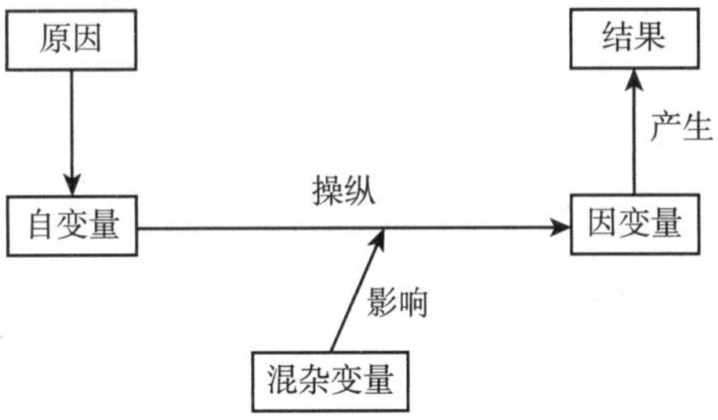

图 5 - 1　研究变量相关关系示意

二、确定研究变量

在护理研究过程中，明确了研究问题，我们就需要进一步地去明确研究变量。可以通过查阅文献及前人的科研实践经验来明确研究中存在哪些变量？它们之间有什么关联？这些变量中可测量的指标是什么？例如，想"研究某种药物对血糖的影响"，我们可以很清晰地发现在这项研究中，所要研究的变量为"血糖"，且它是这个研究中的因变量。通过相关文献的查阅，我们可以通过"空腹血糖""糖化血红蛋白"和"餐后 2 小时血糖"来对"血糖"这个变量有一个精准及全面的衡量。

在进行研究变量的测量时，我们通常选择一些标准性的测量工具，以达到测量的准确性及通用性。但当没有现成的研究工具测量抽象概念的变量时，需要研究者根据自身研究设计的目的去设计相应的测量工具（具体详见第六章 资料的收集方法）。

➡【例5-10】某研究人员欲对结肠癌肝转移的患者进行生存分析研究。此研究设计为描述性研究，研究对象为结肠癌肝转移的患者，研究变量是生存期。通过临床经验及查阅相关文献，发现性别、年龄、是否接受过结肠癌原发病灶手术、是否接受过化疗、初诊时癌胚抗原情况、白蛋白情况等都可能对结肠癌肝转移的患者生存期产生一定的影响。

请思考：对于研究中需要测量的指标，如何选择合适的测量工具进行测量。

资料来源：王宇.76例结肠癌肝转移多因素预后分析［D］.大连医科大学，2019.

分析：例如对于手术患者的T、N分期，研究人员采用的是2010年第七版的AJCC结直肠癌病例分期标准；肝转移时限按中华医学会外科学会所规定的6个月时限作为划分标准，通过以上标准的规定以达到所有入组患者的指标测量的统一性。

三、测量指标的确定

确定研究变量后，要结合研究目的和设计查阅相关文献，找出变量的理论性定义和操作性定义分别是什么，研究变量对应的测量指标是什么，研究的主要结局和次要结局的指标是什么。例如，在医护人员心理焦虑的研究中，主要研究变量为心理焦虑状态，研究人员通过查阅相关文献，决定采用汉密尔顿焦虑量表来作为主要结局指标。

测量指标（measurement indicator）是指在研究中用于反映研究目的和研究变量的某些现象和标志。在学术研究中，选择合适的指标可以更好地揭示研究对象的特征和变化情况。指标可以分为定性指标和定量指标。定性指标用来描述变量的性质或特征，如性别、职业等；定量指标用来度量变量的数量或程度，如年龄、收入等。测量指标的确定应遵循以下原则。

1. 合理性 在选择指标时，需要根据具体的研究问题和数据情况来确定。可以根据研究背景和目的来确定需要收集的数据类型和指标类型。同时，还需要考虑变量之间的相关性和影响，选择合适的指标组合来分析研究问题。

2. 可衡量性 指标必须是可衡量的，即能够通过数据收集和统计来获取相关指标值。只有可以进行量化分析的指标才能提供客观的数据支持，帮助我们作出准确的判断，得到准确的结果。

3. 相关性 指标应与所关注的研究对象密切相关，能够反映出研究对象的特征或表现。选择具有相关性的指标可以确保我们获得的数据与目标一致，从而更好地评估研究对象的状况或进展。

4. 可比性 指标应具备可比性，即能够进行跨时间、跨地区的比较。只有具备可比性的指标才能帮助我们发现研究对象的变化趋势，分析其差异和相似之处，提供参考依据。

5. 可操作性 指标应具备可操作性，即能够为研究人员提供有效的支持。选择可操作的指标可以帮助我们顺利地发现问题、分析原因并制定相应的解决方案，实现预期的目标。

6. 综合性　在选择指标时，应综合考虑多个相关指标，以全面、准确地评估研究对象的状况。不仅要关注单个指标的数值，还要将其与其他相关指标进行比较和分析，形成一个相对完整的评估体系。

7. 可解释性　指标应具备可解释性，即能够清晰地说明其含义和对研究结果的影响。选择具有可解释性的指标可以帮助我们更好地理解数据背后的意义，从而使研究结果更加真实。

本章小结

思考题

1. 样本量的大小受什么因素影响？

2. 研究变量如何确定？在确定研究变量的指标应遵循什么原则？

更多练习

（鲁美含）

第六章　资料的收集方法

教学课件

学习目标

1. 素质目标

认识到资料的收集在护理研究工作中的重要性，具备严谨的科学态度和实事求是的科学素养。

2. 知识目标

（1）掌握：常用资料收集方法概念、分类、实施步骤、优缺点及注意事项，问卷的编制步骤。

（2）熟悉：德尔菲法的实施步骤及优缺点。

（3）了解：档案记录收集法的资料来源及优缺点。

3. 能力目标

能区别量性资料和质性资料；能列举设计资料收集方案前应考虑的问题；能运用问卷法收集资料；能运用观察法收集资料；在使用生物医学测量法过程中，能明确测量指标并选择合适的测量工具。

案例

【案例导入】

手卫生是预防控制医院感染的核心手段，是标准预防环节中的重中之重，尤其2020年新型冠状病毒感染疫情在全球暴发，世界卫生组织和中国疾病预防控制中心推荐将手卫生作为保护医源性相关感染的主要措施之一。护理实习生是护理后备人才和医院未来主力军，其手卫生知识培训和依从性的重要性不言而喻。小路是一名实习护士，拟调查了解所在实习医院护理实习生在临床实习期间手卫生相关知识知晓和执行情况。

【请思考】

1. 可以使用哪些方法收集该医院护理实习生的手卫生相关知识知晓和执行情况的资料？

2. 在收集资料的过程中应该注意哪些问题？

【案例分析】

收集资料是科研过程中重要的环节，以获取原始数据，提供分析依据。本章将阐述护理研究中常用的资料收集的方法，包括问卷法、观察法、生物医学测量法、档案记录收集法等。

第一节　收集资料前的准备

一、资料的定义

从广义上讲，资料指整个护理研究过程中涉及的全部资料，包括研究开始阶段的申报材料，如课题申报书、开题报告、课题研究方案、专家的论证材料等；研究过程中产生的资料，如收集的各种变量的数据，访谈记录等；研究实施的阶段性总结材料，如中期总结报告、论文、会议记录等。

从狭义上讲，资料指为了达到研究目标而筹集、储存和处理的信息，是研究过程中所产生的过程性资料，最终用以回答研究问题，本章所提到的资料是指狭义上的资料定义。

二、资料的种类

1. 根据资料的来源不同，可分为一手资料和二手资料。

（1）一手资料：亦称原始资料，指研究者亲自根据研究目的和研究计划，通过不同的资料收集方法，直接调查、测量、观察或访谈研究对象所获得的资料。

（2）二手资料：是相对于一手资料而言的，指研究者未直接参与资料的设计和收集，而是在现有的一手资料的基础之上进行二次分析，得出新的研究结论。例如，现有的期刊论文、病历档案、会议资料、疾病信息登记库等。二手资料具有省时、省力、经济的特点，因此较受欢迎。但由于研究者未亲自参与已有资料的设计与实施过程，可能有信息不全、不准确、不充分或选择性报告等问题。因此，在使用二手资料前，研究者需要充分评估和分析资料，确保资料质量可靠。

2. 根据资料的属性不同，可分为量性资料和质性资料。

（1）量性资料：主要为数字形式的资料，通过问卷（量表）法、生物医学测量法等方法收集，主要用于量性研究资料的收集。在收集资料过程中，需要选择合适的研究工具，以确保资料的信度和效度；严格控制资料收集的条件和场所，避免外界的干扰，保持资料的客观性。

（2）质性资料：主要为文字、录音、图像、视频等非数字形式的资料，通过访谈法、观察法等收集资料，主要是针对质性研究资料的收集。在收集资料的过程中，需研究者深入研究情境，不同程度地参与到研究对象的活动中，尽量不干扰研究对象所在的研究场所的自然情境。

三、常用的收集资料的方法

护理研究中常用的资料收集方法包括问卷法、访谈法、观察法、生物医学测量法和德尔菲法等。其中，问卷法和访谈法又可以归为自陈法。根据研究方案是否详细具体，所收集的资料是否要求具体明确，问卷法、访谈法和观察法又可分为结构式、半结构式、非结构式。结构式资料一般用于量性研究，非结构式资料收集一般用于质性研究，主要用于探索新理论、新知识。

四、设计收集资料方案时应考虑的问题

收集资料前需要根据研究目的和研究设计，设计切实可行的收集资料方案，主要需要考虑以下问题。

（一）研究目的

研究目的是设计收集资料方案的前提，决定收集资料的性质和所采用的方法。例如，某研究想了解癌症患者的生活质量，可采用结构化的量表如常用的"生活质量核心问卷量表"进行问卷调查，从而得出结论；但如果想要探究某类现象，例如，想了解癌症患者的心理体验、感受，可通过结构式或非结构式访谈法收集资料，以获得深入资料。

（二）研究设计方案

在收集资料前，需要仔细分析研究设计方案，并明确研究对象的纳入和排除标准、研究对象的来源及可获得性、样本量，以及研究方案能否取得研究对象的配合。预设并评估这些问题有助于研究者在资料采集过程中采取相应的措施。

（三）变量和观察指标

变量是指研究中被测量、被观察的指标，收集资料就是收集变量的信息和数据，通过分析所得变量的数据，得出研究结论。因此，在收集变量和观察指标时，需要明确"所要的收集的变量有哪些？"及"变量的特点是什么？"，然后确定具体的收集资料的方法。例如，焦虑、压力水平等变量需要通过问卷法收集，交流方式、行为方式等通过观察法收集，血压、脉搏、呼吸、体温等通过生物医学测量法进行收集。

（四）研究对象的特点

研究对象的特点也是影响资料收集方法的一个重要因素。在制定收集资料方案时，需要考虑研究对象的年龄、视力、听力、受教育程度、沟通能力、自理能力、合作程度等。例如，研究对象为老年人，则需要考虑老年人的视力、听力是否正常，以及受教育程度等，可能需要调查人员协助完成资料的收集。

（五）收集资料方案的可行性

在设计收集资料方案时，应综合考虑涉及的人力、物力、财力等可行性因素。人力因素是指研究者是否具备收集资料所需要的知识和技巧，是否已进行或需要进行相关培训；物力因素是指资料收集所需要的场所、设备、材料等；财力因素是指是否有足够的需要支付的相关费用，如人工费、材料费、专家咨询费等。

（六）是否存在霍桑效应

霍桑效应（Hawthorne effect）是指若研究对象意识到自己正在参与研究，是被别人关注或观察的对象，可能或多或少地会刻意改变自己的行为和反应状态。这种效应会影响收集的资料的真实性和有效性，尤其是对于干预措施实施效果的有效性评价研究。根据《赫尔辛

基宣言》知情同意原则及相关伦理要求，在收集资料前需要得到患者的知情同意。因此，霍桑效应在所难免，只能通过对研究人员进行收集资料方法和技巧的培训来减少该效应。研究者在分析结果时应考虑是否存在霍桑效应的影响。

第二节　问　卷　法

问卷法是护理研究中最常用的收集资料的方法，是通过向研究对象发放问卷来收集研究资料。

一、问卷法概述

问卷法是指研究者运用问卷或量表从研究对象处获得所需信息，包括个人一般资料、知识、态度、行为等的收集资料方法。问卷法是一种标准化、书面的、定量的自陈法，通过研究对象回答问题获得资料。问卷法的研究工具包括成熟的量表和自行设计的问卷，以及一些较为公认的问卷。本节将介绍问卷法的相关内容，包括问卷与量表及其区别、问卷的编制、问卷法的实施步骤、优缺点和注意事项等。

（一）问卷

问卷（questionnaire）是研究者围绕研究内容所提出的问题（条目）的集合，问题可以是封闭式的，也可以是开放式的。常用的问题类型包括选择题、填空题、排序题等。

（二）量表

量表（scale）是由一系列封闭式问题构成的，以评分的方式测量研究对象的知识、态度、信念等特征在人群中水平的工具。量表根据事物特征的理论基础和问题之间的逻辑关联，按照一定的规则和标准分配数字，是一种将抽象、主观的特征进行定量化的工具，量表设计主要是设计事物主观特征的度量标准。

量表由经过量化的条目（问题）构成，整个架构常有理论或模型依据支持，内容应当系统全面。如常见的症状自评量表（symptom checklist-90，SCL-90），以精神病症状学为理论依据。量表的内容包括 9 个因子维度的评估：躯体化、强迫症状、人际关系敏感性、忧郁、焦虑、敌对、恐怖、偏执、精神病性。每个维度包含若干个条目（问题），共 90 个条目构成 SCL-90 量表。编成的量表是否符合原先预定的理论框架，可通过结构效度验证。

（三）问卷和量表的比较

广义上讲，量表是问卷的类型之一，理解两者的区别有助于更好地运用问卷和量表。

1. 在整体架构和理论依据上，问卷的编写不需要有特定的理论依据，在编制问卷时，以研究目的为依据，只要根据自己的需求，把想要了解的主题先厘清，罗列相关的问题，最后进行排序即可，一般耗时较短；而量表的编制需要以一定的理论和模型为基础，一般耗时较长，工作量大。

2. 在内容上，问卷的问题可为封闭式，可为开放式问题，而量表的问题必须为封闭式问题。一份问卷可以包含对多个变量的调查，而量表只用于测量单一变量。问卷的资料类型通常按照各题的选项进行计数，得到的结果是各个选项的频数或者构成比，属于计数资料或等级资料。量表通常根据得分进行计算，属于计量资料。

3. 在内容之间关联性上，问卷的问题比较分散，研究者可以将任何自己想要了解的内容或者问题都设计出来，这些问题之间不需要有一定的共同含义或者联系；而量表往往是对某一概念主题或结构的测量，各个问题都要与该主题相关，或者是这个主题的某个成分。

4. 在标准化程度上，问卷一般要求不高，中间没有标准化的项目分析、信效度测验等过程，一般仅需要检测内容效度等简单的指标；量表的编制、测量和分析的过程是标准化和数量化的，需要经过多个环节的检验，标准化程度和科学性比较高。

二、问卷的编制

(一) 问卷的结构

一份完整的调查问卷通常包括6个部分：问卷名称、指导语、填表说明、问题、答案和结束语。

1. 问卷名称　即标题，常设置于问卷的第一行居中位置，可以让研究对象快速了解研究内容和研究目的。

2. 指导语　是致研究对象的一封短信，通常位于问卷名称之后，问卷问题之前。主要用于说明研究目的和意义、研究内容和大概所花费的时间、知情同意、匿名保证、感谢语、研究者的身份和研究单位名称等。指导语要求语言简明、表述亲切、内容完整，200～300字为宜。

➡ 【示例】**护理实习生手卫生知识和手卫生依从性调查问卷**

您好！近年来，医院感染已成为很重要的社会性难题，而医务人员手卫生是最简单方便、经济有效的控制医院感染的方法。护理实习生是护理后备人才和医院未来的主力军，其手卫生知识掌握情况和执行依从性至关重要。因此，本研究拟调查护理实习生手卫生知识和手卫生依从性情况，希望能够得到您的配合。调查以匿名的形式进行，完成问卷需要5～10分钟。您有权拒绝参加这项调查，或者在任何时候退出。真诚地希望您能够参加本次调查，感谢您的参与！

*** 单位　** 课题组
时间：

3. 填表说明　填表说明是对某些概念/指标的解释，对问卷填写方法的说明，确保研究对象能按照要求正确填写问卷。有的问卷较为复杂，每个部分都有填表说明，有的问卷说明直接写在指导语中。

4. 问题

(1) 问题的形式：主要包括开放式问题和封闭式问题两种形式，另外有权宜式问题等。

1) 开放式问题（open-ended question）又称非结构型问题，只列举问题，不预先设定答案。研究对象根据自身情况进行回答。适用于探索性研究，不受既定答案选项的限制，可得到研究者意想不到的结果，常用于质性研究。在量性研究中，常在问卷最后设计几个开放式问题，以获得更全面的信息。

➡ **【示例】 您对乳腺病区舒心角的布置有哪些建议?** _____

2）封闭式问题（close-ended question）又称结构型问题，列举问题，并预先设定答案。研究对象根据自己的情况在事先设定的答案中进行选择。相对于开放式问题而言，封闭式问题的回答简单快捷，应答率高，特别是涉及敏感性问题时；且答案标准化，便于后期统计分析。但同时，封闭式问题也存在一些缺点，研究对象只能在预先设定的答案中进行选择，选择受限，创造性思维受限，不利于发现新问题；且当备选答案中没有适合的选项，而又必须选择一个时，研究对象容易随便选择而使资料产生偏倚。

3）权宜式问题（contingency question）指那些对某些研究对象适用，而对其他研究对象不适用的问题。研究对象是否需要回答该问题，取决于其在其他问题中的答案。因此，通常该问题会设有跳转提示。

➡ **【示例】 您是否完成了《护理研究》的课程学习?** _____
　　□是
　　□否（请跳转下面的 5~7 题，直接回答 8 题）

（2）问题的数量和顺序：问题的数量根据研究目的、研究内容、研究设计、资料分析方法，以及人力、物力、时间等因素来决定的，没有统一的标准。问卷的长度要适当控制，完成时间通常以 20 分钟内为宜，最多不可超过 30 分钟，针对儿童的问卷最好能够 15 分钟内完成。问题太多容易使研究对象产生生理疲劳和厌倦情绪，影响调查质量。

问卷中问题的排序需要遵循一定的规则，先易后难、先简后繁，先一般性问题、后特殊性/敏感性问题，先封闭性问题、后开放性问题；同时，问题要按照一定的逻辑顺序，通常将同一类型或同一主题的问题编排在一起，以便于研究对象一起回答，避免作答时思路出现中断。

5. **答案**　封闭式问题的答案是预先设计好的，答案设计也是制作问卷的重要一步。

（1）答案的格式设计：根据选项的设置不同，答案又可以分为以下几个类型。

1）填空式答案：直接填写答案。例如，收集研究对象的年龄资料时，询问年龄后直接填写即可。

2）二项式答案：又称两分制问题或是非型问题，答案设置为"是""否"。适合于收集事实性信息和小儿的资料。

3）多项式答案：一个问题下设置了两个以上的答案，研究对象可根据自身实际情况选择一项或多项答案。适合于收集态度和意见方面的资料。

4）等级评分式答案：问题答案是由一系列等级所构成，要求研究对象对某一事物按照某种属性进行程度评分。又可分为数字评分和李克特条目（Likert item）。数字评分是将某一问题的答案的程度以 1~10 分来计分，研究对象根据自身情况选择合适的评分。

➡ **【示例】 将疼痛程度用数字 0~10 依次表示，0 表示无疼痛，10 表示最剧烈的疼痛。请问您的疼痛有多严重? 请选择一个最能代表自身疼痛程度的数字。**

　　　0　　1　　2　　3　　4　　5　　6　　7　　8　　9　　10

李克特条目以美国心理学家 Rensis Likert 的名字命名，其选项是对事件或事物的连续、双向、对称评价，包括评价、同意和频度等方面的评定，条目答案的选择项一般可有 4 级、

5 级、7 级，以 5 级较为常用。当选项为奇数时，有中间不表明态度选项；若为偶数，没有中间选项，研究对象一定要表明倾向。

➡️ 【示例】我能够主动利用各种资源（如文献、循证工具等）改善患者护理结局。

☐非常同意　　☐同意　　☐不确定　　☐不同意　　☐非常不同意

5）排序式答案：要求研究对象对所列的选择项目按某种程度排序，常见的有难易程度、偏向程度及重要程度等。一般排序项目不应超过 10 个，可以是在所列项目中排出前几个，也可以是将所有项目进行排序。

➡️ 【示例】请对大学生综合素质指标重要程度作出排序，根据重要程度从高到低排序（最多选 4 项）_____

A. 学习成绩　　　B. 所获荣誉　　　C. 交际能力　　　D. 外形相貌

E. 卫生习惯　　　F. 礼貌修养　　　G. 表达能力　　　H. 实践创新力

（2）答案选项设置的注意事项：设计封闭式问题的答案选项时，应遵循详尽和互斥的原则。详尽是指所设置的答案需要包括所有可能的选项，即研究对象都能从答案中选择适合自己的选项。在某些情况下，若研究者不确定是否列全所有可能出现的答案，可增设一个"其他"选项，并留出空白供研究对象自行填写。互斥是指选项互不重叠，研究对象能够快速辨别出适合其特点的选项。封闭式答案选项设计中的常见错误如下。

➡️ 【示例】**1. 您的文化程度是？**

☐小学　　☐初中　　☐高中及中专　　☐大专及以上

2. 您每周锻炼次数是？

☐0 次　　☐1～2 次　　☐2～3 次　　☐≥3 次

分析：第 1 题中列出的选项不全，漏掉了小学以下学历，违背了详尽的原则；第 2 题答案相互重叠，违背了互斥的原则。

6. 结束语　结束语主要是对研究对象表达感谢，同时提醒其检查问卷不要漏填，并提出希望对答案进行复核的请求。有的问卷中省略该部分。

（二）问卷编制的步骤

1. 明确问卷的编制框架　围绕问卷的主题展开，列出该问卷所要收集或测量的内容、领域等，明确要测量的研究变量，通过深入广泛的文献研究和概念分析来明确问卷的框架。

2. 编制问卷条目　编制问卷的条目来源主要有两个途径，使用其他问卷中已成型的条目和自行编写新条目。

（1）使用其他问卷中已成型的条目：通过文献查阅，在已成熟的调查问卷中寻找与本次测量概念相关的条目，取得原作者同意后可根据自身研究需求修订整个问卷或部分条目。使用已成型条目的优点是其已经过检验和应用，具有较好的信效度。但是在使用过程中需要注意其对于不同的研究人群的适用性，需要通过预调查以保证通用性。

（2）自行编写新条目：研究者根据研究目的和理论依据推论出能测评出这些内容的项目的新条目，即通过推理法进行编制。新条目要对测量的概念进行操作性定义，与研究主题相契合。这一过程一般包括查阅文献、参考相关研究问卷、参考专家意见、总结以往经验、访谈研究对象等方式。

3. 设计问卷初稿　进一步梳理研究变量，筛选已编制的问卷条目，可将其分类；将条目标准化、规范化；根据问卷中问题答案的种类，可将相同类型的问题放在一起；按照一定的逻辑顺序（时间、从一般到特殊等）安排问题的先后顺序；进一步完善并形成完整的问卷初稿。

4. 修改和润饰问卷条目　问卷初稿完成后，需要反复地进行修改。修饰条目的文字表达，确保问题描述简洁、清晰，尽量避免使用专业术语，便于研究对象理解。估计问卷的长短，根据需求增删问卷条目：删除与问卷主题关联不大或存在重复的问题；若条目过少，进一步深入挖掘概念，适当增加问卷条目。对于某一变量维度的测量一般设计 3 ~ 7 题，通常设计 5 题，以便于后期因子分析进行修订。

5. 内容效度评定　结合专家问卷收集领域内资深专家的意见，修订不相关或不清楚的条目，通过计算内容效度指数来评价内容效度的优劣。

6. 问卷预实验　问卷在正式投入使用前，需要在小范围研究对象中进行预实验，根据预实验的结果修改或调整问卷，以确保问卷语言的可读性、问卷条目的完整性及整体测量内容的合适性。

（三）问卷编制的注意事项

1. 用词简洁、通俗易懂　问卷条目用词力求简洁明了，含义准确。同时，用词要通俗易懂，考虑研究对象的知识水平、能力范围，避免使用专业术语。如"您的生命体征情况怎么样？"等。"生命体征"为医学专业词汇，患者不容易理解。

2. 避免双重问题　一个问卷条目应该明确且只涉及一个方面或一个主题。避免在一个问题中询问两个甚至多个问题，以免研究对象混淆，使其回答变得困难。

3. 避免暗示答案　问卷设计应该避免倾向性或偏见，以确保获得客观和真实的回答。问题的表述应该中立，不应该暗示某种答案或带有主观情绪。

4. 确保研究对象的匿名性　在问卷设计过程中，应遵循医学伦理相关原则，不可暴露研究对象的身份。同时，匿名也可减轻研究对象的顾虑，使调查结果更客观、真实。

5. 处理个人资料和敏感性问题的方法　问卷中尽量避免询问私人问题，如不可避免，如家庭收入等，划分几个范围区间让研究对象从中选择比开放式填空更容易获得有效答案。对于某些敏感性问题，采用第三人称的方法更易让人接受，使内容表达更加客观。也可建立一个开放环境，如表述为"针对某一个问题有多种看法，想询问一下您的看法"。

三、问卷法的实施步骤

运用问卷法收集资料的过程包括选择研究工具、培训调查人员、发放问卷、回收和整理问卷 4 个步骤。

（一）选择研究工具

1. 检索研究工具　研究者首先明确研究变量，并根据研究变量数据库检索相关的量表和问卷。当研究较少或没有直接研究工具时，要考虑研究工具对于不同研究人群中的适用性。例如，某研究者要测试炎症性肠病患者的心理韧性，经检索发现已有现成的乳腺癌患者心理韧性量表，因这两类疾病患者的心理韧性没有同质性，因此在该研究中就不能够直接选用该量表。当研究工具较多时，则要进行慎重选择。

2. 首选应用广泛的公认量表　经过广泛应用的公认量表，在使用过程经过多次验证，其科学性、可靠性更强。在护理研究中经常会用到一些公认的量表，如自我效能量表、焦虑自评量表、人文关怀能力量表、护士压力量表等。

3. 优选具有国内常模资料的研究工具　运用具备国内常模的量表，方便将研究结果与常模对比，使研究结果更具可比性。

4. 选用信效度好的研究工具　信度和效度是衡量研究工具质量的重要指标，通常用于评估问卷或量表的可靠性和有效性。信度与效度差的研究工具所测到的指标是不准确的、可信度低。引进国外量表时，要注意文化调适，须在本土检测信度和效度可行后方可使用。

若上述可选研究工具均没有时，则需根据研究目的自行编制问卷。

（二）选择和培训调查人员

当调查对象为住院患者时，考虑到需要与调查对象建立信任关系并取得配合，最好选择病房的护士或者实习护士作为调查人员。在开展问卷调查前，需要对调查人员进行统一的培训，以帮助调查人员掌握调查的目的和发放问卷的方法、统一条目的含义及填写方法、明确调查工作的进程及注意事项等。

（三）发放问卷

问卷发放主要包括4种方法：现场问卷法、电话问卷法、网络问卷法、邮寄/电子邮件问卷法。不同的方式所得问卷的回收率有所不同，现场问卷法的回收率最高，其次为电话问卷法，网络问卷法和邮寄/电子邮件问卷法的回收率相对较低。

1. 现场问卷法　现场问卷法是指研究对象现场填写问卷，可由调查员逐一向每一位调查对象面对面发放问卷，也可以小组形式集体发放。调查员应使用统一的指导语，说明研究目的及注意事项，并请研究对象独立填写，问卷当场回收。现场调查时，调查者可以解答研究对象在填写过程中所遇到的问题，同时，回收问卷时，可对问卷的质量进行检查，可减少错答或漏答的情况。因此，现场问卷法的优点是回收率高，问卷质量较高，是最常用的方法。但当问卷设计到隐私或敏感问题时，如大学生性行为的调查，研究对象可能会顾及现场环境而不按真实情况回答。问卷应尽可能由研究对象本人填写，若研究对象因文化程度较低或视力下降、视力障碍等原因无法填写时，调查员可以中性、不加评判的态度依次为研究对象阅读题目，研究对象口头回答，由调查者代为填写。

2. 电话问卷法　电话问卷法是通过电话的方式进行调查，调查员逐一阅读题目，研究对象根据实际情况回答，调查员代其填写问卷。调查员需经过培训，注意提问语气，不得诱导。需要注意的是，在电话调查开始前要建立信任关系，取得研究对象的配合。如对出院患者进行随访，最好出院前沟通好电话随访，以提高问卷回收率。同时，要注意控制调查时间，否则可能引起研究对象的厌烦情绪而中断调查，影响有效回收率。电话问卷法的应答率较高，有利于研究对象对某些敏感问题作出诚实回答，但缺少面对面的交流，且受时间限制较大，花费较高。

3. 网络问卷法　网络问卷法又称为在线问卷调查、网络调查等，是指通过网络技术，研究者将传统的纸质问卷在线化、信息化，让研究对象通过手机、电脑等途径填写问卷。目前常用的在线调查平台有问卷星、SurveyMonkey 等，用户可以根据网站提供的问卷设计指南，在线设计、发放、回收、统计问卷。近年来随着计算机技术和网络的普及，网络问卷法的应用越来越多，其优点是打破了时空和地域限制，方便快捷，可以在短时间内获得足够样本的研究对象，而且由于网络的匿名性，研究对象可以毫无顾虑地回答一些敏感性问题，从而使调查结果更加真实可靠。缺点是对研究对象的网络信息能力要求较高，不适用于没有网络或者不会使用电子设备的研究对象。

 知识拓展

网络问卷调查平台

1. 问卷星　问卷星于 2006 年上线，是最常用的中文在线问卷调查、考试、测评和投票平台之一。以问卷为基础，它提供了一系列功能，包括在线设计问卷、发布问卷、发送问卷链接、查看调查结果和下载调查数据等。用户可以通过微信、短信、QQ、微博、邮件等方式发送问卷链接，还可以将问卷嵌入到网站中，并与企业微信、钉钉、飞书等应用高度集成。

目前，应用较多的中文网络调查平台还包括问卷网、腾讯问卷、麦客、调研工厂、集思网、调查派、乐调查、我要调查网等。

2. SurveyMonkey　成立于 1999 年，是美国著名的在线调查系统服务网站。放眼全球，在线调查三巨头 SurveyMonkey、Qualtrics、Confirmit；其中，SurveyMonkey 占据最大的市场份额，占有率达 15% 以上，主要针对个人用户和企业，提供免费与付费的调查和数据分析服务。

目前，应用较多的英文网络调查平台还有 SmartSurvey、Survey Anyplace、SoGoSurvey、eSurveysPro、AC Nielsen、mySurveyASIA 等。

4. 邮寄/电子邮件问卷法　邮寄问卷法是指使用信函的方式发放和回收问卷，信封内应包含首页、问卷正文，以及写好回信地址并贴足邮票的回信信封。首页是内容更为充实的指导语，对研究目的和意义、填写方法、需要的时间、保密性承诺等进行说明，并请求对方的配合。若在一定时间内（2～3 周）仍未收到回信，可通过电话提醒或者再次寄信并附上问卷。邮寄问卷法发放的范围较广，但回收率较低，常需重复邮寄。电子邮件问卷法是采用电子邮件的形式发放问卷，该方式更加方便、经济、快捷，被越来越多的研究者采用，尤其是对于一些特殊群体，如艾滋病患者、同性恋人群、自闭症儿童家长，常以邮件的方式发放问卷。

（四）回收和整理问卷

回收问卷时，要注意问卷的回收率和有效率。回收后先清点问卷数量，检查是否收齐，再认真检查每份问卷的质量，主要检查是否有遗漏的问题、是否有无效问卷（如答案全部是同一选项），如存在问题应请研究对象及时补充或者重新填写。合格的问卷进行编号，注明资料收集人的姓名和回收日期，妥善保管。

四、问卷法的优缺点

与其他资料收集方法相比，问卷法具有以下优缺点。

（一）优点

1. 方便经济，节省时间、财力及人力　特别在现如今的网络化时代，采用在线调查或电子邮件等方法，不受地域的限制，可以同时从多个地区获得大量资料，效率大大提高。

2. 有利于研究对象的配合　问卷法能做到匿名填写，充分尊重个人隐私，有利于取得研究对象的配合。

3. 调查者影响较小　与访谈法相比，采用预先设计好的结构式或半结构式问卷，有统一的指导语和填写说明，调查者对研究结果影响较小。

4. 便于进行统计学分析　问卷调查结果易通过编码转换为数字，便于计算机进行处理和定量分析。

（二）缺点

1. 可能出现理解偏差　问卷多以文字的形式呈现，要求研究对象能够理解问题及答案的含义，从而保证问卷结果的真实可靠。但若研究对象的文化程度偏低或出现疑问时，缺乏及时面对面沟通，研究对象可能会出现理解偏差，误解研究者的研究目的和研究内容。

2. 问卷的回收率难以保障　回收率的高低依赖研究对象的合作程度，研究对象可能对研究内容不感兴趣、态度不积极或因为其他事情无法完成问卷，尤其是采用邮寄问卷法时，问卷的回收率难以保障。

3. 研究结果可能存在偏差　可能会存在错答、误答、漏答、猜答的情况，有些研究对象可能未认真阅读和慎重思考问卷，只是随意勾选答案，或者因某些原因隐瞒真实答案，这些情况研究者无从分析判断，可能会使研究结果出现偏差。

五、问卷法的注意事项

问卷法的一个较大缺点就是回收率低，如何提高回收率并保证问卷的质量是问卷收集的重要任务，应采取相应方法提高问卷应答率。

（一）充分介绍研究背景和填写要求

在正式问卷之前，附上一份全面、合适的指导语。指导语要介绍研究背景、研究目的，填写问卷的要求和参与方式，对研究对象参与研究的感谢，让研究对象认同研究，愿意完成问卷。在指导语上附上研究者的个人签名，以获取研究对象的信任，以及写明如何确保研究对象的匿名性，以消除研究对象的顾虑，提高应答率。

（二）问卷内容清晰易懂

问卷整体设计是否清晰、易懂、易完成，直接影响研究对象的第一印象。在发放问卷之前，需要确保问卷卷面整洁，板块设计合理，内容可读。当翻译国外量表时要注意按照汉语的叙述习惯，否则可能使研究对象不知所云或产生不信任感，导致研究结果出现偏差。

（三）选择合适的调查时机

开展问卷调查尽可能考虑被研究对象的接受程度，尽量减少为其带来麻烦和额外的压力。若研究对象为一般人群，最好在非假期发放问卷。若研究对象为住院患者，除非特殊阶段研究必需，最好避开其刚入院期、病情诊断初期、危重期等时段。

（四）其他

在邮寄问卷时，附寄贴好邮票写好地址的回信信封，可以减少研究对象参与研究带来的额外麻烦，增加回收率。另外，也可以通过提供小礼品或在网络问卷后设置红包等方法激励研究对象填写问卷。

第三节　观　察　法

观察法（observation）是指研究者通过感官或其他辅助工具，系统地、有目的地、有计划地对事物或现象进行仔细观察、分析，以获得第一手真实资料的一种方法。在护理研究过程中，有部分护理问题很难测量，比如研究对象的个体特征、活动形态、语言和非语言沟通行为、环境特点等，故而采用观察法。观察法在量性研究和质性研究中都有应用，在质性研究中应用较多。该研究方法可在新研究领域提出研究假设，还可丰富或补充其他研究方法所收集不到的资料。但观察法受观察者主观影响较大，且观察时间、观察地点和观察方式等都会影响收集资料的质量，因此在实施观察法前需制定好观察内容和观察时间，对观察者进行培训，以减少研究误差，保证观察者效度。

一、观察法的分类

根据不同的方法角度和性质，观察法可有多种不同的分类。

（一）按照观察情形分类

1. 自然观察法（naturalistic observation）　是指在自然环境中进行观察，即事件自然发生、发展，观察者对观察环境不加改变和控制。自然观察法可以观察到研究对象在真实情况下的实际行为，例如，观察某医院护士在日常工作中的洗手行为。

2. 实验观察法（experimental observation）　是指在人为干预和控制的环境中进行观察，常用于实验条件下观察研究对象对特定刺激的反应。例如，观察新生儿对抚触和洗澡的反应。

（二）按照观察内容分类

1. 结构式观察法（structured observation）　观察前有详细的观察计划书、明确的观察指标和规范的观察记录格式，规定观察者的观察内容和记录方式，要求研究者严格按照观察计划，对整个观察过程进行系统地、有效地控制和完整、全面地记录。该方法多采用标准化的资料收集工具，如观察项目清单（checklist）、观察表（observation form）、观察卡（observation card）等。例如，采用压力性损伤评估表对患者的皮肤状态进行观察等。

2. 非结构式观察法（unstructured observation）　观察者只有一个总的观察目的和要求，或者只有一个大致的观察范围和内容，没有详细的观察计划和观察指标。观察者依据观察目的按自己的理解有选择地记录观察内容，常用现场记录法或日记记录法，一般无正式的记录表格。

（三）按照观察者参与程度分类

由于霍桑效应的影响，当研究对象意识到自己正在被观察时，往往或多或少会改变自己的行为或反应状态，影响资料收集的真实性，因此，观察活动中的参与程度和身份对资料的质量有较大影响。

1. 参与式观察法（participant observation） 观察者深入到研究对象的生活背景中，参与到研究对象群体或组织的活动中进行内部观察，可使观察尽量维持正常情境，研究对象表现出真实的状况。例如，某科室的一名护士观察者，观察科室护士的洗手行为。参与式观察法是质性研究的重要组成部分，也是社会调查研究的重要方法。根据研究对象是否知情，参与式观察法又可以分为观察者隐蔽和观察者公开两种方式。

2. 非参与式观察法（non-participant observation） 观察者不参与研究对象的任何活动，以旁观者的身份进行观察，记录所需资料。例如，质控中心的研究者到科室观察护士的洗手行为。非参与式观察法可以借助一些辅助设备进行观察，如录像机、监控摄像等。

二、观察法的实施步骤

（一）结构式观察法的实施步骤

1. 明确观察内容，突出观察重点 在结构式观察法中，观察者要根据研究目的、研究对象、研究设计和背景环境等明确观察内容。观察内容应突出重点，主次分明，不然观察范围过大，易收取无价值的资料。

2. 设计观察的分类系统 设计观察的分类系统即将观察内容具体化为可观察、可测量的观察指标，进行分类的过程。

（1）确定观察指标：首先要对所观察的行为和特征进行详细的操作性定义。例如，要观察护士洗手的行为，明确其概念为"医务人员用流动水和洗手液（肥皂）揉搓冲洗双手，去除手部皮肤污垢、碎屑和部分微生物的过程"。然后对洗手进行操作性定义，界定其可观察、可测量、可操作的特征，如"按照七步洗手法进行洗手，共包括手掌–手背–指缝–掌指关节–拇指–指尖–手腕7个部位，洗手的时间不少于15秒"。

（2）设计分类系统：不同的行为归到不同的类别中去，不能出现重复归类的情况。根据研究内容和观察指标，研究者可以自设记录表，还可以结合成熟评定量表来进行记录。例如，观察脑卒中后患者基本日常活动，可将其活动类型归为饮食行为、个人卫生和穿衣技巧3类，然后分别设计各个类别下具体的行为内容。

3. 确定观察样本 根据研究目的和研究对象来确定选择方便抽样还是随机抽样选取观察样本。观察样本可以按时间选样（time sampling），如对住院患儿分离性焦虑的观察可以随机选取10例住院患儿组成观察对象，然后在为期1小时的时间内，分别对10例患儿的分离性焦虑情况进行观察和记录，具体时间段的选择可以通过预实验观察确定；对于发生频率低的现象进行观察时，也可以按事件选样（event sampling），如护士接待新患者的过程。

4. 制订观察计划 在观察前需要制订明确的观察计划，确定观察方式、观察时间、观察地点、观察设备等。

（1）观察时间：观察时间的选择首先要考虑被观察者的活动集中程度，这可经过实地考察、预观察或咨询熟悉被观察者活动的专家来实现。

（2）观察地点：观察地点的确定需要相关部门或组织的批准，多方面协商以确保观察不影响日常医疗活动，观察也不会被一些外界因素打断。

（3）观察设备：应用观察法收集资料，尤其是某些健康状况和身体功能方面的资料，可备一些辅助工具帮助资料的获取，如听诊器、血压计、体温计等。可借用录像的方式记录观察信息，以便事后反复观看，捕捉细节变化，但应事先告知观察对象，并征得同意后方可使用。

5. 选择和培训观察人员 与其他收集资料的方法相同，观察法前期准备工作完成后，需要选择和培训观察人员。在观察法中，观察员的个人主观因素对结果的影响较大，应选择非课题组成员担任测量人员，并且在测量过程中实施盲法，减少主观因素对结果的影响。当有多位观察员时，应制定观察员手册，通过实例分析或者场景模拟等方式进行统一的培训。在正式观察前通过预实验，让多人同时测量同一个研究对象，通过比较测量结果来检测相互间的一致性。

6. 观察和记录 实施观察，将观察到的内容记录在事先设计好的观察表上，对一些复杂的行为可以利用摄像机等设备对观察情境进行录像。

7. 整理观察记录 观察结束后，要对观察记录及时整理、分类登记和存放，以便查找和进行分析。

（二）非结构式观察法的实施步骤

1. 观察内容 非结构式观察法没有事先确定的统一具体的观察内容，因此也没有设计好的观察记录表，完全按照现象的发生、发展和变化过程进行自然观察，常用于质性研究。记录的内容可根据目的有各自的侧重点，总体而言需要记录的内容包括：①客观环境（建筑特征、物品摆放等）。②人物特征（衣着、行为方式、交流方式等）。③活动内容（目常活动过程和特事件）。④对话。⑤事件日记（按时间顺序记录一天发生的事情）。⑥反思日记（观察者进入观察情景前、在观察情景中的经历、感受和体会，可能会对观察结果产生影响）。例如，幼儿园的娱乐场所的房间结构、物品摆设、装饰品、活动人员、光线等。

观察人员对观察的整体现场获得一定感性认识后，再根据研究目的寻找观察的重点，包括研究对象的基本特征、活动和相互作用方式、活动的频度、持续时间，以及其他相关因素（如非语言沟通方式等），以了解潜在行为背后的信息。

2. 记录方法 非结构式观察法通常采用现场笔记、反思日记、事件日记等方式，将情景过程记录下来。最好的方法是将当场记录与事后追记相结合，先当场记录要点，利用活动间隙或事后就近寻找合适的地点及时回忆之前观察的内容，同时进行反思，记录观察者的感受和体会，还可进行初步的整理和分析。此法记录较深入、涉及面较广，具有分析性和诠释性，可较系统地概括观察内容。观察时既可以时间为单位，也可以观察事件为单位。

三、观察法的优缺点

（一）优点

1. 能提供深入、真实的资料 在观察法中，观察员深入现场进行观察，能够记录真实的外在行为，获得大量具体的一手资料。同时，还可以借助现场记录或者录音、视频得到详细可靠的信息。

2. 适合于对行为、活动的研究 对于一些不能直接访问或不便访谈的研究对象，如婴儿、昏迷患者等的行为和病情，可以通过观察法获取资料。

3. 易取得研究对象的合作　属于无创测量，不需要采集标本，不需要研究对象主动的合作，因此不会成为研究对象拒绝合作的阻碍。

（二）缺点

1. 可能存在霍桑效应　研究对象一直处于观察者的视线范围中，可能因为知道被观察而有意改变自己的行为，失去真实性，造成结果的偏差。

2. 资料易受观察者主观性的影响　观察主要依赖于观察者个人的感官和思维能力，而不同人的思维方式存在差异，易受个人主观性的影响，不同观察者会对同一现象或事件得出不同的观察结果。观察者还可能会忽视某些对研究不利的现象，观察结果会受到观察者的价值观和感情因素的影响，因此观察法具有相当的主观性，尤其是非结构式观察法会更加明显。

3. 容易涉及伦理问题　观察过程中可能会涉及一些研究对象的隐私内容，若使用录音或摄像等设备，涉及研究对象的声音、影像等资料收集。如何处理好观察内容和尊重被观察对象隐私是研究者需要持续考虑的问题。

四、观察法的注意事项

为了确保观察结果的真实性和可靠性，在使用观察法时应注意以下问题。

（一）充分考虑伦理问题

参与式观察法中，观察者的角色会涉及伦理问题。为了保证观察结果的真实客观，观察者在研究对象面前隐匿观察者身份，而在私下观察研究对象的真实行为；有些研究需要使用录像、录音等方式时，可能涉及研究对象的隐私。以上伦理问题需要被充分考虑。因此，为了规避这些问题，研究者应事先征得研究对象的知情同意。

（二）尽量不干扰研究对象

考虑到霍桑效应，在观察过程中，尽量不干扰研究对象的活动。可在知情同意的前提下，通过隐蔽的方式进行观察；尽量使用参与式观察法，用一定的时间与研究对象接触和沟通，建立初步的信任关系后再观察。现场记录可以及时记录观察内容，但可能会对研究对象造成压力和干扰，紧接着观察时间后的事后记录，比较准确地会议观察内容，可避免对观察对象的行为造成影响。

第四节　生物医学测量法

生物医学测量法（biophysiological measures）是指借助仪器设备和相关技术来测量数据的方法。在护理研究中，很多资料是通过生物医学测量法获取的，如血压、体温、脉搏、血氧饱和度、白细胞计数等。本节将阐述生物医学测量法的分类、实施步骤、优缺点和注意事项。

一、生物医学测量法的分类

（一）按照测量对象分类

1. 在体测量　是指直接生物活体上对其组织结构和功能状态进行测量，如心率、血压等。在体测量能够反映机体指标随时间和空间的动态变化，因此广泛应用于生理检查、患者监护，以及在治疗和护理中的实时监控。但在测量时需要避免和控制机体因素和外界环境等对于测量结果的影响，比如体位、噪声等。

2. 离体测量 是指对离体的血、尿、组织等生物样本进行测量，需要特定的仪器和环境。其特点是在测量过程中要保持生物样本的活性，其测量条件比较稳定和易于控制，主要用于生化分析和病理检查。

（二）按照测量条件分类

1. 无创测量 又称非侵入式测量，测量设备不侵入机体的组织，不会造成组织创伤，因而无痛、安全性好，易于被患者接受，适合长时间连续测量和重复多次测量，如常规生理参数的测量（血压、脉搏、指脉氧）和医学影像学测量等。但其缺点是多为间接测量，被测信息需经体表传递，在机体传递过程中容易失真，因此测量结果的准确性和稳定性较低。

2. 有创测量 又称侵入式测量，测量设备需要侵入机体组织，造成机体组织不同程度的创伤。有创测量多为直接测量，因信息失真小，检测结果准确性和稳定性高，一般用于术中或术后危重患者监测，如有创动脉血压监测等，也常用于动物实验。

3. 微创测量 结合无创测量和有创测量的优点，微创测量在临床上的应用越来越广泛，其中较有代表性的是内镜检查技术和植入式测量。内镜检查技术如胃镜、肠镜和膀胱镜等，基本不损伤皮肤和组织，可以直接观察和检测机体状况。植入式测量是指将测量系统的部分或全部经手术埋植于机体内进行测量，如心脏起搏器、脑部植入电极等。

（三）按照测量指标分类

1. 生理学指标测量 是指对机体生命活动和器官功能指标进行测量。护理工作中最常用的生理学指标是伴随生命活动的一些机械信号，如体温、脉搏、呼吸、血压、中心静脉压等。临床研究中，一些电生理指标的测量是疾病诊断的重要依据，如心电变化的测量是诊断心脏疾病的重要手段。

2. 生物化学指标测量 是指对机体化学物质含量、物质代谢、化学结构等指标进行测量。常用的生物化学指标有钾、钠、钙、糖、尿素、肌酐、尿酸、总胆红素、直接胆红素、间接胆红素、谷草转氨酶、谷丙转氨酶等。

3. 形态学指标测量 是指对机体器官、组织、细胞的形态、结构、位置和毗邻关系等进行测量。常用的有组织学测量和影像学测量方法，组织学测量主要是借助显微镜研究机体器官、组织、细胞等构造，如用显微镜观察病理组织切片；影像学测量是通过各种成像技术使机体内部器官和结构形成影像，了解机体解剖和生理功能变化，如计算机体层成像、磁共振成像。

二、生物医学测量法的实施步骤

实施生物医学测量的过程中，测量工具、测量人员、测量条件和测量方法等都会影响测量结果的准确性。研究者应当规范测量程序，培训测量人员，在测量时尽量实施盲法，防止产生偏倚。

（一）明确测量指标

一项研究常常涉及多个变量，研究者需要根据研究目的，在研究设计阶段明确需要测量的变量，当一项研究中有多个指标需要测量时，通常还需要明确主要指标和次要指标。例如，在手术后患者低体温发生情况及其影响因素的研究中，主要指标就是围手术期患者的体温，次要指标包括心率、血压、失血量、环境温度、手术时间等。

（二）选择测量工具

一般情况下，明确了测量指标后就可以基本确定相应的测量工具和测量方法。随着科学技术的发展，生物医学测量在护理领域的应用越来越多，电子监测技术、微创测量技术、基因检测技术等新技术，以及新方法、新仪器的不断出现，有时同一个指标可以有多种不同的测量工具或测量方法，这时研究者就需要进行选择。例如，测量围手术期患者的体温，可供选择的工具有传统的水银温度计、近年来在临床应用越来越多的红外线体温枪、新推出的无线体温检测仪等，研究者需要结合研究目的、研究对象的特点、研究设计、研究经费等多方面考虑，选择最合适的测量工具。在研究开始前，必须统一测量工具的种类、厂家和型号，并对其质量进行检测，确保得到精确的测量结果。

（三）规范测量程序

测量程序是否规范化、标准化将直接影响研究质量，研究者应当在研究设计阶段充分考虑细节，制定明确规范且可操作性强的标准流程，保证研究中测量方法和程序的一致性。最好在正式研究开展之前进行预测量，预测量可以起到熟悉测量方法、检测测量条件、发现并排除影响结果的因素等作用。例如，在手术后患者低体温发生情况及其影响因素的研究中，研究者结合手术患者特点，选择了红外线体温枪作为测量工具，然后研究者在预实验的基础上制定了标准的操作流程，详细规定了测量前的校准方法、测量时间、测量部位、测量距离、测量条件、测量次数等。

（四）培训测量人员

在培训人员之前，首选要考虑由谁来测量，测量人员的主观因素会直接影响测量结果的真实性，因此，最好由非课题组成员担任测量人员，并且在测量过程中尽量实施盲法。为了减少测量偏倚，最好由同一名测量人员完成测量。如果研究分组多、样本量较大，可由多名测量人员组成的测量值来完成，此时应通过预实验，检测多位测量人员间的一致性。测量员应事先进行统一培训或者参加专门机构举办的学习班，熟悉掌握测量方法，测量程序、结果的判定标准等，有时还需要获得完成测量所需要的资质证书。

（五）实施测量

完成上述准备工作后，就可以开始对研究对象实施测量。在测量过程中，应严格按照测量程序，对每个研究对象进行统一规范的测量，并注意控制影响测量结果的干扰因素。测量结束后，及时记录测量结果，并妥善保管原始数据和资料。

三、生物医学测量法的优缺点

与其他收集资料方法相比较，生物医学测量法具有以下优缺点。

（一）优点

生物医学测量法通过精密的仪器、规范的测量程序、统一的操作方法测量结果、收集数据资料，测量者的主观因素对结果影响小，所获得的测量结果是各种资料收集方法中最为准确和客观的一种，可信度和科学性高。在护理研究中，如果条件允许，应尽可能选择生物医学测量法收集资料。同一测量指标，相同条件下有多个测量工具可供选择时，应优先选择测量者主观因素影响最小的测量工具。例如，以血压值为测量指标时，测量血压的工具有台式血压计和电子血压计两种，但台式血压计读取数据时会受到主观因素影响，因此最好选择电子血压计，为了避免电子血压计数据不稳定的特点，可以在测量前用台式血压计对电子血压计进行对比检测和校准。

（二）缺点

1. 生物医学测量法需要使用特定的仪器、设备、试剂和专业的测量人员，较之其他方法，成本较高，且受所用仪器设备的功能和精确度影响，有时由于经费和测量人员的技术水平限制无法实施。

2. 生物医学测量法部分是有创的，会给患者带来痛苦或损伤。例如，采取血样、留取病理标本等，可能涉及伦理问题，还需要考虑给研究对象带来的风险。

3. 在护理研究中，许多指标都属于主观指标，如疼痛程度、患者满意度、焦虑水平、服药依从性、自我管理效能等，难以通过生物医学测量法收集资料。

四、生物医学测量法的注意事项

由于生物医学测量法涉及专科基础，护理研究人员在应用时需要与该领域专业人员合作。在选择生物医学测量法收集资料前应考虑研究经费是否充足，相关人员是否需要培训，仪器安全性能和使用方法是否掌握，测量是否有创。如果生物医学测量法收集资料时会对研究对象造成一定的影响，在开展研究之前需要将收集资料的方法连同研究方案仪器提交医学伦理委员会，经审批同意后方可实施。

第五节 其他收集资料的方法

一、德尔菲法

德尔菲法（Delphi method），又称专家咨询法或专家调查法，是由调查者拟定调查问卷，采用函询的方式向专家组成员进行征询，专家组成员就调查问卷内容给予定性和定量相结合的反馈意见，经过数轮问卷咨询专家意见和反馈，对某一主题或事项达成统一意见的方法，是专家会议法的一种延伸。德尔菲法是目前在护理研究领域中应用非常广泛，主要应用于构建各种评价指标体系，编制量表或构建方案的一个重要环节。需要注意的是，德尔菲法所达成的一致意见不一定是绝对正确的答案，只代表相对共识的专家意见（valid expert opinion）。

（一）德尔菲法的实施步骤

德尔菲法的基本过程是在对所要研究的问题征得专家意见之后，进行整理、归纳、统计，再反馈给各位专家再次征求意见，再集中，再反馈，直至得到一致的意见。

1. 成立研究小组 德尔菲法的实施首先需要成立项目研究小组。该小组的主要任务是编制专家咨询问卷，发放和回收专家咨询问卷，以此往复实施数个轮回完成专家咨询，并对专家提出的意见及结果进行一系列的整理、统计分析等。

2. 编制专家咨询问卷　通常包括专家说明信、各级指标的咨询表、专家基本情况 3 个部分。①专家说明信简要介绍研究背景和目的、研究方法和过程、问卷填写方式及注意事项、专家咨询的时间和方法。②各级指标的咨询表包括各指标条目的名称和内涵、重要性评分、修改意见栏等。重要性评分一般是从很不重要到很重要赋值为 1～5 分。③专家基本情况包括专家的基础资料、判断依据和对调查内容的熟悉程度。专家的基础资料包括年龄、学历、职称、工作年限、专业领域和联系方式等。熟悉程度分为很不熟悉、不太熟悉、中等熟悉、比较熟悉和很熟悉 5 个等级；判断依据分为理论分析、参考文献资料、工作经验、直觉判断 4 各方面，每个方面分为大、中、小 3 个选项。

3. 选择咨询专家　①入选条件：根据领域内专家的总体情况，确定咨询专家的入选标准，一般包括年龄、职称、研究领域、工作年限等方面的限制。专家不是随机选择，这是该方法成功与否的关键一步。②专家数量：取决于研究目的、设计及时间，一般以 15～50 人为宜，但对于一些重大问题，专家人数可适当扩大至 100 人以上。③专家积极性：考虑到德尔菲法过程中要求专家数轮咨询的参与，因此，专家对研究问题的积极性和热情非常重要。

4. 进行专家咨询　传统的专家咨询法是通过邮寄纸质问卷进行，随着电子信息化的普及，也可以通过发送 E-mail、问卷星等方式进行。

研究小组根据返回来的咨询问卷，对专家们意见进行统计分析。第二轮专家咨询可以将达成一致意见的条目省略，以减轻专家负担。但是如果咨询问卷本身条目不多的，也可以将所有问题保留，直至德尔菲法结束。一般到统计分析结果显示专家意见趋于统一，咨询问卷的轮回即可结束。

5. 统计分析　首先对专家的性别、年龄、职务、从事专业的年限等个人特征进行描述性分析，以了解专家的基本情况，便于说明结果的可信与可靠程度。而对于咨询结果的统计量主要包括：专家积极系数、专家的权威程度、专家意见的集中程度和专家意见的协调程度。

（二）德尔菲法的优缺点

1. 优点　各专家能够在互不干扰的情况下，独立、充分地表明自己的意见。研究结果是根据各专家的意见综合而成的，能够发挥集体的智慧。

2. 缺点　德尔菲法仅仅是根据各专家的主观判断，缺乏客观标准，而且显得强求一致。有的专家由于一些主客观原因，对表格的填写未经过很深入的调查和思考，从而影响评价结果的准确性。

二、档案记录收集法

档案记录收集法是通过查询现有记录和档案文件收集资料的方法。资料可来源于医院、社区、学校、政府、疾病预防控制中心等机构的有关记录和档案资料。例如，病历、个人健康档案、流行病登记等。在某些情况下，个人日记、信件、报纸等公开或未公开的资料也能成为资料来源。

　　档案记录收集法的优点：①属于二手资料，经济方便。②无须合作对象，无应答偏差。③现在各机构都非常重视档案资料的收集、整理和保存，因此使用此方法收集的资料信息往往覆盖面广，可追溯时间长，内容丰富。例如，查询病历可收集患者首次发病开始的病史和病程变化，包括病程记录、护理记录、化验结果、家族史等，这是其他收集资料的方法无法比拟的。

　　档案记录收集法的缺点：①资料可能不完整。②资料由他人收集，其准确性和可靠性不如一手资料，要正确分析和评价资料的有效性。③研究只能分析利用现有资料，无法根据自己的研究目的对资料及其收集过程提出要求，无法控制资料的质量。④涉及伦理问题，无论档案资料的来源如何，无论是门诊病史记录还是住院病史记录，无论是公开的还是非公开的，研究者都必须遵守职业道德，注意保密，以保护当事人的利益。

本章小结

思考题

　　1. 设计收集资料方案前应考虑的问题。

　　2. 以 3~5 人小组为单位，讨论"肿瘤专科护士人文关怀能力现状及影响因素"研究收集资料的内容、方法及研究工具的选择。

　　3. 什么是霍桑效应？在资料收集过程中如何避免霍桑效应。

更多练习

（陆宁宁）

第七章 资料的整理与分析

学习目标

1. 素质目标

在资料处理中，具备严谨、求实的科学精神；在资料分析中，具备逻辑与评判性科学思维。

2. 知识目标

（1）掌握：概率和假设检验的内涵。

（2）熟悉：核校原始数据的方法，统计图的种类和结构。

（3）了解：资料分析中的常见问题及科研档案的分类。

3. 能力目标

可以识别计量资料、计数资料和等级资料，并进行资料之间转换；能依据数据类型选择合适的统计学方法；能正确绘制统计表；能正确运用 SPSS 软件进行数据整理和分析，包括数据录入、编辑，以及进行单样本 t 检验、两独立样本 t 检验、配对样本 t 检验、单因素方差分析、χ^2 检验、相关分析和回归分析等统计操作。

案例

【案例导入】

　　研究者欲探讨阶段性经口喂养促进方案在胎龄 <32 周早产儿中的应用效果。将 128 例胎龄 <32 周的早产儿分为两组，试验组采用阶段性经口喂养促进方案进行喂养，对照组采用常规喂养方法。记录并测评下列指标。①一般资料：出生胎龄（周）、出生体重、入院体重、Apgar 评分、性别、产前是否使用激素治疗、是否使用咖啡因相关产品、无创通气时间（天）、总用氧时间（天）、肠外营养使用时间（天）。②早产儿达到完全经口喂养时的日龄（天）、纠正胎龄（周）和体重。③住院时间。④呕吐发生情况：记录呕吐次数，并采用 WHO 呕吐评级评估严重程度（无、轻度、中度、重度）。⑤呼吸暂停、血氧饱和度 <85% 等喂养并发症发生情况。

【请思考】

　　在该研究中，应采用哪些统计分析方法？

【案例分析】

　　在护理研究中，收集到的原始资料往往是冗杂、乱序、无法直接分析的。因此研究者要学会对原始资料进行科学合理的整理和归纳。整理后的原始资料通常只反映研究问题的表面现象，如果想要阐释研究问题的内在规律和联系，则需要使用恰当的统计分析方法进行处理，并正确解释、呈现统计结果。本章主要介绍资料的整理和分析方法，如何应用 SPSS 软件进行数据录入、编辑、统计分析等操作，以及如何用文字、统计表和统计图呈现统计分析结果。

第一节　资料的整理

　　资料的整理是指对科研过程中收集到的原始资料进行完整性和准确性检查的过程，既是资料收集阶段完成后科研工作的继续，也是统计分析的前提。

一、整理原始数据

　　资料收集过程中会存在各种各样问题，例如，漏项、记录错误、敷衍应答等，因此，数据分析前需要对原始资料进行核对与整理，从而确保最终研究结论的科学性与准确性。通常可以从以下几个方面核对与整理原始资料。

（一）完整性检查

　　完整性检查是指核验原始资料的完整性，例如，检查调查问卷是否有漏填、实验记录是否有漏记等。原始资料不完整，轻者会导致研究数据的缺失，重者会影响研究结果的准确性。如遇缺失值，可做以下处理：一是不直接影响研究结果的情况下，可做缺失值处理。例如，欲调查不同年级护生的安宁疗护志愿者动机现状，如果个别学生忘记填写年龄，此时可做缺失值处理。二是直接影响研究结果的情况下，需做废卷处理。例如，在调查不同年级护生的安宁疗护志愿者动机现状研究中，部分学生没有填写年级，且无法追溯到哪些学生没有填写，就只能做废卷处理。

（二）准确性检查

　　1. 逻辑检查　主要关注的是逻辑关系的正确性，以及决策的合理性。例如，调查问卷选项分别为"是"或"否"，正常情况下，研究对象只可以选其一进行作答，如果同一个问题既选"是"又选"否"，那么在逻辑上就存在问题。同样，如果研究对象每个问题的答案全都一样，全选"是"或"否"，在逻辑上也存在问题，需要进一步核实，必要时做废卷处理。

2. 专业检查　指利用专业知识来发现和纠正错误。例如，在原始数据中出现男性"生产次数"2 次，每分钟呼吸次数大于 200 次等明显错误，这从人体结构和生理学等医学专业角度来看，是不可能发生的，因而需要进一步核实，必要时做废卷处理。

3. 统计检查　指按统计学要求，通过数理统计规律发现和纠正错误。例如，用血压计测量患者的血压，以毫米汞柱为计量单位，要求精确到个位数，那么个位数中 0 ~ 9 都有均等机会出现，如果绝大多数都以 0 或 5 结尾，那么这批数据就需要重新核实。又如研究方法中明确脉搏和呼吸测量方法是数 30 秒，然后将所测得数字乘 2 得出每分钟的脉搏和呼吸数，但在数据收集时出现奇数，这个数值就值得怀疑。

4. 人工检查　指利用人工手动检查每一份原始资料。相对而言，人工检查的灵活性及策略性更好，但是如果数据过多，则会导致工作量太大。在精神难以高度集中的情况下，容易出现漏看、错看等问题。

5. 计算机检查　指通过计算机软件对原始数据进行检查。例如，"初产妇年龄"这个变量，后台设置的初产妇年龄的上下界值为 18 ~ 48 岁，如果某个初产妇年龄为 66 岁，超出界值，这个数据就值得怀疑。

二、建立数据库

统计分析开始之前需要先建立数据库。护理领域中常用的建立数据库的统计软件包括 Excel、EpiData、社会科学统计软件包（Statistical Package for Social Seiences，SPSS）等。其中 SPSS 最流行，广泛应用于社会科学、心理学、医学等各领域。SPSS 是 IBM 公司推出的一系列用于统计学分析运算、预测分析和决策支持任务的软件产品总称。该统计软件的优势是使用界面友好，有数据录入、编辑、统计分析、图形制作等功能，不需要编程，操作简单。本部分主要介绍如何使用 SPSS 建立数据库。

（一）打开 SPSS 数据库

电脑上成功安装 SPSS 统计软件后，有两种方式打开 SPSS 数据库：一是左键单击电脑桌面左下角的"开始"，找到"IBM SPSS Statistics for Windows"，单击即可进入 SPSS 主界面；二是直接双击桌面 SPSS 快捷图标，进入 SPSS 主界面（图 7 - 1）。

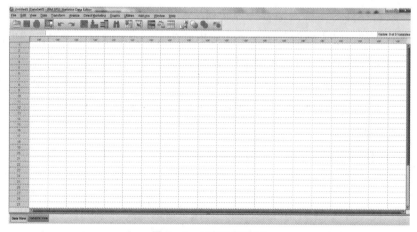

图 7 - 1　SPSS 主界面

在 SPSS 主界面的左下角有"Data View（数据界面）"和"Variable View（变量界面）" 2 个标签，其中"Data View"用于数据录入和分析，"Variable View"用于定义变量及其属性。图 7-1 所示的是"Data View"，核心功能均位于最上面的主菜单之中。左键单击每个菜单，均会下拉出现一系列功能，依据数据处理目的进行操作即可。护理研究中，常用的主菜单及其功能见表 7-1。

表 7-1　SPSS "Data View" 界面中常用的主菜单及其功能

主菜单	下拉功能键	具体包含指令
File（文件）	New（新建数据文件） Open（打开数据文件） Save（保存） Save As（另存为） Print（打印）	新建数据库、打开已存数据库、保存及另存数据库、读取数据库数据等功能
Edit（编辑）	Undo（撤销） Redo（恢复） Cut（剪切） Copy（复制） Paste（粘贴） Clear（清除） Insert Variable（插入变量） Insert Cases（插入病例）	撤销、恢复、剪切、复制、粘贴、清除、插入变量、插入病例等功能
View（视图）	Status Bar（状态栏） Toolbars（工具栏）	状态栏、工具栏等功能
Data（数据）	Sort Cases（归类病例） Sort Variables（归类变量） Merge Files（合并文件） Split File（拆分文件） Select Cases（选择病例）	归档病例、归档变量、合并文件、拆分文件、选择病例等功能
Transform（转换）	Compute Variable（计算变量） Recode into Same Variables（重新编码为相同变量） Recode into Different Variables（重新编码为不同变量） Rank Cases（排序病例） Random Number Generators（产生随机数字表）	计算变量、重新编码为相同变量、重新编码为不同变量、排序病例、产生随机数字表等功能
Analyze（分析）	Descriptive Statistics（描述性统计） Compare means（比较均数） General Linear Model（一般线性模型） Correlate（相关） Regression（回归） Dimension Reduction（因子归纳） Scale（量表） Nonparametric tests（非参数检验）	描述性统计、比较均数、一般线性模型、相关、回归、因子归纳、量表、非参数检验等功能
Graphs（图形）	无	图形功能
Help（帮助）	无	帮助功能

（二）输入变量名称和属性

新建数据库时，在录入数据之前需要先定义变量名称和属性。因此，首先需要左键单击"Variable View"，进入变量界面（图7-2），录入变量名称，定义变量属性。每一行代表一个变量，每一列代表每个变量具体的属性设置，具体含义见表7-2。

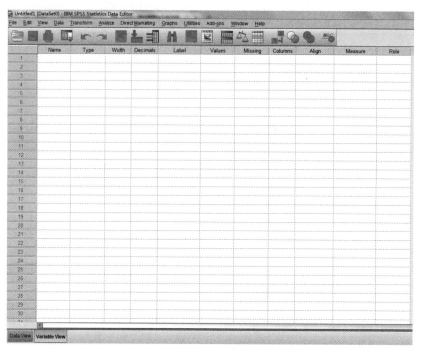

图7-2　SPSS 变量界面

表7-2　SPSS 变量界面各项目含义

项目	含义	备注
Name	名称	可用中文、英文或者数字等，但首字符须为汉字或英文字母
Type	类型	包括数值型、字符串型等
Width	宽度	决定所录数据的最多位数
Decimals	小数点后位数	决定所录数据小数点后的位数
Label	标签	进一步解释变量名称的含义
Values	值标签	解释所录数值的含义
Missing	缺失	定义缺失值的输入方式
Align	对齐	包括左对齐、右对齐、居中对齐

1. 输入变量名称和标签　"Name"表示变量的名称，直接输入要录入数据的变量名即可。但要注意，变量名的首字符须为汉字或英文字母，如若输入其他则会命名不成功，同时

会给出提示"Variable name contains an illegal character（变量名包含非法特征）"，需要重新对变量进行命名。为了方便数据的录入，通常情况下变量名称尽量与问卷中的变量名保持一致，以方便数据快速高效地录入。如果问卷中某个变量的字数较多，可提取关键词或者英文首字母对其进行命名。对于量表的条目命名可采取汉字或字母开头，同时进行编号加以区分，如 B1、B2、B3 等或问题 1、问题 2、问题 3 等。

如果变量名称使用了简称、英文首字母或其他代码，为防日后混淆，同时也起到提示的作用，可将完整的名称写在"Label"栏内。这里需要注意，"Label"可以根据自身需要进行使用，并非必须定义的属性。

2. 选择变量类型 变量名称输入结束后，"Type"默认录入的数据必须是数值类型，即"Numeric（数值型）"。如果要录入文字等资料，需要更改默认选项。首先点击该变量的"Type"所在单元格的右侧，使其出现"Variable Type"对话框，然后找到"String（字符串型）"选项，左键单击该选项，最后点击"OK"，即可录入文字资料。但要注意，目前 SPSS 统计软件只可以处理与分析数值型的变量，因此，如果要使用 SPSS 统计分析数据，必须首先将原始资料转化为数值。

3. 调整宽度 "Width"默认状态下，只能录入不超过 8 个字符的数据。如果需要录入的数据超过 8 个字符，这时需要更改设置至自己需要的字符数。

4. 调整小数点后位数 当变量类型为"Numeric"时，此时录入的数据"Decimals"默认小数点后自动保留 2 位数字。当然也可根据研究目的的需要，灵活调整小数点后位数。

5. 标记值标签 研究者进行数据处理时，一般会将计数资料、等级资料的选项用数值代码来表示。例如"性别"这个变量，在录入数据时，"男"可用"1"表示，"女"可用"2"表示；又如"护士科室"这个变量，在录入数据时，"内科"可用"1"表示，"外科"可用"2"表示，"妇产科"可用"3"表示，"儿科"可用"4"表示。为了方便后续掌握护士科室这一栏中数字所代表的含义，可利用"Values"来标记不同代码的意义。首先点击"护士科室"与"Values"栏交叉处的单元格，使其弹出"Values"对话框，然后在"Value"后面的空格内输入数值"1"，在"Label"后面输入其所代表的含义"内科"，最后点击"Add"图标即可。依次输入"2"与"外科"、"3"与"妇产科"、"4"与"儿科"。最后点击"OK"即完成操作，见图 7 - 3。

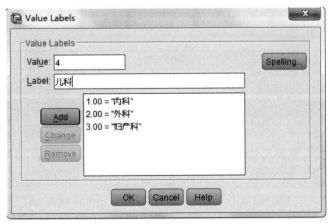

图 7 - 3 "Values"对话框

（三）录入和保存数据

1. 录入数据　定义好变量名称和属性后，需要点击"Data View"，回到数据界面，依次录入数据即可。录入完毕后，该界面呈现的内容是每一行代表一个研究对象的所有数据，每一列代表的是该变量下所有研究对象的数据。

2. 保存数据　数据录入完成之后，可通过两种形式保存：一是左键单击主菜单中"File"图标，使其出现下拉菜单，选择"Save"或"Save As"；二是直接单击保存图标，依据出现的对话框，按照要求进行操作，即可完成数据保存。SPSS 数据文件的保存类型为"*. sav"。

三、数据的编辑

原始资料的处理常常会涉及将 n 个条目得分进行相加计算得出新的变量，或者将某个变量重新编码得到自己想要的结果。本部分主要介绍使用 SPSS 完成"Compute Variable（计算变量）"和"Recode（重新编码）"两种数据编辑操作。

（一）计算变量

使用问卷或者量表进行数据收集时，录入数据库的原始资料通常是每个条目的得分，但在数据处理时通常需要将各个条目进行相加得出维度总分或者该测评工具的总分。这个时候就可以使用 SPSS 中的"Compute Variable"功能，将测评工具需要的条目得分相加，得到新变量（维度总分或者测评工具总分），具体操作如下。

1. 选择编辑选项　打开数据库，找到主菜单中"Transform"项目，左键单击使其出现下拉菜单（图 7 - 4），然后选中"Compute Variable"，再左键单击即可。

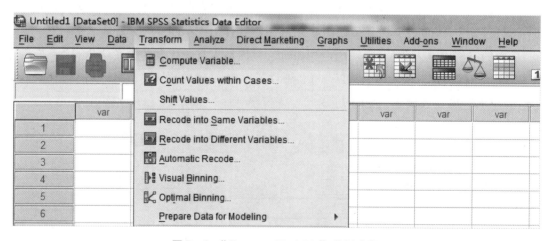

图 7 - 4　"Compute Variable"分析路径

2. 输入计算公式　在弹出的"Compute Variable"对话框（图 7 - 5）中，找到"Target Variable（目标变量）"，输入自己新形成的变量名称"总分"；然后找到"Numeric Expression（公式表达）"，在其后面输入计算公式"A1 + A2 + A3 + A4 + A5"，其中公式符号利用其下方提供的符号键。

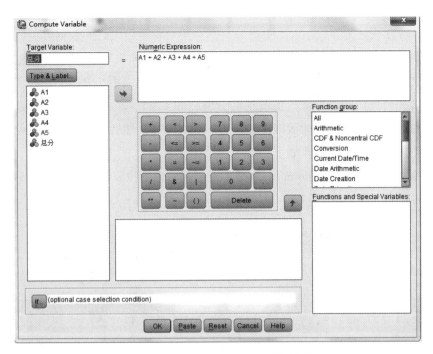

图 7 – 5　"Compute Variable"界面

3. 点击"OK"产生新变量　计算公式输好之后，点击"OK"图标，就会产生刚刚定义好的"总分"新变量，见图 7 – 6。

	A1	A2	A3	A4	A5	总分	var
1	1	2	3	2	1	9	
2	2	2	3	2	1	10	
3	2	2	3	2	1	10	
4	2	3	2	2	2	11	
5	3	2	1	1	3	10	
6	2	2	2	2	3	11	
7	2	3	2	2	2	11	
8	3	3	2	2	2	12	
9	3	2	2	2	1	10	
10	2	1	2	1	2	8	
11	1	2	2	2	1	8	
12	2	2	1	1	1	7	
13	2	2	2	2	1	9	
14	2	2	2	2	1	9	
15	2	2	2	2	1	9	
16	2	2	2	2	1	9	
17	2	1	1	1	1	6	

图 7 – 6　SPSS 软件主界面产生"总分"新变量

（二）重新编码

在处理原始资料时，有时还需要重新编码一些变量数据，为之后的统计分析奠定基础。依据研究目的的不同，重新编码的数据有时可以覆盖原始数据，有时不可以覆盖原始数据，因此需要选择不同的操作选项。选择"Recode into Same Variables（重新编码为相同变量）"

表示 SPSS 软件后台会将重新编码后的数据覆盖原始数据；选择"Recode into Different Variables（重新编码为不同变量）"表示 SPSS 软件后台不会将重新编码的数据覆盖原始数据。

1. 重新编码为相同变量 有些调查问卷或量表既有正向又有反向问题，因此在计算测评工具总分之前，必须先将反向问题分值转换过来。例如，采用 5 分制的测评工具在计算总分之前，需要先将反向问题分值转换成正向分值，即 1→5、2→4、4→2、5→1，转换完成以后再计算总分。建议可将原始数据单独存为一个文件夹，然后在另一版的原始数据中进行相关处理，重新编码的操作步骤如下。

（1）找到主菜单中"Transform"，左键单击使其出现下拉菜单，找到"Recode into Same Variables"图标并选中（图 7 - 7）。

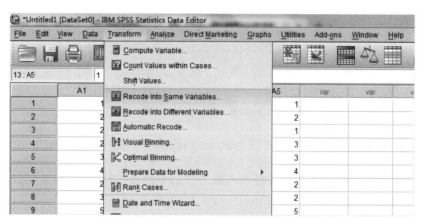

图 7 - 7 "Recode into Same Variables" 分析路径

（2）在弹出的"Recode into Same Variables"对话框中（图 7 - 8），找到需要重新编码的变量，将其选中并转换至"Numeric Variable"中，接着点击下方的"Old and New Values（原值和新值）"图标。

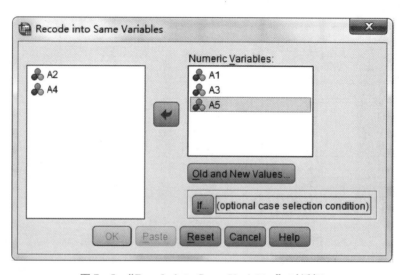

图 7 - 8 "Recode into Same Variables" 对话框

（3）在弹出的"Old and New Values"对话框中（图 7 - 9），从左至右依次输入原值和新值，即在左侧"Old Value（原值）"下面输入"1"，在右侧"New Value（新值）"下面的"Value"中输入"5"，点击"Add"图标，右下方框内则会出现"1→5"；同理依次输入 2→4、4→2、5→1。全部完成之后，点击"Continue（继续）"图标。

（4）点击"OK"，完成重新编码为相同变量的操作。

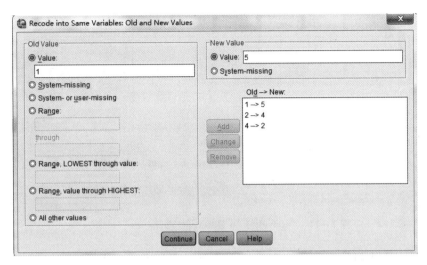

图 7 – 9　"Recode into Same Variables：Old and New Values"对话框

2. 重新编码为不同变量　依据研究目的的不同，重新编码的数据有时不可以覆盖原始数据。例如，Barthel 指数评定量表得分，根据界值分为 0～99 分（有依赖），100 分（无须依赖），可将总分这个变量转换成"是否依赖"这个新变量，用 0 表示无依赖，用 1 表示有依赖。假如在处理数据时，既需要保留"是否依赖"这个新变量，又需要保留"总分"这个变量，此时就可以选择 SPSS 的"Recode into Different Variables"功能，具体操作步骤如下。

（1）找到主菜单中"Transform"，左键单击使其出现下拉菜单，选中"Recode into Different Variables"图标（图 7 – 10）。

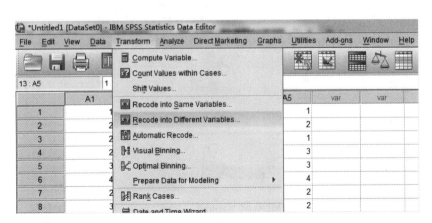

图 7 – 10　"Recode into Different Variables"分析路径

（2）在弹出的"Recode into Different Variables"对话框中，进行如下操作。①在左侧找到"总分"变量，将其选中并转换至"Numeric Variable→Output Variable（数值型变量→输出变量）"中，此时中间部分会出现"总分→?"字样。②在右侧找到"Output Variable"下的"Name"图标，输入新变量名称，本例中输入"是否依赖"。③找到右下方的"Change（变换）"图标并点击，中间部分的字样变为"总分→是否依赖"（图 7 –11）。

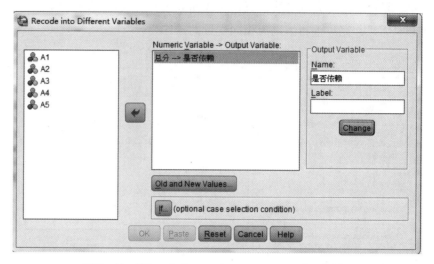

图 7 - 11　"Recode into Different Variables" 对话框

（3）点击 "Old and New values" 图标，在其弹出的对话框中，进行以下操作。①在左侧 "Old Value" 中，选中 "Range（范围）"，输入 "0 through 99"。②在右侧 "New Value" 下面的 "Value" 中输入 "1"，点击 "Add" 图标，则在右下方框内出现 "0 thru 99→1"（图 7 - 12）。③再在 "Range" 内输入 "100 through 100"，在右侧 "New Value" 下面的 "Value" 中输入 "0"，点击 "Add" 图标。全部完成之后，点击 " Continue" 图标。

（4）点击 "OK" 图标，即生成了一个新变量 "是否依赖"，同时保留原有 Barthel 指数评定量表得分这个变量。

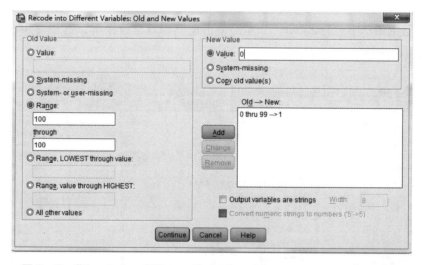

图 7 - 12　"Recode into Different Variables：Old and New values" 对话框

第二节　资料的统计学分析

依据研究目的、研究设计及资料类型的不同，需要采取不同的统计学分析方法。首先要明确该研究的目的是什么，主要解决什么问题。其次需要知道采用了什么测评工具，测量了哪些变量，以及这些变量分别是计量资料、计数资料还是等级资料。最后要考虑针对原始资料的类型，相应的描述性统计和推断性统计方法分别有哪些，符不符合相应的适用条件。本节将结合实例，具体介绍护理领域常用的统计学分析方法，包括具体适用情况及在 SPSS 中如何实现。

一、概述

理解和掌握统计分析的基本概念和科研资料的类型是选择恰当统计分析方法、正确阐释统计分析结果的基础。

（一）统计分析的基本概念

1. 概率 概率（probability）指某随机事件发生可能性的大小，用符号 P 表示，它的取值在 $0 \sim 1$ 之间，P 值越接近 0，代表某事件发生概率越小，反之 P 值越接近 1，代表某事件发生概率越大。在统计分析中，通常将 $P \leqslant 0.05$ 或 $P \leqslant 0.01$ 称为小概率事件，代表事件发生的可能性 $\leqslant 5\%$ 或 $\leqslant 1\%$，统计学上将其称为"差异有统计学意义"。若 $P > 0.05$ 或 $P > 0.01$，代表事件发生的可能性 $> 5\%$ 或 $> 1\%$，可得出"差异无统计学意义"的推论。

在研究中，虽然可根据 P 值大小作出结论，但需要注意：①小概率事件并非这件事不可能发生，只是发生的概率小于等于 5% 或 1%，因此得出研究结论时要慎重，不能绝对化。②在陈述研究结果时需要给出具体的 P 值，而不能仅仅给出 $P \leqslant 0.05$ 或 $P > 0.05$ 或 $P \leqslant 0.01$ 或 $P > 0.01$ 这些宽泛表述。③P 值是基于统计分析得来的，其大小只说明统计学意义上差异的"显著"，至于临床实际有无差异的"显著"尚不能确定。例如，某研究探讨耳穴埋籽降低血糖的疗效，干预 4 周后，试验组患者的血糖比对照组低 0.2mmol/L，独立样本 t 检验显示 $P < 0.05$。从统计分析结果上看，这两组患者存在"显著"差异，但从临床意义看，血糖相差 0.2mmol/L，无法说明耳穴埋籽对于降糖具有显著效果。因此，在护理研究中，除了基于统计分析 P 值得出结论外，还需结合专业知识，最终才可得出正确的结论。

2. 假设检验 假设检验（hyothesis test）是一种由采集样本之间的差异去推断总体之间是否存在差异的推断方法，又称为显著性检验。护理领域研究中常用的假设检验包括单样本 t 检验、两独立样本 t 检验、配对样本 t 检验、单因素方差分析、χ^2 检验、相关分析、回归分析等。

（二）科研资料的类型

资料类型不同，对应的统计学分析方法也会有所区别。因此，正确区分资料类型是选择恰当统计学分析方法的基础。

1. 量性研究资料分类 量性研究中会收集到诸多不同的原始资料，在护理研究中也存在不同的科研资料分类，最常见的量性研究资料可分为计量资料、计数资料和等级资料三大类。

（1）计量资料：是一种用定量方法测定所需指标数值大小的资料，又称为连续型资料。这类资料的特点是定量，收集到的数据可以是任意数，同时有大小和单位。如患者的年龄（岁）、血糖（mmol/L）、焦虑自评量表得分（分）、身高（cm）等。

（2）计数资料：是一种将所要研究的对象按照某种属性分类，然后计数每个类别中所包含研究对象个数的资料，又称为无序分类变量资料。该类资料一般用各个类别的频数来表示，例如，学生期末考试成绩可以分为及格或不及格的例数。计数资料与计量资料的不同之处在于，计数资料没有单位且均为整数。同时需要注意，计数资料的各类别之间没有级别关系或先后顺序之分，不同之处只是性质存在差异。

（3）等级资料：是一种将所要研究的对象按照某种属性的不同程度进行分类，然后计数每个类别中所包含研究对象个数的资料，又称为有序分类变量资料。例如，Barthel 指数评定量表将自理能力分为 4 个级别：重度、中度、轻度和无须依赖，分别计数各级别的例数，各个级别存在程度差异。又比如，将临床患者治疗结局分为 4 个级别：治愈、好转、显效、无效，计数各个级别的例数，各个级别之间同样存在程度差异。等级资料与计数资料的不同之处在于，等级资料的各类别之间存在等级关系或先后顺序之分。

2. 资料类型的转换 数据处理分析时，有时依据研究目的，需要先将资料类型转换（如将计量资料转化为计数资料或等级资料），才可进行后续统计学处理。以研究对象的焦虑自评量表得分这个变量为例，如果按照研究对象得分进行统计，此时原始资料为计量资料；如果按照 50 分界定研究对象有无焦虑，分别统计有焦虑的研究对象例数和无焦虑的研究对象例数，此时则将计量资料转换成了计数资料；如果按照得分区间将焦虑得分划分为无焦虑、轻度焦虑、中度焦虑和重度焦虑 4 组，分别计数各组人数，此时又将计量资料转换成了等级资料。

需要注意：虽然计量资料可以转变成计数资料或等级资料，但计数资料或等级资料无法转换成计量资料。例如，研究者进行住院满意度数据收集时，将满意度分为满意、一般、不满意 3 个层次的等级资料，此时就无法将等级资料转换成计量资料（满意度的具体数值）。同时还需注意，计量资料并不是可以随意转换成等级资料，要有依据，同时遵循互斥性和穷尽性原则。①互斥性：是指研究对象只能符合单一的某个等级，不可同时被分配到多个等级。例如，将白细胞计量资料按照标准变为等级资料，分为 $<3.5 \times 10^9/L$ 过低、$3.5 \times 10^9 \sim 9.5 \times 10^9/L$ 正常、$>9.5 \times 10^9/L$ 过多，每个研究对象只能进入这 3 组中的一组，这就为互斥性。②穷尽性：是指各等级中应能包含所有研究对象，即每一个研究对象都能被分配到特定的等级中。

二、计量资料的统计学分析方法

在护理研究中，原始资料通常会采用描述性和推断性统计分析进行处理，具体统计学分析方法的选择主要依据资料的独立性和正态性来决定。①独立性：是指所选择的研究对象之间是独立且随机的，往往由实验设计来决定。大多数实验设计收集到的数据均具有独立性，除非该研究涉及一些具有传染性疾病等特殊情况。②正态性：是指所选择的研究对象组合在一起呈正态分布。计量资料如果呈正态分布，常用均数和标准差来进行描述性统计，常用单样本 t 检验、两独立样本 t 检验、配对样本 t 检验及单因素方差分析来进行推断性统计；如果呈偏态分布，常用中位数和四分位数间距来进行描述性统计，常用非参数检验来进行推断性统计。

（一）正态性检验

使用 SPSS 进行原始资料的正态性检验方法众多，均在主菜单"Analyze"图标的下拉菜单中。本节主要介绍其中一种方法"Kolmogorov – Smirnov（K – S 检验）"。例如，案例导入中，研究者探讨阶段性经口喂养促进方案在胎龄小于 32 周早产儿中的应用效果，欲检验试验组 64 例、对照组 64 例早产儿达到完全经口进食时的日龄是否呈正态分布，此时运用 SPSS 软件操作如下。

1. 选择编辑选项 将 SPSS 打开至数据界面，找到主菜单"Analyze"，左键单击使其出现下拉菜单，然后找到"Nonparametric Tests（非参数检验）"→"Legacy Dialogs（旧对话框）"→"1-Sample K-S"（图 7 - 13）。

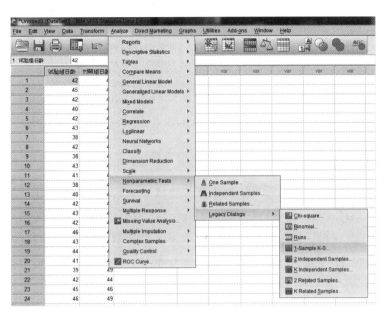

图 7 - 13 正态分布检验分析路径

2. 选择变量 在弹出的"One-Sample Kolmogorov-Smirnov Test"对话框中（图 7 - 14），将要检验的变量（"试验组日龄"和"对照组日龄"）分别选入右侧的"Test Variable List（检验变量列表）"中。系统默认状态下是正态分布检验，即勾选的是"Normal（常规）"选项。

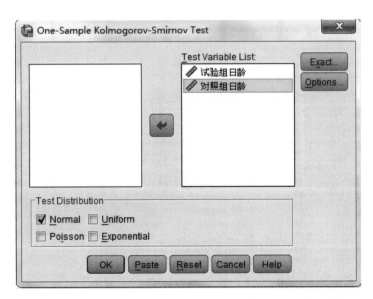

图 7 - 14 "One - Sample Kolmogorov - Smirnov Test"对话框

3. 完成检验 左键单击"OK"图标，即出现检验结果（图 7 - 15）。其中 $P > 0.05$ 时认为资料呈正态分布，$P \leqslant 0.05$ 时则认为资料呈偏态分布。

One–Sampie Kolmogorov–Smirnov Test			试验组日龄
N			64
Normal Parameters[a,b]	Mean		42.08
	Std.Deviation		2.432
Most Extreme Differences	Absolute		.085
	Positive		.077
	Negative		-.085
Kolmogorov-SmirnovZ			.681
Asymp.Sig.(2-tailed)			.742

a. Test distribution is Normal.

b.Calculated from data.

One–Sample Kolmogorov–Smirnov Test			对照组日龄
N			64
Normal Parameters[a,b]	Mean		46.17
	Std.Deviation		2.354
Most Extreme Differences	Absolute		.097
	Positive		.097
	Negative		-.094
Kolmogorov-SmimovZ			.776
Asymp.Sig.(2-tailed)			.584

a. Test distribution is Normal.

b.Calculated from data.

图 7 - 15　"One – Sample Kolmogorov – Smirnov Test" 检验结果

（二）计量资料的描述性统计

统计分析原始资料时，首先需要进行描述性统计分析。计量资料常用的统计描述指标包括两大类。①集中趋势指标（central tendency）：一般会用均数、中位数等，其中资料呈正态分布用均数表示，资料呈偏态分布用中位数表示。②离散趋势指标（dispersion）：一般用标准差、四分位数间距等表示，其中资料呈正态分布用标准差表示，资料呈偏态分布用四分位数间距表示。

1. 均数和标准差　均数（mean）是指一组呈正态分布的资料在数量上的平均水平。标准差（standard deviation，SD）是指一组呈正态分布数据的平均离散水平，其值越大表明个体间变异越大。如案例导入中描述的"早产儿达到完全经口进食时的日龄"数据分布特征，经过检验，数据呈正态分布，可以通过 SPSS 软件进行均数和标准差的计算，具体步骤如下。

（1）选择编辑选项：将 SPSS 打开至数据界面，找到主菜单"Analyze"，左键单击使其出现下拉菜单，然后选择"Descriptive Statistics（描述性统计）"→"Descriptives（描述）"（图 7 - 16）。

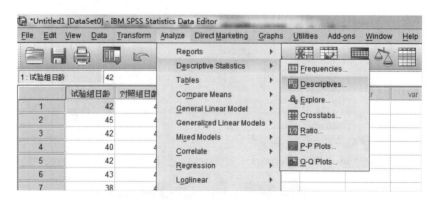

图 7 - 16　均数和标准差统计分析路径

（2）选择变量：在弹出的"Descriptives"对话框中，将变量"试验组日龄""对照组日龄"选入右侧的"Variable"中。左键单击右上方的"Options"（图 7 - 18），勾选"mean

（均数）"和"std. deviation（标准差）"即可（图7-17）。

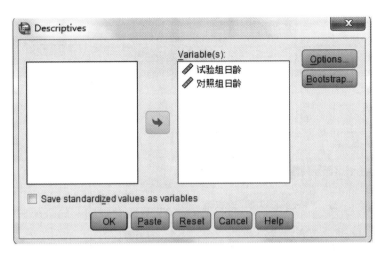

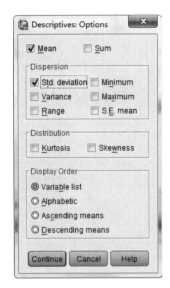

图7-17 "Descriptives"对话框

图7-18 "Options"对话框

（3）完成检验：左键单击"OK"图标，即出现均数和标准差统计结果（图7-19）。

Descriptive Statistics

	N	Mean	Std,Deviation
试验组日龄	64	46.17	2.354
Valid N (listwise)	64		

Descriptive Statistics

	N	Mean	Std,Deviation
对照组日龄	64	46.17	2.354
Valid N (listwlse)	64		

图7-19 均数和标准差统计结果

2. 中位数和四分位数间距 适用于一组呈偏态分布的资料。中位数使用其处于中间的数值来反映这组数据的平均水平。四分位数是指将一组资料均分为4个部分的百分位数，而四分位间距是指第三个四分位数减去第一个四分位数（$P_{75} - P_{25}$）得到的结果。如案例导入中描述的"早产儿达到完全经口进食时的总用氧时间"数据分布特征，经过检验，数据呈偏态分布，可以通过SPSS软件进行中位数和四分位数间距的计算，具体步骤如下。

（1）选择编辑选项：将SPSS打开至数据界面，找到主菜单"Analyze"，左键单击使其出现下拉菜单，然后选择"Descriptive Statistics"→"Frequencies（频数）"（图7-20）。

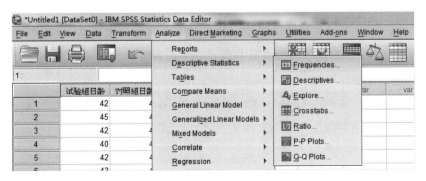

图7-20 中位数和四分位数间距统计分析路径

（2）选择变量：在弹出的"Frequencies"对话框中，将变量"试验组总用氧时间"选入右侧的"Variable"中（图7-21）。然后左键单击"Statistics（统计）"图标（图7-22），勾选"Median（中位数）"和"Quartiles（四分位数）"，单击"Continue"即可。

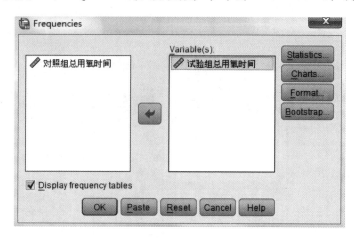

图 7-21 "Frequencies" 对话框

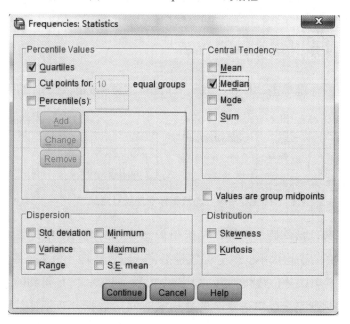

图 7-22 "Frequencies：Statistics" 对话框

（3）完成检验：左键单击"OK"图标，即出现中位数和四分位数间距统计结果。

（三）计量资料的推断性统计

护理研究中，如果原始资料为计量资料，且呈正态分布，多用单样本 t 检验、两独立样本 t 检验、配对样本 t 检验及单因素方差分析对其进行推断性统计；如呈偏态分布，多用非参数检验对其进行推断性统计。

1. 单样本 t 检验 单样本 t 检验（One-Sample T Test）是一种适用于只有一个样本均数的正态分布资料，将样本均数与已知总体均数进行比较的方法。

SPSS 软件操作基础，具体步骤如下。

（1）选择编辑选项：打开 SPSS 软件，录入数据。找到主菜单"Analyze"，左键单击使其出现下拉菜单，然后选择"Compare Means（比较均数）"→"One-Sample T Test"（图 7-23）。

（2）选择变量：在弹出的"One-Sample T Test"对话框中，将变量孕早期妇女的"焦虑自评量表总分"选入右侧的"Test Variable（检验变量）"中，在"Test Value（检验值）"

处输入常模均值"29.78"（图7-24）。

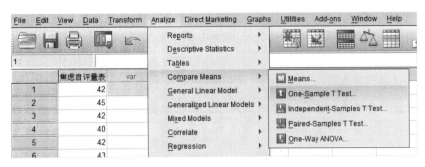

图7-23　"One-Sample T Test"统计分析路径

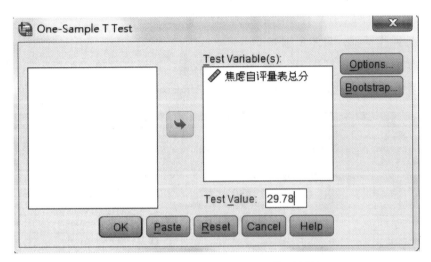

图7-24　"One-Sample T Test"对话框

（3）完成检验：左键单击"OK"图标，即出现"One-Sample T Test"统计结果（图7-25）。第一个表格［图7-25（a）］列出了120名孕早期妇女描述性统计结果，即均数为42.18，标准差为2.456；第二个表格［图7-25（b）］是"One-Sample T Test"结果。本例中，$t=55.316$，$P<0.05$，因此可以得出孕早期妇女的焦虑自评量表总分与常模存在差异的结论。

One-Sample Statistics

	N	Mean	Std.Deviation	Std.Error Mean
焦虑自评量表总分	120	42.18	2.456	.224

（a）

One-Sample Test

	TestValue=29.78					
					95% Confidence Interval of the Difference	
	t	df	Sig.(2-tailed)	Mean Difference	Lower	Upper
焦虑自评量表总分	55.316	119	.000	12.403	11.96	12.85

（b）

图7-25　"One-Sample T Test"统计结果

➡【例7-1】某研究者欲探讨孕早期妇女焦虑现状，采用焦虑自评量表对120例来社区卫生服务中心建档的孕早期妇女进行测评，经检验该组数据符合正态分布，且这120例孕早期妇女的焦虑得分为42.18±2.46分，已知中国常模的焦虑得分为29.78±10.07分。

请思考：欲比较孕早期妇女的焦虑总分与常模有无差异，应采用什么统计学方法？

分析思路：案例中要分析的是"焦虑自评量表总分"这个变量，该变量是计量资料，且符合正态分布，同时只测评了来社区卫生服务中心建档的孕早期妇女这一组资料，欲比较孕早期妇女的焦虑自评量表总分（样本均数）与常模（已知总体均数）有无差异，因此可采用单样本t检验。

2. 两独立样本t检验　两独立样本t检验（Independent-Samples T Test）是一种适用于正态分布资料，且对两个独立样本均数进行比较的方法。

SPSS软件操作基础，具体步骤如下。

（1）选择编辑选项：打开SPSS软件，录入数据。找到主菜单"Analyze"，左键单击使其出现下拉菜单，然后选择"Compare Means"→"Independent-Samples T Test"（图7-26）。

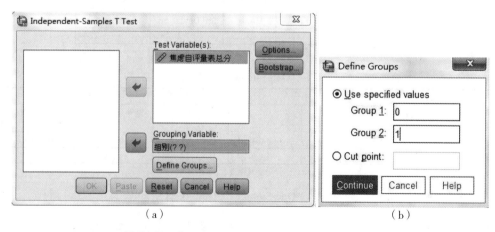

图7-26　"Independent-Samples T Test"统计分析路径

（2）选择变量：在弹出的"Independent-Samples T Test"对话框中，找到左侧"焦虑自评量表总分"变量，选中并转换至右侧上方的"Test Variable（检验变量）"中，将"组别"变量选中并转换至右侧下方的"Grouping Variable（分组变量）"中〔图7-27（a）〕。左键单击"Define Groups（定义组）"图标，在弹出的对话框中，将"初孕组"的数值代码"0"输入"Group 1"后面空格内，将"非初孕组"的数值代码"1"输入"Group 2"后面的空格内，点击"Continue"即完成选择变量〔图7-27（b）〕。

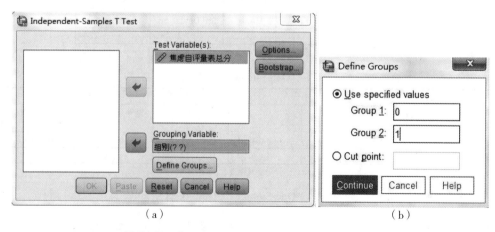

（a）　　　　　　　（b）

图7-27　"Independent-Samples T Test"对话框

（3）完成检验：左键单击"OK"图标，即出现两独立样本 t 检验统计结果（图 7 – 28）。第一个表格［图 7 – 28（a）］列出了"初孕组"和"非初孕组"两组孕早期妇女描述性统计结果；第二个表格［图 7 – 28（b）］是"Independent-Samples T Test"统计结果。左侧部分是方差齐性检验，本例中，$F = 0.267$，$P = 0.606$，因为 $P > 0.05$，所以方差齐。方差齐时，看第一排结果；方差不齐时，看第二排结果。因此选择第一排结果，即 $t = -1.907$，$P = 0.059$，可以得出初孕组和非初孕组两组孕早期妇女的焦虑自评量表总分无差异的结论。

Group Statistics

	组别	N	Mean	Std.Deviation	Std.Error Mean
焦虑自评量表总分	0	60	42.13	2.460	.318
	1	60	43.02	2.613	.337

（a）

Independent Samples Test

		Leveng's Test for Equality of Variances		1-test for Equality of Means					95%Confidence Interval of he Difference	
		F	Sig.	t	df	Sig.(2-tailed)	Mean Difference	Std.Error Difference	Lower	Upper
焦虑自评量表总分	Equal variances assumed	.267	.606	-1.907	118	.059	-.883	.463	-1.801	.004
	Equal variances nol assumed			-1.907	117.56B	.059	-.883	.463	-1.801	.004

（b）

图 7 – 28 "Independent-Samples T Test" 统计结果

➡ **【例 7 – 2】** 某研究者欲探讨孕早期妇女焦虑现状，采用焦虑自评量表对 120 例来社区卫生服务中心建档的孕早期妇女进行测评，依据研究目的将 120 例孕早期妇女按照是否第一次怀孕，分为初孕组和非初孕组。经检验，两组孕早期妇女焦虑得分均呈正态分布。

请思考：比较两组孕早期妇女的焦虑总分有无差异，应采用什么统计学方法？

分析思路：案例中要分析的是"焦虑自评量表总分"这个变量，该变量是计量资料，且符合正态分布，同时测评的是初孕组和非初孕组两组资料，想要比较两组孕早期妇女的焦虑自评量表总分有无差异，因此选择使用两独立样本 t 检验。

3. 配对样本 t 检验 配对样本 t 检验（Paired-Samples T Test）是一种适用于正态分布数据，且配对设计的两个样本均数比较的方法。配对设计有两种形式：①同一研究对象前后分别接受两种不同的处理方式进行对比。②同一研究对象接受一种处理方式前后的对比。

SPSS 软件操作基础，具体步骤如下。

（1）选择编辑选项：打开 SPSS 软件，录入数据。找到主菜单"Analyze"，左键单击使其出现下拉菜单，然后选择"Compare Means"→"Paired-Samples T Test"（图 7 – 29）。

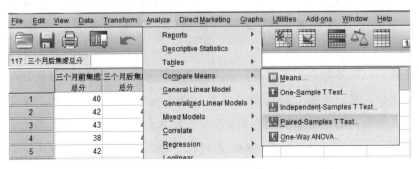

图 7 – 29 "Paired-Samples T Test" 统计分析路径

（2）选择变量：在弹出的"Paired-Samples T Test"对话框中，找到变量"三个月前焦虑总分""三个月后焦虑总分"，选中并成对转换至右侧的"Paired Variables"中（图7-30）。

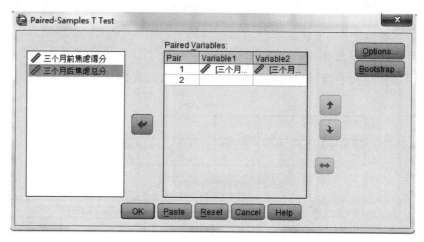

图7-30　"Paired-Samples T Test"对话框

（3）完成检验：左键单击"OK"图标，即出现统计分析结果（图7-31）。第一个表格［图7-31（a）］列出了"三个月前焦虑总分"和"三个月后焦虑总分"两组孕妇描述性统计结果，第二个表格［图7-31（b）］是"Paired-Samples T Test"统计结果。本例中 $t = -0.975$，$P = 0.331$，因为 $P > 0.05$，可以得出孕妇"三个月前焦虑总分"与"三个月后焦虑总分"之间的差异无统计学意义。

Paired Samples Statistics

		Mean	N	Std.Deviation	Std.Error Mean
Pair 1	三个月前焦虑得分	42.88	120	2.635	.241

（a）

Paired Samples Test

		Paired Differences					t	df	Sig.(2-tailed)
		Mean	Std.Deviation	Std,Error Mean	95%Confidence Interval of the Difference				
					Lower	Upper			
Pair 1	三个月前焦虑得分 · 三个月后焦虑总分	-.333	3.745	.342	-1.010	.344	-.975	119	.331

（b）

图7-31　"Paired-Samples T Test"统计结果

➡【例7-3】某研究者欲探讨孕期妇女焦虑现状，采用焦虑自评量表对120例来社区卫生服务中心建档的孕早期妇女进行测评，测得焦虑自评量表总分为 37.54 ± 7.43 分；依据研究目的，3个月后，再次对这120例孕妇进行焦虑自评量表的测评，测得焦虑自评量表总分为 34.18 ± 6.33 分。已知两次焦虑得分均呈正态分布。

请思考：比较孕妇3个月前后的焦虑总分有无差异，应采用什么统计学方法？

分析思路：案例中要分析的是"焦虑自评量表总分"这个变量，该变量是计量资料，且符合正态分布，同时孕早期和孕中期焦虑自评量表总分这两组资料是配对设计，即同一研究对象妊娠不同阶段的对比，欲比较两组孕妇的焦虑自评量表总分有无差异，因此选择使用配对样本 t 检验。

4. 单因素方差分析 单因素方差分析（One-Way ANOVA）是一种适用于正态分布数据，且研究对象为 3 组及以上的独立样本均数比较的方法。需要注意：若 $P > 0.05$ 或 $P > 0.01$，表明各组之间差异无统计学意义；若 $P \leq 0.05$ 或 $P \leq 0.01$，表明各组之间差异有统计学意义，但无法明确具体哪两组间存在差异，需要进一步进行组间两两比较。

SPSS 软件操作基础，具体步骤如下。

（1）选择编辑选项：打开 SPSS 软件，录入数据。找到主菜单"Analyze"，左键单击使其出现下拉菜单，然后选择"Compare Means"→"One-Way ANOVA"（图 7 - 32）。

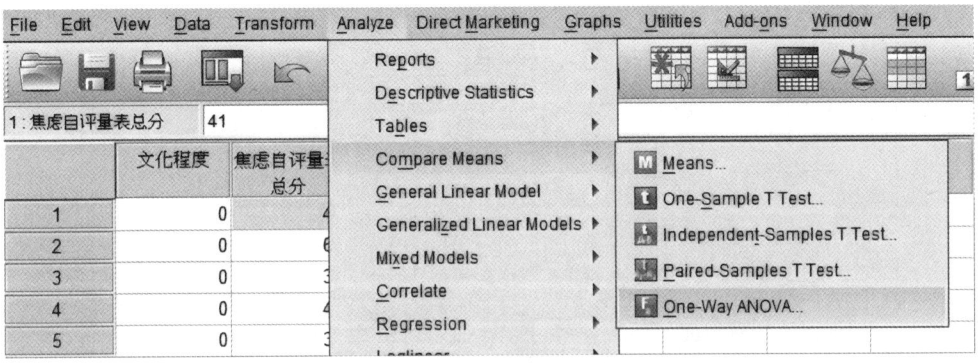

图 7 - 32 "One-Way ANOVA" 统计分析路径

（2）选择变量：在弹出的"One-Way ANOVA"对话框中，将变量"焦虑自评量表总分"选入右侧的"Dependent List（因变量列表）"中，将"文化程度"选入"Factor（因子）"（图 7 - 33）。找到"Options"图标，单击选中使其弹出"One-Way ANOVA：Options"对话框，通常情况下需要勾选"Descriptive（描述性）"和"Homogeneity of Variance Test（方差同质性检验）"选项（图 7 - 34）。勾选"Descriptive"选项表示统计结果中需要 SPSS 后台给出基本统计描述，勾选"Homogeneity of Variance Test"选项表示统计结果中需要 SPSS 后台给出方差齐性检验的结果。最后点击"Continue"即可完成选择变量。

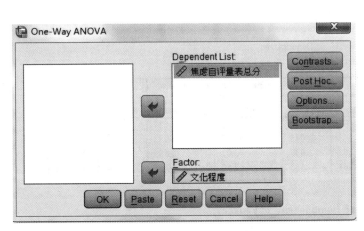

图 7 - 33 "One-Way ANOVA" 对话框

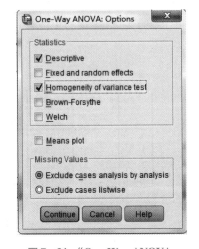

图 7 - 34 "One-Way ANOVA：
Options" 对话框

（3）定义运算规则：进行方差分析时，通常还需要进行组间两两比较。因此需要找到"Post Hoc（事后分析）"图标并左键单击，使其弹出"One - Way ANOVA：Post Hoc Multiple

护理研究

Comparisons（两两比较检验）"对话框（图7-35）。依据具体研究设计不同，共有18种多重两两比较的方法可供选择。本例中由于研究设计时不同文化程度孕早期妇女纳入的例数不等，故勾选"Bonferroni（波尼法伦尾数检验）"图标，最后点击"Continue"即可完成运算规则的定义。

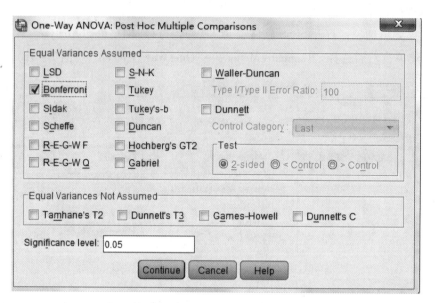

图7-35 "One-Way ANOVA：Post Hoc Multiple Comparisons"对话框

（4）完成检验：左键单击"OK"图标，即出现"One-Way ANOVA"统计结果（图7-36）。第一个表格［图7-36（a）］列出了各组孕早期妇女描述性统计结果；第二个表格［图7-36（b）］是不同文化程度孕早期妇女的方差齐性检验结果；第三个表格［图7-36（c）］是不同文化程度孕早期妇女的单因素方差分析结果，本例中 $F=7.339$，$P=0.001$，代表不同文化程度孕早期妇女的焦虑自评量表总分之间存在统计学意义；第四个表格［图7-36（d）］是各组之间多重比较的统计结果，可以发现0组（文盲孕早期妇女）与2组（中专及以上孕早期妇女）的焦虑自评量表总分之间存在差异。

Descriptives

焦虑自评量表总分

	N	Mean	Std.Deviation	Sid.Error	95%Confidence Interval for Mean		Mnimum	Maxmum
					LowerBound	Upper Bound		
0	30	40.73	9.652	1.762	37.13	44.34	28	63
1	57	45.14	8.193	1.085	42.97	47.31	32	68
2	33	49.33	9.363	1.630	46.01	52.65	37	69
Total	120	45.19	9.361	.855	43.50	46.88	28	69

（a）

Test of Homogeneity of Variances

焦虑自评量表总分

Levene Statistic	df1	df2	Sig.
1.964	2	117	.145

（b）

图7-36 "One-Way ANOVA"统计结果

ANOVA

焦虑自评量表总分

	Sum of Squares	df	Mean Square	F	Sig.
Between Groups	1162.514	2	581.257	7.339	.001
Within Groups	9266.077	117	79.197		
Total	10428.592	119			

（c）

Multiple Comparisons

Dependent Variable：焦虑自评量表总分
Bonferroni

(I)文化程度	(J)文化程度	Mean Difference(I-J)	Std.Error	Sig.	95%Confidence Interval	
					Lower Bound	Upper Bound
0	1	-4.407	2.007	.090	-9.28	.47
	2	-8.600*	2.245	.001	-14.05	-3.15
1	0	-4.407	2.007	.090	-.47	9.28
	2	-4.193	1.947	.100	-8.92	.54
2	0	8.600*	2.245	.001	3.15	14.05
	1	4.193	1.947	.100	-.54	8.92

*.The mean difference is significant at the 0.05 level.

（d）

图7-36 "One-Way ANOVA" 统计结果（续）

➡【例7-4】某研究者欲探讨孕期妇女焦虑现状，采用焦虑自评量表对120例来社区卫生服务中心建档的孕早期妇女进行测评，依据研究目的将纳入的孕早期妇女按照文化程度分为3组，即文盲组、小学至高中组、中专及以上组。已知3组的焦虑得分均呈正态分布。

请思考：比较不同文化程度的孕早期妇女焦虑自评量表总分有无差异，应采用什么统计学方法？

分析思路：案例中要分析的是"焦虑自评量表总分"这个变量，该变量是计量资料，且符合正态分布，同时将120例孕早期妇女分为文盲组、小学至高中组、中专及以上组，表明需要进行3组独立样本均数的比较，因此选择使用单因素方差分析。

三、计数资料的统计学分析方法

在计数资料中，描述性统计常用的指标是率、构成比和相对比，推断性统计常用的方法是 χ^2 检验。

（一）计数资料的描述性统计

1. 率（rate） 反映某种随机事件发生的频率。例如，用案例导入中欲描述试验组"早产儿达到完全经口进食时发生呕吐的情况"，此时就可以采取呕吐的发生率（呕吐发生例数/试验组总例数）来进行数据分布特征的描述。

2. 构成比（proportion） 反映某一事物内部各组成部分所占的比重或分布。例如，案例导入中欲描述女性早产儿占比的情况，此时就可以采取构成比（女性早产儿例数/纳入研究对象总例数）来进行数据分布特征的描述。

3. 相对比（ratio） 反映两个相关指标之比，例如，A 指标是 B 指标的百分之几或多少倍。两个指标可以性质相同也可以性质不同，例如，孕中期与孕晚期妊娠高血糖发生情况之比（性质相同）、某高等院校辅导员数与学生数之比（性质不同）。

（二）计数资料的推断性统计

χ^2 检验（*Chi-Square Test*）适用于两个或多个样本率或构成比的比较，可以分为四格表 χ^2 检验和行×列表 χ^2 检验，两者适用条件不同。

1. 四格表 χ^2 检验 如果欲比较两个样本率之间有无差异，则需要使用四格表 χ^2 检验。

四格表 χ^2 检验有 3 种计算方法，分别是专用公式、校正公式和确切概率法。①专用公式：适用范围为所有格子理论值 $T \geq 5$ 且总例数 $N \geq 40$。②校正公式：适用范围为至少有一个格子理论值在 $1 \leq T < 5$ 且总例数 $N \geq 40$。③确切概率法：适用范围为至少有一个格子理论值在 $T < 1$ 或总例数 $N < 40$。

SPSS 软件操作基础，具体步骤如下。

（1）选择编辑选项：打开 SPSS 软件，录入数据。找到主菜单 "Analyze"，左键单击使其出现下拉菜单，然后选择 "Descriptive Statistics"→"Crosstabs（交叉表）"（图 7 – 37）。

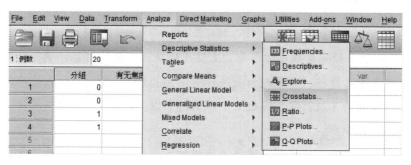

图 7 – 37 "Crosstabs" 统计分析路径

（2）选择变量：在弹出的 "Crosstabs" 对话框中，将变量 "分组" 选入右侧的 "Column（列）" 中，将 "有无焦虑" 选入 "Row（行）" 中（图 7 – 38）。找到 "Statistics（统计）" 图标，单击使其弹出 "Crosstabs：Statistics" 对话框，然后勾选 "Chi-Square（卡方）" 选项，最后点击 "Continue" 即可完成变量的选择（图 7 – 39）。

（3）完成检验：左键单击 "OK" 图标，即出现 "Crosstabs" 统计结果（图 7 – 40）。第一个表格［图 7 – 40（a）］列出了纳入的研究对象中有效及缺失的值；第二个表格［图 7 – 40（b）］列出了初孕组和非初孕组孕早期妇女描述性统计结果；第三个表格［图 7 – 40（c）］是初孕组和非初孕组孕早期妇女焦虑发生情况的 χ^2 检验结果，看具体统计数值之前需要先关注表格下的备注 a：本例中所有各自的理论数均大于 5，最小理论数为25，符合专用公式适用范围（所有格子理论值 $T \geq 5$ 且总例数 $N \geq 40$），因此读取第一行（Pearson Chi-Square）对应的数据，$\chi^2 = 3.282$，$P = 0.070$，得出初孕组和非初孕组孕早期妇女焦虑的发生率无差异。

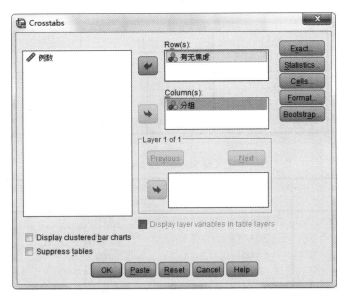

图 7 – 38 "Crosstabs" 对话框

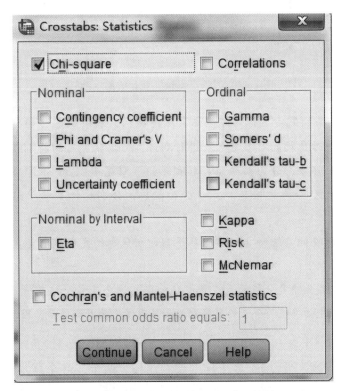

图 7 – 39 "Crosstabs：Statistics" 对话框

Case Processing Summary

	Cases					
	Valid		Missing		Total	
	N	Percent	N	Percent	N	Percent
有无焦虑 * 分组	128	100.0%	0	0.0%	128	100.0%

有无焦虑 * 分组 Crosstabulation

（a）

图 7 – 40 "Crosstabs" 统计结果

Count

		分组		Total
		0	1	
有无焦虑	1	20	30	50
	2	44	34	78
Total		64	64	128

（b）

Chi-Square Tests

	Value	df	Asymp. Sig. (2-sided)	Exact Sig. (2-sided)	Exact Sig. (1-sided)
Pearson Chi-Square	3.282[a]	1	.070		
Continuity Correction[b]	2.658	1	.103		
Likelihood Ratio	3.299	1	.069		
Fisher's Exact Test				.103	.051
Linear-by-Linear Association	3.256	1	.071		
N of Valid Cases	128				

a. 0 cells (0.0%) have expected count less than 5. The minimum expected count is 25.00.

b. Computed only for a 2x2 table

（c）

图 7-40 "Crosstabs" 统计结果（续）

➡【例7-5】某研究者欲探讨孕期妇女焦虑现状，采用焦虑自评量表对120例来社区卫生服务中心建档的孕早期妇女进行测评，依据研究目的将120例孕早期妇女按照是否第一次怀孕，分为初孕组和非初孕组。研究者以50分作为焦虑自评量表得分的界限，<50分为无焦虑，≥50分为焦虑，分别统计了初孕组和非初孕组发生焦虑的例数。

请思考：比较初孕组和非初孕组孕早期妇女焦虑的发生率有无差异，应采用什么统计学方法？

分析思路：案例中要分析的是"焦虑发生率"这个变量，该变量是计数资料，比较的是初孕组和非初孕组两个组的孕早期妇女焦虑发生率有无差异，因此选择使用四格表 χ^2 检验。

2. 行×列表 χ^2 检验 适用于多个样本率的比较、两个或多个样本构成比的比较，其专用公式适用范围包含两个条件，一是各个格子的理论值 $T \geqslant 1$，二是 $1 \leqslant T < 5$ 的格子数不超过格子总数的20%。如果不符合上述条件，可通过以下方式解决：一是增加样本量，使理论值 T 增大；二是根据研究目的考虑是否可删除 T 太小的行和列；三是用 Fisher 确切概率法。

SPSS 软件具体操作步骤如上分析。

➡【例7-6】某研究者欲探讨孕期妇女焦虑现状，采用焦虑自评量表对120例来社区卫生服务中心建档的孕早期妇女进行测评，依据研究目的将纳入的孕早期妇女按照文化程度分为3组，即文盲组、小学至高中组、中专及以上组。研究者以焦虑自评量表得分50分为界，<50分为无焦虑，≥50分为焦虑，分别统计了文盲组、

小学至高中组、中专及以上组孕早期妇女发生焦虑的例数。

请思考：比较各组孕早期妇女焦虑的发生率有无差异，应采用什么统计学方法？

分析思路：案例中要分析的是"焦虑发生率"这个变量，该变量是计数资料，比较的是文盲组、小学至高中组、中专及以上组的孕早期妇女焦虑发生率有无差异，因此选择使用行×列表χ^2检验。

四、等级资料的统计学分析方法

在等级资料中，描述性统计常用的指标是构成比，推断性统计常用的方法是秩和检验。

（一）等级资料的描述性统计

构成比通常用来描述等级资料的数据分布，其计算方法同计数资料。

（二）等级资料的推断性统计

秩和检验是一种非参数检验统计方法，在护理研究中常用于以下情况。一是用于等级资料的比较，例如，比较两组患者运用耳穴埋籽后失眠症状（无、轻度、中度和重度）有无差异。二是呈偏态分布的计量资料的比较，例如，比较两组孕早期妇女的焦虑自评量表有无差异，已知两组数据不均为正态分布，此时需要使用秩和检验。

秩和检验包括不同的类型，具体使用条件如下：①配对设计的资料需要使用 Wilcoxon 符号秩和检验。②两个独立样本比较的资料需要使用 Wilcoxon 秩和检验或 Mann-Whitney u 检验。③多个独立样本比较的资料需要使用 Kruskal-Wallis H 秩和检验。

SPSS 软件操作基础，具体步骤如下。

（1）选择编辑选项：打开 SPSS 软件，录入数据。找到主菜单"Analyze"，左键单击使其出现下拉菜单，然后选择"Nonparametric Test（非参数检验）"→"Legacy Dialogs（旧对话框）"→"2 Independent Samples（两独立样本）"（图 7 - 41）。

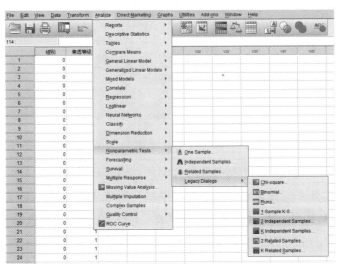

图 7 - 41　秩和检验统计分析路径

（2）选择变量：在弹出的"2 Independent Samples"对话框中，将变量"焦虑等级"选入右侧的"Test Variable List（检验变量列表）"中，将"组别"选入"Grouping Variable（分组变量）"中（图 7 - 42）。左键单击"Define Groups（定义分组）"，定义分组后，点击

"Continue"。然后依据数据资料类型选择勾选检验种类，本例中选择"Mann-Whitney U（曼－惠特尼 U 检验)"。

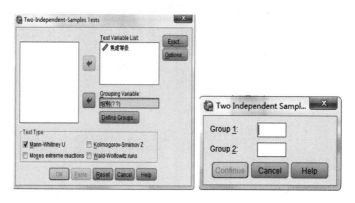

图 7 – 42 "2 Independent Samples" 对话框

（3）完成检验：左键单击"OK"图标，即出现秩和检验统计结果（图 7 – 43）。第一个表格［图 7 – 43（a)］是两组资料的描述性统计；第二个表格［图 7 – 43（b)］是秩和检验结果，$Z = -0.139$，$P = 0.890$，可以得出初孕组和非初孕组两组各个等级焦虑严重程度无差异。

Ranks

	组别	N	Mean Rank	Sum of Ranks
焦虑等级	0	64	60.89	3897.00
	1	56	60.05	3363.00
	Total	120		

（a）

Test Statistics[a]

	焦虑等级
Mann-Whitney U	1767.000
Wilcoxon W	3363.000
Z	-.139
Asymp.Sig.(2-tailed)	.890

a.Grouping Variable:组别

（b）

图 7 – 43 秩和检验统计结果

➡ 【例 7 – 7】某研究者欲探讨孕期妇女焦虑现状，采用焦虑自评量表对 120 例来社区卫生服务中心建档的孕早期妇女进行测评，依据研究目的将 120 例孕早期妇女按照是否第一次怀孕，分为初孕组和非初孕组。研究者将焦虑自评量表得分分为 4 级：<50 分为无焦虑，50 ~ 59 分为轻度焦虑，60 ~ 69 分为中度焦虑，≥70 分为重度焦虑，分别统计初孕组和非初孕组孕早期妇女各个等级焦虑的例数。

请思考：比较两组孕早期妇女焦虑严重程度有无差异，应采用什么统计学方法？

分析思路：案例中要分析的是"焦虑严重程度（无、轻度、中度、重度）"这个变量，该变量是等级资料，同时比较的是初孕组和非初孕组两组独立样本，因此选择使用两独立样本的秩和检验。

五、分析变量间关系的统计学分析方法

在观察性研究中通常需要进行变量之间关系的分析，这个时候常会用到的统计学方法包括相关分析回归分析等。

（一）相关分析

相关分析（Correlation Analysis）适用于探讨两个变量之间是否存在关联性的一种统计分析方法。

1. 相关分析的分类　依据两个变量类型的不同，可以将相关分析分为 Pearson 相关分析、Spearman 相关分析等不同方法。

（1）Pearson 相关分析：是一种适用于正态分布数据，且两个变量均为计量资料的统计方法，例如，分析轻度认知障碍患者的认知状况与言语交际功能之间的相关性。Pearson 相关系数用符号 r 表示，取值在 $-1 \sim 1$。统计结果给出 r 值时前面会有" + "" – "号，" + "号代表的是两个变量之间变化是同步的，即一者升高或者降低，另一者也随之升高或降低；" – "号代表的是两变量之间变化是相反的，即一者升高或者降低，另一者却随之降低或升高。r 值的大小表明两变量之间关系的紧密程度，即 r 值越接近于 1，表明两个变量之间越相关；r 值越接近于 0，表明两个变量之间越不相关。

（2）Spearman 相关分析：适用条件如下。①两个变量均为等级资料。②两个变量中一个为等级资料，另一个为计量资料。③两个变量虽均为计量资料，但是呈偏态分布。例如，分析孕早期妇女的文化程度（文盲、小学至高中、中专及以上）与焦虑自评量表总分之间有无相关性时，两个变量分别为文化程度（等级资料）和焦虑自评量表总分（计量资料），符合 Spearman 相关分析使用条件。Spearman 相关系数用符号 r_s 表示，具体作用同 Pearson 相关系数 r 值。

2. 相关分析的表述　在对相关分析的结果进行阐释时，需给出 r 值和 P 值，r 值可以看出两变量之间相关紧密程度及变化方向，P 值可以看出两变量之间在统计学上有无相关性。需要注意，两变量之间存在相关关系不等于两变量之间有因果关系。

3. SPSS 软件操作基础　具体步骤如下。

（1）选择编辑选项：打开 SPSS 软件，录入数据。找到主菜单"Analyze"，左键单击使其出现下拉菜单，然后选择"Correlate（相关）"→"Bivariate（两变量）"（图 7 – 44）。

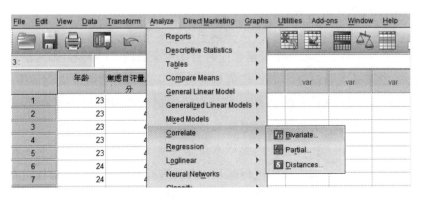

图 7 – 44　"Pearson 相关分析"统计分析路径

（2）选择变量：在弹出的"Pearson 相关分析"对话框（图 7 – 45）中，将变量"年

龄"和"焦虑自评量表总分"分别选入右侧的"Variables（变量）"中。

（3）完成检验：左键单击"OK"图标，即出现"Pearson 相关分析"统计结果（图 7－46）。二者之间的相关系数 $r=0.736$，$P=0.000$，二者呈正相关。

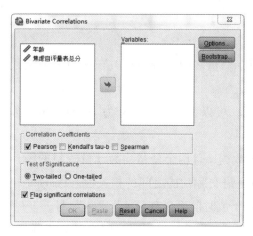

Correlations

		年龄
年龄	Pearson Correlation	.736 **
	Sig.(2-tailed)	.000
	N	120

**.Correlation is significant at the 0.01 level (2-tailed)

图 7－45 "Pearson 相关分析"对话框   图 7－46 "Pearson 相关分析"统计结果

➡【例 7－8】某研究者欲探讨孕期妇女焦虑现状，采用焦虑自评量表对 120 例来社区卫生服务中心建档的孕早期妇女进行测评。已知采集的年龄和焦虑自评量表总分两组数据均呈正态分布。

请思考：比较孕早期妇女的年龄和焦虑自评量表总分有无相关性，应采用什么统计学方法？

分析思路：案例中要分析的是"年龄"和"焦虑自评量表总分"这两个变量，两个变量均为计量资料，且为正态分布，因此可以使用 Pearson 相关分析。

（二）回归分析

回归分析（regression analysis）适用于分析一个因变量与多个自变量的关系，可用来初步探讨变量之间的因果关系。依据因变量资料类型的不同，又可分为多元线性回归、Logistic 回归等。

1. 多元线性回归（multiple linear regression） 是一种用于分析计量资料与多个自变量之间线性关系的统计学分析方法。

（1）注意事项：采用多元线性回归分析变量之间关系时，有以下注意事项。

1）样本量要求：通常要求样本量至少应是自变量个数的 10 倍，否则无法建立稳定的回归方程。例如，想要研究社区老年人一般资料（年龄、性别、婚姻、文化程度、居住状态、同住人口、家庭月收入、人格特征）是否对其言语沟通效率量表得分存在影响。这个时候可以发现自变量包括 8 个，分别为社区老年人的年龄、性别、婚姻、文化程度、居住状态、同住人口、家庭月收入和人格特征，因此样本量至少应为 80 例。如果样本获取困难，没办法达到样本量要求，可进行如下操作进行弥补：首先进行单因素分析，筛选出有统计学意义的变量，然后再将其作为自变量进行多元线性回归分析。

2）变量的赋值方法：多元线性回归分析的因变量可以直接录入原始数值，自变量需要对其进行赋值，具体要求如下。①计量资料可直接录入原始数值。②等级资料可将不同等级赋值为 1、2、3…，也可设哑变量。例如，"满意度"可赋值为 1（非常满意）、2（较满意）、3（不满意）；也可以将不满意作为对照，设 2 个哑变量，即非常满意（0、1）与较满意（0、1）。③二分类变量以 0、1 赋值。④无序多分类变量需设哑变量，n 个类别可设 $(n-1)$ 个哑变量。例如，"慢性病类别"包括高血压、糖尿病、高血脂、其他 4 个类别，以其中一个类别为对照，例如，以其他为对照，需要再设 3 个哑变量：高血压（0、1）、糖尿病（0、1）、高血脂（0、1）。

3）回归分析结果阐释：进行结果阐释时需包含以下内容。①因变量的名称。②自变量名称及对应赋值方法。③纳入回归方程中的自变量名称、偏回归系数（B 值）、标准化回归系数（β 值）、t 值和 P 值。其中标准化回归系数（β 值）数值大小可反映自变量对因变量的影响大小。标准化回归系数前面会有"+""-"号，其中"+"代表正向影响，"-"代表负向影响。t 值及对应的 P 值是对各自变量进行假设检验的结果。④决定系数（R^2）以及对回归方程进行假设检验的 F 值和 P 值。其中 R^2 表示进入回归方程的所有自变量共同解释因变量总变异的比例。F 值及 P 值是对回归方程进行假设检验的结果，$P<0.05$ 表示回归方程成立。

（2）SPSS 软件操作基础：具体步骤如下。

1）选择编辑选项：打开 SPSS 软件，录入数据。找到主菜单"Analyze"，左键单击使其出现下拉菜单，然后选择"Regression（回归)"→"Linear（线性)"（图 7 - 47）。

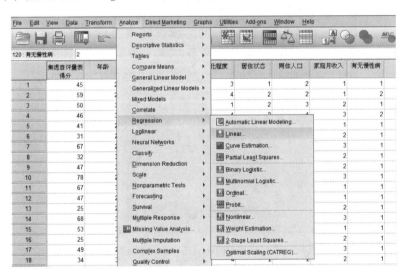

图 7 - 47　多元线性回归统计分析路径

2）选择变量：在弹出的"Linear"对话框（图 7 - 48）中，将变量"焦虑自评量表得分"选入右侧的"Dependent（因变量)"中，将"年龄"选入"Independent（自变量)"，进入方式为"Enter（全部进入法)"，然后点击"Next"图标，定义自变量的下一组，该组内的自变量有"性别""婚姻""文化程度""居住状态""同住人口""家庭月收入"和"有无慢性病"，进入方式为 Stepwise（逐步进入法)。

3）设置输出统计量：找到"Statistics"图标，单击使其弹出"Linear Regression：Statistics"对话框（图 7 - 49），可依据研究目的设置具体要求。本例中勾选了"Estimates（估计值)"和"Model fit（模型拟合)"选项，其中"Estimates"选项表示在统计结果中会给出回归系数和相关统计量，"Model fit"选项表示在统计结果中会给出相关系数、决定系数、调整系数、评估标准误、方差分析（ANOVA)。左键单击"Continue（继续)"即可完成设置。

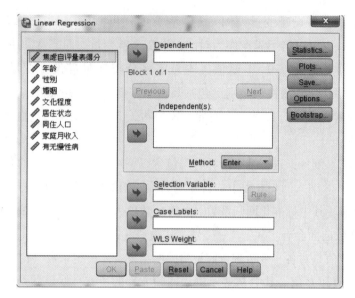

图 7 - 48   "Linear" 对话框

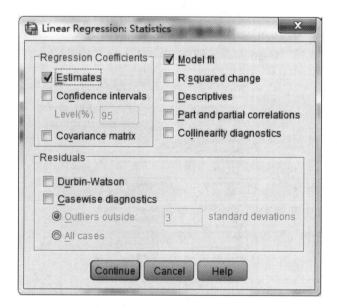

图 7 - 49   "Linear Regression：Statistics" 对话框

4）完成检验：左键单击"OK"图标，即出现"Linear"统计结果（图 7 - 50）。本例中，进入模型的自变量包括年龄和有无慢性病，各自对应的标化回归系数分别为 0.035 和 3.522。

Coefficients[a]

Model		Unstandardized Coefficients		Standardized Coefficients	t	Sig.
		B	Std.Error	Beta		
1	(Constant)	55.293	10.081		5.485	.000
	年龄	.070	.344	.019	.204	.839
2	(Constant)	44.607	11.142		4.004	.000
	年龄	.130	.341	.035	.381	.704
	有无慢性病	7.465	3.522	.193	2.119	.036

a.DependentVariable:焦虑自评量表得分

图 7 - 50   "Linear" 统计结果

➡️ 【例7-9】 某研究者欲探讨孕期妇女焦虑现状,采用一般资料表和焦虑自评量表对120例来社区卫生服务中心建档的孕早期妇女进行测评。

请思考:研究孕早期妇女一般资料(年龄、性别、婚姻、文化程度、居住状态、同住人口、家庭月收入、有无慢性病)是否对其焦虑自评量表得分存在影响,应采用什么统计学方法?

分析思路:案例中因变量"焦虑自评量表总分"是计量资料,要分析"孕早期妇女一般资料(年龄、性别、婚姻、文化程度、居住状态、同住人口、家庭月收入、有无慢性病)"即多个变量对焦虑自评量表总分的影响,因此可以使用多元线性回归统计方法。

2. Logistic 回归(Logistic regression) 是一种用于分析二分类因变量与多个自变量关系的一种统计学分析方法。

(1)注意事项:运用 Logistic 回归分析时,有以下注意事项。

1)样本量要求:使用之前必须保证阳性样本数至少是自变量个数的5～10倍。例如,想要探讨某种敷贴对压疮的预防作用,此时阳性样本数即指压疮发生例数。与多元线性回归分析一样,如果自变量个数多而阳性样本数无法达到其5～10倍时,可通过以下方法弥补:首先做单因素分析,筛选出有统计学意义的变量,然后再将其作为自变量进行 Logistic 回归分析。例如,想要研究社区老年人一般资料(年龄、性别、婚姻、文化程度、居住状态、同住人口、家庭月收入、人格特征)是否对其发生焦虑存在影响,此时共8个自变量,因此,在收集资料中发生焦虑的老年人至少是40例。

2)变量的赋值方法:赋值方法同多元线性回归。

3)回归分析结果阐释:进行结果阐释时需包含以下内容。①因变量名称及赋值方法。②自变量名称及赋值方法。③进入回归方程的自变量名称、*Wald* 值及 *P* 值、*OR* 值等。其中,若 *OR* 值>1,表示自变量对于因变量来说是危险因素;若 *OR* 值<1,表明自变量对于因变量来说是保护因素。

(2)SPSS 软件操作基础:具体操作步骤如下。

1)选择编辑选项:将 SPSS 打开至数据界面,找到主菜单"Analyze",左键单击使其出现下拉菜单,然后选择"Regression(回归)"→"Binary Logistic(二分类变量逻辑回归)"(图7-51)。

2)选择变量:在弹出的"Binary Logistic"对话框(图7-52)中,首先将变量"是否焦虑"选入右侧的"Dependent"中,将"年龄""性别""婚姻""文化程度""居住状态""同住人口""家庭月收入"和"有无慢性病"选入"Independent",进入方式为"Enter"。其次,找到"Categorical(分类)"图标,点击使其弹出"Define Categorical Variables"对话框(图7-53)。如果自变量为多分类变量,需用哑变量方式来分析。将变量"性别"选入"Categorical Covariates(分类协变量)"中,点击"Change",依次将剩余多分类变量选入其中,点击"Continue"返回图7-52。最后,设置输出量。点击右侧"Options(选项)"图标,弹出"Options"对话框(图7-54),勾选"CI for exp(*B*)(*OR* 可信度)",其余一般为系统默认,不需更改。

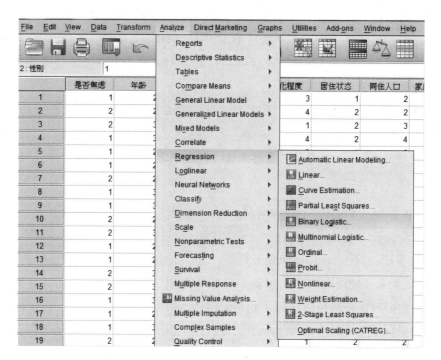

图 7 - 51 "Binary Logistic" 统计分析路径

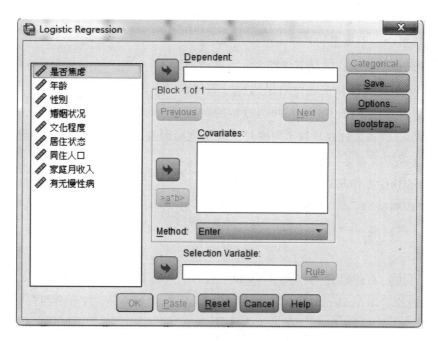

图 7 - 52 "Binary Logistic" 对话框

3）完成检验：左键单击"OK"图标，即出现"Binary Logistic"统计结果（图 7 - 55）。本例中，变量有无慢性病的系数为 - 1.394，$P = 0.021$（$P < 0.05$），有统计学意义，OR 值 = 0.248，说明排除年龄、性别和文化程度的混杂作用后，慢性病每增加一级的优势比为 0.248。

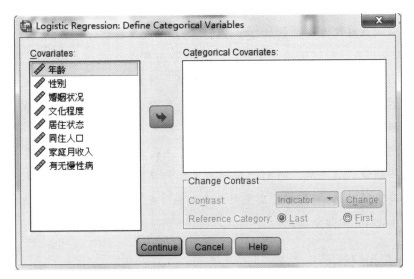

图 7 – 53 "Define Categorical Variables" 对话框

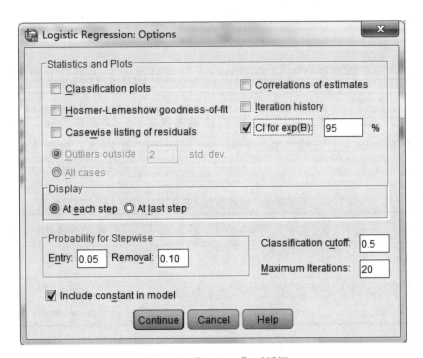

图 7 – 54 "Options" 对话框

Variables in the Equation

		B	S.E.	Wald	df	Sig.	Exp(B)	95% C.I.for Exp(B)	
								Lower	Upper
Step 1 [a]	年龄	1.789	1.845	.941	1	.332	5.984	.398	2.914
	性别（1）	.104	.407	.065	1	.799	1.109	.500	2.464
	文化程度	-.642	.987	.423	1	.515	.526	.076	3.640
	文化程度（1）	.174	.766	.052	1	.820	1.190	.265	5.345
	文化程度（2）	.110	.709	.024	1	.876	1.117	.278	4.486
	文化程度（3）	.068	.647	.011	1	.916	1.070	.301	3.805
	有无慢性病（1）	-1.394	.604	5.336	1	.021	.248	.076	.810

a.Variable(s) entered on step1:年龄,性别,婚姻状况,文化程度,居住状态,同住人口,家庭月收入,有无慢性病.

图 7 – 55 "Binary Logistic" 统计结果

➡ 【例7-10】某研究者欲探讨孕期妇女焦虑现状，采用一般资料表和焦虑自评量表对120例来社区卫生服务中心建档的孕早期妇女进行测评。其中焦虑自评量表得分以50分为界，即<50分为无焦虑，≥50分为焦虑。

请思考：研究孕早期妇女一般资料（年龄、性别、婚姻、文化程度、居住状态、同住人口、家庭月收入、有无慢性病）是否对其焦虑发生情况存在影响，应采用什么统计学方法？

分析思路：案例中因变量"焦虑发生情况"是二分类计数资料，要分析"孕早期妇女一般资料（年龄、性别、婚姻、文化程度、居住状态、同住人口、家庭月收入、有无慢性病）"即多个变量对焦虑发生情况（二分类变量）的影响，因此可以采用 Logistic 回归分析。

六、统计表和统计图

统计表和统计图可以更加直观、形象、清晰地描述统计数据，在论文写作中，常常被用来代替冗长的文字叙述。

（一）统计表

统计表是通过表格的形式呈现数据的分布及统计结果，优点是方便阅读、比较和计算。

1. 统计表的种类　统计表有两类：一类是简单表，另一类是组合表。两者的区别是简单表的纵标目（数字上方的文字）只有一个层次，见表7-4；组合表的纵标目有两个或多个层次，见表7-5。

表7-4　不同学历孕妇焦虑自评量表得分情况（$n=128$）

学历	例数/n	焦虑自评量表得分/分
文盲组	36	48 ± 3.25
小学至高中组	42	52 ± 5.36
中专及以上组	50	56 ± 6.45

表7-5　不同学历孕妇焦虑发生情况（$n=128$）

学历	总例数/n	焦虑发生情况	
		发生例数/n	未发生例数/n
文盲组	36	6	30
小学至高中组	42	13	29
中专及以上组	50	19	31

2. 统计表的结构和绘制要求　统计表包括表号和表题、标目、线条、数字和备注等部分，具体绘制要求如下。

（1）表号和表题：表号和表题一般位于统计表的正上方位置，内容需要概括该表的核心内容。表号是按照其出现先后顺序进行编号。

（2）标目：标目具体可以分为横标目和纵标目。横标目是表格中数字左边的文字，用于说明表格中每行数字的意义；纵标目是表格中数字上边的文字，用于说明表格中每列数字的意义。需要注意：如果表格中的数字有单位，需在纵标目中标明相应的单位，如"%""分""mmol/L"等，表格中就不用再重复标明了。

（3）线条：简单表一般包括顶线、分界线和底线 3 条线，见表 7 - 4；组合表对比简单表多了一个分层线，将两层纵标目分隔开，见表 7 - 5。无论简单表还是组合表均不会出现竖线、斜线和多余的横线。

（4）数字：统计表中的数据要求格式一致，即同一列数字位次对齐、小数点后位数一致，通常用阿拉伯数字来表示。表格中数值为 0 的话直接填写"0"，数值缺失直接用"…"表示，无数字用"—"表示，不允许留空白项。

（5）备注：如果表中存在文字或数字需要解释时，可在其上方用"＊"或"（1）"等符号标注，并将具体解释内容写在表的下面。

3. 绘制统计表的注意事项

（1）重点突出：通常一个统计表只表达一个核心内容，避免多个核心内容或主题堆放在一起。

（2）层次清楚：通常统计表就如完整的一句话，主语和宾语分别作为横标目和纵标目，两者连起来可构成完整的一句话。例如，表 7 - 4 中第一行连起来是"文盲组例数为 36 例，焦虑自评量表得分为 48 ± 3.25 分"。

（3）简洁、明了：非必要的文字、数字和线条不要出现，最好一目了然、清晰明了。

（4）统计表与文字不要完全重复：一般情况下，会对统计表进行文字的相关总结或补充。但是需要注意，总结或补充的文字内容不可以跟统计表中的数据完全一致。

（二）统计图

统计图是将统计结果采用图形的方式形象化表达出来，这样不仅有利于对结果的分析和比较，同时也有利于读者的理解。但统计图也存在无法提供确切数值的缺点，因此不能完全代替统计表。

1. 统计图的种类　护理研究中，依据资料类型和分析目的的不同，通常会使用圆图、直条图和线图 3 种统计图。

（1）圆图：主要描述科研资料中各类别所占的构成比。圆图是将一个圆形按照事物各部分所占的比例分成若干个部分，每个部分可用不同颜色或花纹区别，辅以图例说明。

（2）直条图：一般用直条来表示几个相互独立组别指标数值的大小。直条图有横轴和纵轴，横轴通常用来表示几个独立的组别或事物，纵轴通常用来表示统计指标。

（3）线图：通常用线段的升降表示一者随另一者数值变化的趋势。线图有横轴和纵轴，横轴一般用来表示时间或其他连续性变量，纵轴一般用来表示统计指标。具体绘制要求如下：①相邻的点不可用曲线连接，要用直线连接。②不同指标或组别采取实线、虚线等不同的线型表示，辅以图例说明。③如果纵轴所示的统计指标是算术尺度，一般以 0 作为起始点。

2. 统计图的结构及绘制要求　统计图包括图号、图题、纵轴、横轴、图例等部分，绘制要求如下。

（1）图号和图题：一般位于统计图的正下方位置，内容需要概括统计图的核心内容。图号是按照其出现先后顺序进行编号。

（2）纵轴和横轴：在横轴下方和纵轴外侧，须将各自代表含义用文字标明同时注明单位。纵轴刻度通常以 0 点为起始点，自下而上，数值一般由小到大；横轴尺度自左至右，数值一般由小到大。

（3）图例：统计图中需用图例说明不同线条或者色调具体代表的是什么含义。

七、资料统计学分析中的常见问题

（一）原始数据问题

原始数据常见的问题包括数据缺失、字迹不清、不符合逻辑等。因此在处理原始数据时，研究人员应从完整性和准确性（逻辑检查、专业检查、统计检查、人工检查和计算机检查）等方面检查原始数据，发现问题及时补救，若无法补救者做废卷处理。

（二）数据录入问题

数据录入常见问题包括数据录入错误、研究对象与其采集数据并非一一对应，以及录入的格式不符合统计分析软件格式等。因此在数据录入时，研究人员应事先将研究对象编号，以确保数据录入出现问题时，可以及时查找到对应的原始数据。同时，对收集到的变量资料进行数值化处理。为避免输入错误，应采取双人录入、双人核对等方法。最后数据录入完成，应由数据管理人员进行计算机检查，以识别出超出数值范围、不合逻辑，以及各变量数据间相互矛盾的数据。

（三）资料分析方法问题

1. 错误使用正态分布法描述偏态分布的资料　许多研究者对收集到的资料，在分析前未进行正态性检验，直接默认其为正态资料，采用正态资料相关统计学分析方法进行资料处理，进而导致数据分析错误。

2. 单因素方差分析后不再做两两比较　单因素方差分析适用于 3 组及以上计量资料均数的比较。其结果若出现 $P \leq 0.05$ 或 $P \leq 0.01$，表明各组间均数不全相等，但无法明确具体哪两组间存在差异，有些研究者仅根据 F 值和 P 值就得出每两组之间存在差异的结论，是不合适的。此时需要进一步进行组间两两比较，才可确定。

3. χ^2 检验类型选择错误　四格表 χ^2 检验适用于两个样本率的比较，行×列表 χ^2 检验适用于多个样本率的比较、两个或多个样本构成比的比较。很多研究者会将 χ^2 检验类型选择错误。

4. 相关分析方法选择错误　Pearson 相关分析适用于分析两个正态分布的计量资料之间的比较。Spearman 相关分析在护理研究中主要用于以下情境：①两个变量均为等级资料。②两个变量中一个为等级资料，另一个为计量资料。③两个变量虽均为计量资料，但是偏态分布。不能将 Pearson 和 Spearman 相关分析混用，否则会导致数据结果分析不准确。

5. 回归分析样本量不够、自变量赋值错误

（1）样本量不符合要求：多元线性回归分析的基本要求是样本量至少应达到自变量个

数的 10 倍。Logistic 回归分析的基本要求是阳性样本数至少应达到自变量个数的 5～10 倍。当样本量不足时，无法建立稳定的回归方程，常常有较大的 R，容易造成一种假象。如果样本获取困难，无法达到相应要求，可通过以下方式弥补：首先进行单因素分析，筛选出有统计学意义的变量，然后再将其作为自变量进行回归分析。

（2）自变量赋值错误：有些研究者会将无序多分类变量直接赋值为 1、2、3……是不正确的，这样只能得出错误结论，正确的是设置哑变量。

（四）统计分析结果表述问题

1. 统计学意义与临床意义区分不清　P 值是基于统计分析得来的，其大小只说明统计学意义上的差异是否"显著"，至于临床实际有无差异的"显著"尚不能确定。因此，在护理研究中，除了基于统计分析 P 值得出结论外，还需结合专业知识，最终才可得出正确的结论。

2. 统计分析结果不准确　论文写作中未给出具体的统计学分析方法，仅给出 P 值或者仅根据两组均值大小直接得出试验组和对照组存在差异，均是不可取的。

3. 对关联和因果的解释不恰当　论文写作中使用 Pearson 或者 Spearman 相关分析，得出两个变量存在因果关系是不恰当的。相关分析只能代表两个变量之间存在关联性，无法确定存在因果关系。如果要证明变量之间存在因果关系需要使用回归分析。标准化回归系数（β 值）的大小可以反映自变量对因变量的影响大小，而偏回归系数的数值大小则不可以。

 知识拓展

课程思政——统计学助力护理学科发展

弗洛伦斯·南丁格尔作为医学护理领域的奠基人和医疗卫生条件改革的先驱者而被世人所熟知，但是极少有人清楚，南丁格尔是使用了统计学方法进行的医疗卫生条件改革，而这一方法的应用对其想要达到的医疗卫生条件及其所献身的护理医学事业起到了关键性作用。1854 年 9 月克里米亚战争爆发，双方激烈的战斗使得英国士兵伤亡惨重，南丁格尔闻讯自愿申请调至前线护理伤员。在治疗及护理过程中，她发现绝大多数英国士兵是由于医院环境恶劣，入院之后继发感染，导致病情加重死亡，只有少部分是由于战争导致伤残而亡。南丁格尔认为需要尽快改善医院环境卫生，只有这样才可以降低英国士兵的死亡率。因此，她将自己观察到的情况及记录的一些数据形成报告递交给英国军队长官，但长官并没有引起重视，认为一个"弱小"的护理人员怎么可能懂战争的一些事情。但南丁格尔并没有放弃，而是继续完善自己的报告，锲而不舍地用数据说话，最终领导层听从她的建议并开始改善医院环境卫生，最终英国士兵的病死率迅速降低。该事件反映了南丁格尔应用统计学方法对社会环境进行分析并取得显著效果，意义非凡。

本章小结

思考题

　　研究者欲探讨非营养性乳房吸吮对极低出生体重早产儿经口喂养能力的影响。纳入上海市某三级甲等儿童专科医院新生儿重症监护病房（NICU）收治的148例极低出生体重早产儿，通过随机分组法将其分为试验组、对照组各74例。在机械辅助通气停止后，试验组每天进行1次非营养性乳房吸吮，每次5分钟，且在每次管饲前吸吮安抚奶嘴5分钟；对照组仅在每次管饲前吸吮安抚奶嘴5分钟。比较两组达到完全经口喂养的时间、达到完全经口喂养时的纠正胎龄、早产儿母乳喂养行为量表评分、母亲母乳喂养天数及出院当日母乳喂养率。

　　1. 请判断该研究中需对比的各个变量均为什么类型资料？

　　2. 需要采取什么统计学方法分析两组需对比的变量是否存在差异？

更多练习

（王丹丹）

第八章　研究计划书的撰写

教学课件

学习目标

1. 素质目标

具备严谨、缜密的科研思维能力和服务临床实践的精神。

2. 知识目标

（1）掌握：研究计划书的概念、分类、撰写要求和开题报告的撰写。

（2）熟悉：基金申请书的流程。

（3）了解：基金申请的渠道。

3. 能力目标

具备针对护理研究问题撰写研究计划书的能力。

案例

【案例导入】

现医院预开展青年科研项目专题立项工作。小张作为一名重症医学科护士，工作中发现慢性阻塞性肺疾病（chronic obstructive pulmonary disease, COPD）患者通常有不同程度膈肌损伤，进而造成肺功能损伤，最后出现呼吸困难甚至呼吸衰竭，是其致死的主要原因。经查阅文献发现，健康人在直立位比仰卧位和坐位产生更大的膈肌收缩率。小张准备以观察 COPD 患者不同的体位是否对膈肌状态有影响为切入点，找到患者机械通气的最佳体位为方向，申报科研课题。

【请思考】

如果你是小张，该如何设计并撰写一份研究计划书？

【案例分析】

研究计划书是科研工作的重要组成部分，它不仅对促进研究者自身学术成长和提升科研能力有正向作用，也是评价研究项目或者课题是否具有学术水平和可行性的重要依据。同时，研究计划书也是科研项目获得资助和支持的关键文书，对于研究工作的顺利进行至关重要。

第一节　研究计划书概述

一、研究计划书概念及分类

研究计划书（research proposal）是研究者为了申请科研项目或者开展学术研究，提出的详细研究方案和计划的书面文稿。主要功能是完整地展现研究人员产生的研究兴趣、发觉的研究问题、展开的研究思路、完成论文的方式，以及取得学位或基金的工作过程。

研究计划书根据用途不同，分为开题报告和基金申请书两种。

1. 开题报告　一般用于学校学位论文，是学生为了撰写毕业论文而申报的课题被学院学术委员会批准后，在课题正式研究之前，由学生书写的关于课题研究的书面论证材料。一般流程为思考研究方向→撰写开题报告→指导老师修改→开题答辩→学院学术委员会批准→课题开始研究。

2. 基金申请书　根据不同的研究对象和目的，又称为科研项目申请书或课题研究申请书，是研究者为获取研究经费支持将选题和研究计划以书面形式提交给科研管理部门或资助机构的正式文本。一般流程为根据官方通知研读基金指南→撰写基金申请书→各级别专家评审→官网文件公示结果中标→课题开始研究。

二、研究计划书具体结构

1. 开题报告　以国内普通高校开题报告为例，内容结构包括研究课题题目、研究背景、研究目的、研究意义、研究的基本内容和主要方法，以及预期成果、参考文献等。

2. 基金申请书　以国家自然科学基金（national natural science foundation of china）申请书为例，内容结构包括个人信息、项目名称、摘要、关键词、项目组主要参与者、经费预算表、立项依据与研究内容、研究基础与工作条件等。

三、研究计划书撰写思路疏导

研究计划书需要快速让导师或评审专家知道此项研究为什么开展，以及如何开展，因此研究计划书必须逻辑严谨、思路周全。撰写研究计划书前，要明确以下问题。

1. 研究问题的构想　选择的问题是否值得研究，主要优势和创新点；目前掌握的资料和研究基础，对将要研究的问题是否有帮助，思考如何将现有资料与研究方向相结合。

2. 确定研究的具体内容　研究工作如何展开，适用于哪种研究方法；如何进行资料收集和统计工作；研究过程中环境、人员或经费是否会出现突发情况，是否有备选方案；研究资料和结果能否有效预测未来的情况，结果对研究的问题有什么意义，对社会发展是否有益或起推动作用。

3. 梳理研究计划书的侧重点　不同级别和种类的研究计划书，核心内容（如研究问题背景、研究目的、研究设计和实施步骤）的侧重点也有所不同，撰写时需要根据申报指南，理清各项的深度和信息量，提前做好规划。做到整体计划书的内容详略得当，重点突出。

四、研究计划书撰写要求

一篇高质量的研究计划书不仅需要有效地将研究内容与研究方法相互衔接，科学地阐述研究，更要将内容以最简洁、最清楚的方式展现给读者。因此研究计划书撰写要求中内容要求和形式要求同等重要。

（一）内容要求

1. 科学真实　科学是撰写计划书的首要条件，要求科研课题设计严谨，研究方法正确，数据真实可靠，整体文书内容逻辑清晰、层次分明、重点突出。研究是求真的过程，计划书整体的真实性尤为重要，例如，前期研究基础不可夸大，须精准描述；整体设计思路和构想要保证原创等。

2. 符合伦理　为维护人格尊严，保护研究参与者权益，所有涉及人的生命科学和医学研究，即以人为受试者或者使用人的生物样本、信息数据（包括健康记录、行为等）开展的研究活动，都需要经所在单位或地区独立伦理委员会的审核并批准，以及参与者或其亲属知情同意并签署知情同意书。因此撰写研究计划书期间要预留充足的时间进行伦理审查。

3. 社会价值　从体现社会价值的角度，需要关注的是研究是否能解决护理实践中遇到的实际问题；方法技术是否可供推广，能否推动护理学科发展等。撰写计划书中社会价值需要与国家方针政策方向相符合，遵循指南要求。

（二）形式要求

1. 格式标准　撰写计划书前精读学校下发的文件要求或项目的申报公告，保证字体、字号、字符和行距等严格按照要求书写。对于文件要求不同的附件内容，如伦理审查批件、个人简历等，对标格式和要求仔细准备。

2. 可读性强　规范使用学术语言，行文流畅，语言简练，切忌篇幅冗长，适当灵活运用思维导图、鱼骨图、柱状图等形式突出重点。

3. 反复校正　计划书撰写完成后需要反复校正、认真修改，杜绝错别字、语法问题、中英标点混乱和序号乱序等。

五、研究计划书基本属性

研究计划书具有沟通性、预测性和约束性三大属性。它既要对研究过程和结果进行预测，又要对研究过程进行指导和约束，以确保研究的科学性和系统性。

1. 沟通性　研究计划书能客观地展现研究者的科研水平，是护理科研能力、逻辑能力，以及成文能力的综合体现。专家通过研究计划书来了解研究者的研究方向和对研究领域的认知程度，评判研究者是否有足够的能力来完成课题或学业。

2. 预测性　研究计划书是行动计划书，研究者根据研究技术路线推进，按步骤进行，直至完工。它既是对研究过程的预测，也是对研究结果的预测，从而确保研究工作的稳步推进。

3. 约束性　同意一份带有项目整体过程和经费预算的研究计划书，代表研究者和资助方签订了一份具有约束性的协议。研究者需要严格按照获批的研究计划书的内容和计划开展相关工作并定期进行汇报。

通过对研究计划书概述的学习，能够更清晰地了解研究计划书的核心要素。提高撰写和理解研究计划书的能力，为未来的学术研究和科研工作打下坚实的基础。

第二节　开题报告的撰写

开题报告（research proposal）是检验选题质量和水平的重要环节，是研究者通过查阅资料进行初步调查后完成的书面文档，便于澄清研究思路，寻求专家指点和帮助。开题报告一般以制式表格形式呈现，研究者根据项目信息填写具体内容，同时也有利于评审者阅读（表8-1）。开题报告一般不少于3000字，以各院校实际要求为准。各高校制式表格存在差异，但主要架构如下。

表8-1　科研课题开题报告表（内页）示例

姓名		专业	
学号		指导教师	
论文题目（中）			
论文题目（英）			
选题来源			
课题类别			

一、研究背景和研究目的
二、研究内容与方法
1. 研究内容
2. 研究对象
3. 伦理审查
4. 研究方案（具体研究步骤、资料收集的方法、数据的处理与分析和质量控制的措施等）
三、预期成果和进度安排
1. 预期成果
2. 进度安排
四、参考文献

一、封面

封面包括研究题目，学生姓名、学号、专业、指导老师及日期。

二、主体

（一）研究题目

研究题目需要体现论文信息核心要素，简洁明确地突出研究目的、方向、重要性或创新性。专家通过题目可快速识别论文的主要内容。例如，PCI术后患者运动恐惧潜在剖面分析及与体力活动的关系；妊娠期高血压疾病产妇出院后应对困难现状及影响因素分析。撰写开题报告的研究者一般刚接触科研，选题可以先简单再复杂，优先考虑可行性再考虑创新性，优先单一性研究避免系列性研究。

评价标准：题目简练明确，研究对象、研究手段和研究内容等要素齐全。选题范围适当，选题目标范围无过高过低。

（二）研究背景和研究目的

研究背景（research background）是指问题的来源，如何发现的问题。例如，发现妊娠期高血压疾病患者逐年增加，但许多患者未认识到问题的严重性，也没有系统治疗和干预。那么针对妊娠期高血压疾病院前、院后护理干预的国内外现状，了解解决问题的思路方法和效果，这些都是研究背景。选取高质量近 1~2 年的中英文文献进行阐述，描述研究的理论构想，以及可能解决问题的途径。

研究目的（research purpose）是为什么选择此研究的理由和目标。例如，本研究的目的是妊娠期高血压疾病产妇出院后应对困难现状及影响因素分析。

评价标准：研究论述全面，能准确把握学科前沿发展，掌握研究方向和国内外学术动态，学术思路开阔，选题新颖、合理，能提出重点问题。

（三）研究内容与方法

研究内容与方法（research content and method）是研究设计的具体描述，包括研究内容、研究对象、伦理考虑及研究方案等。

1. 研究内容　用明确、具体的文字展示论文题目中的信息，即研究者提前设想在论文中证明的新理论、新技术或新方法，以及研究者对此项观点的态度。

2. 研究对象　确定研究的总体和样本，明确纳入标准和排除标准，设计抽样方法、根据样本量的估计方法测算样本量。确定研究对象场所，标记研究机构的名称。

3. 伦理考虑　研究过程中必须遵循伦理原则，尤其是涉及人类或动物的研究。需要确保研究符合道德规范，保护研究对象的隐私和权益，并在必要时获得伦理审批。考虑研究对象是否需要知情同意，整体研究方案是否需要通过研究机构伦理委员会的审批。

4. 研究方案　具体描述研究所采用的研究方法，包括以下内容。

（1）具体研究步骤：研究设计描述详尽，贯通设计方法与设计结果。准确陈述整体设计思路，保证书面研究方案具有科学性、可行性、可重复性和透明性。重点强调新护理措施、新方法或新技术，对创新性部分做针对性阐述。整体逻辑关系可用技术路线图表示。

（2）资料收集的方法：描述资料收集的过程和收集哪些资料；描述收集资料人员是否经过统一培训；描述收集资料种类和时间点；填写资料记录单，包含发放、回收和作废数量。

（3）数据的处理与分析：采用统计学方法，包括统计描述和统计推断方法。

（4）质量控制的措施：对于资料和结果的质量控制可影响结果的准确性和可靠性。措施包括确保数据的完整和真实、收集资料方法的标准化、录入资料的准确性等。

评价标准：研究方法先进、恰当，技术路线清晰，措施得当，掌握技术关键准确，可能遇到的问题分析符合逻辑、有一定的预见性。

（四）预期成果和进度安排

1. 预期成果　毕业论文或期刊论文。

2. 进度安排　研究时间及顺序安排，对每一阶段起止时间和相应研究内容有明确界定，时间不能间断。包括确认选题、查阅文献、撰写开题报告、招募研究对象、实施研究、分析资料、撰写论文和论文答辩等。进度安排与学校安排保持一致。

评价标准：工作安排合理、紧凑，整体计划周全。

三、参考文献和学术诚信承诺书

1. 参考文献　要求阅读研究领域相同或相近专业的毕业论文，其他院校相近专业主要学位论文和专著，近五年国内外顶级期刊、学术会议汇编等资料。在开题报告中陈列与研究方向有关的近五年文献，格式若无特殊要求一般采用《中华人民共和国国家标准信息与文献　参考文献著录规则》（GB/T 7714—2015）顺序编码制格式，文献排序先中文后外文。

2. 学术诚信承诺书　学术不端行为包括提供虚假信息、篡改或伪造科研数据和抄袭剽窃他人成果等。学术诚信承诺书　一般是指研究者保证在开题申请和实施过程中，遵循科学道德和学术诚信，不发生科研学术不端行为的书面承诺。

第三节　基金申请书的撰写

基金项目是校级科研项目的进阶版本，基金项目的数量是衡量学科综合实力和科技创新能力的重要指标。科学研究的进步离不开经费支撑，科研经费主要来源于国家或地方的科研基金。基金具有竞争属性，基金申请书是展现申请者学术思维及科研水平的主要形式，申请者通过基金申请书展示科研构想、学术思路和工作能力，得到专家评审者认可，从而获得资助。因此要成功获得基金立项，基金申请书的撰写尤为重要。

一、基金申请前准备

（一）了解基金申请渠道

根据基金资助对象、范围、强度不同，护理基金可分为以下 3 种申请渠道。

1. 国家级课题　由国家科学技术部、国家发展和改革委员会等机构批准立项。以国家自然科学基金为例，重点资助自由探索类基础研究和目标导向类基础研究，主要方向是解决国家层面问题，每年 1 次，相关护理科研项目为面上项目、青年科学基金项目、优秀青年科学基金项目、地区科学基金项目和创新研究群体项目等。国家自然科学基金委员会网址：https：//www.nsfc.gov.cn。

2. 省部级或厅市级课题　由省科学技术厅、省发展和改革委员会等省级机构或政府职能部门、企业间委托研究课题。资助金额较少，自行设计课题或根据指南要求方向申请课题，主要方向是解决本地区发展问题，每年 1 次或 2 次。相关护理科研项目为省自然科学基金、省科技统筹创新工程计划项目或省科技计划项目。相关通知在各省科学技术厅官网可查询。

3. 校级或院级课题　一般为校内网或医院内科技教育处组织的研究课题。适合初报课题或者无申报研究课题前沿工作经历者申报，主要方向是创新可行度高的项目，每年时间不定，相关护理科研项目为各类别大学生创新创业大赛或院级资助课题。

（二）选择合适基金申请

1. 结合自身科研基础水平和能力，选择合适类型的基金项目。合适项目符合以下标准。

（1）基金类别建议由初级到高级申请，市级、省级和国家级难度逐级递增。

（2）申报的研究方向是感兴趣且有本方向基础研究，有适当的预备实验，必要的实验材料准备。

（3）根据研究方向提出的研究问题，需各渠道国内外查重，掌握此研究领域最新的研究进展和发展动态。

（4）了解项目组成员结构是否有特殊要求，若需要不同单位合作，需要提前与有关成员协商，并取得所在单位同意。留出充足时间做准备。

2. 详细阅读"基金指南""申请通告"和"申请须知和限项规定"，了解上报材料分类、格式标注及截止时间，避免出现形式审查不合格。

二、撰写基金申请书

基金申请以网上系统申报为主，申请人需要在相关基金网络信息系统注册，并根据"基金指南要求"选择申报学科和撰写申请书。申请书一般分为基本信息、正文和个人简历3个部分。

（一）基本信息

基本信息包括项目名称、摘要、关键词、项目主要参与者和经费预算表。

1. 项目名称　是基金的题目，也是申请书的精髓，要体现课题研究的对象，题目不宜太长，要简明扼要、准确明了。

2. 摘要　分为中文和英文摘要。中文摘要是文章内容精华所在，也是文章的主旨，体现申请人的主要思想，是申请书最重要的部分。摘要既要体现出研究目的、方法和内容，也要展现研究的发现，只做报告不做评判，语言简洁且容易理解，字数控制在300～400字。英文摘要翻译清楚严谨，用动词取代名词，以主动语气取代被动语气。

3. 关键词　重点突出内容，要求英文词语词义准确。

4. 项目主要参与者　申请人提前与项目参与者沟通确定课题中承担的角色，核实姓名、身份证号、职称和邮箱，学生不列入主要参与者列表中。

5. 经费预算表　是资金预算核定、执行、监督检查和财务验收的重要依据。编制预算要结合研究项目的实际需要，根据"政策相符性、经济合理性、目标相关性"的三大基本原则，据实编写，预算的各项条目要给予合理的说明。

（1）设备费：在项目实施过程中购买专用的仪器设备，升级改造现有的仪器设备，以及租赁外单位的仪器设备而发生的费用。

（2）业务费：项目实施过程中低值易耗品、原材料及辅助材料的采购、运输、装卸及整理等费用，测试化验加工和燃料动力的费用、出版刊物、文献检索、软件购买、信息通信传播或知识产权事务等费用，参加学术会议、培训差旅或国际合作交流等费用，以及其他相关支出。

（3）劳务费：项目实施过程中对参与项目研究的硕士生、博士生、博士后、访问学者，以及项目聘用的科研辅助人员、研究人员等支付的劳务性费用，还包括给临时聘请的专家的咨询费用等。

（4）其他来源资金：是指从其他渠道或依托单位获得的资金。此项资金的来源和主要用途需要做简要的说明。

（二）正文

正文包括立项依据与研究内容，以及研究基础与工作条件等材料。

1. 立项依据与研究内容

（1）项目的立项依据：包括以下内容。①研究的意义：是摘要的扩充和放大版本，通过现在的科学问题，引出目前存在的主要问题，以此为切入点提出研究假设，阐述研究成功带来的社会效益、经济效益，以及对护理实践体系的发展是否起到推动作用。②国内外研究现状及发展动态分析：需要结合与项目有关的最新研究成果或研究动态，阐明科学假说和科学意义；或者结合本土经济和社会发展中需要急迫解决的关键性问题来论述其社会价值和应用前景。阐述国内外现状背景时需要附上最新的、能体现关键性研究工作的参考文献目录。

（2）项目的研究目标、研究内容及拟解决的关键科学问题：①研究目标，是围绕研究目的而展开，列举的内容具体清楚。②研究内容，应呼应研究目标，一个研究目标可以与多方面的研究内容相对应，并在逻辑上呈递进关系。例如，预计开展几个方面的实验研究及每个方面包括哪些实验。③拟解决的关键科学问题，是要明确预达到期望的目标必须掌握的研究手段或者关键技术，比如体现研究的学术重要性，阐述研究的问题对学科领域的贡献，是否推动学科发展或填补知识空白；强调创新性，研究提出新的方法或思路等。然后归纳整理分析上述关键点并凝练出科学问题。

（3）拟采取的研究方案及可行性分析：①研究方案，是研究内容的具体实施计划，包括研究方法、研究设计、技术路线、资料收集整理分析方法、预期结果等内容。研究方法恰当、合理，技术路线包含关键步骤，预期结果明确。②可行性分析，就是分析本研究是否有能力和条件完成课题，可从理论结构、人员配备、研究基础、技术和设备条件等方面展开。

（4）项目的特色和创新处：项目特色创新是与国内外同领域研究现状比较，着重从哪些角度或深度进行研究，亮点在哪里，哪些地方有别于其他课题。特色和创新两者存在区别，特色是研究过程中的思路、目标、内容、方案等与现有研究相比有什么不一样；创新是指研究结束后会产生哪些新知识、新理论或新研究等。

（5）年度研究计划及预期研究结果：①年度研究计划，是项目开展的计划安排，按照年度时间段列出研究内容及其阶段性目标，拟完成的具体研究工作和可能获得的实验结果，包括拟组织的重要学术交流活动、国际合作与交流计划等。②预期研究结果，是项目完成以后，预计取得哪些方面的成果或可能实现的目标，包括理论成果、人才培养、发表论文或专业著作等。

2. 研究基础与工作条件

（1）研究基础：论述与本项目直接相关的前期基础和已取得的研究工作成绩。

（2）工作条件：含实验条件（包括已经具备的和尚缺少的），以及拟解决的途径。

（3）正在承担的与本项目相关的科研项目情况：是指申请人和主要成员正在承担的与本项目相关的科研项目情况，包括国家自然科学基金项目和国家其他科技计划项目等，需要注明项目详细信息，包括资助机构、批准号、项目名称、项目类别、获资助金额、起止年月、负责的内容和与本项目的关系等。

（4）完成国家自然科学基金项目情况：申请人前一个已资助期满的科学基金项目完成

情况，主要用于评价申请人是否具备独立承担国家级基金课题的能力。

（三）个人简历

申请人和主要参与者个人简历应如实填写，论文及一般填写可采用在线模式，直接下载模板填写好上传，简历中包含与课题相关的代表性论文专著，可按要求列举。专著需要上传全部信息，比如封面、摘要、目录、版权页的 PDF 扫描件，并标注申请人署名排序。署名排序可分为唯一第一作者、唯一通讯作者、共同第一作者、共同通讯作者或其他。

申请书的撰写必须准确认真，避免出现文字错误、语句不通，申请书的正文书写规范，逻辑严谨，表述清晰，无论在内容上还是形式上均需要保证申请材料的质量。

 知识拓展

2023 年国家自然科学基金护理立项名单 （部分）

1. 多情景作业下的膝骨关节炎患者运动代偿建模及智能辅具优化中的应用，负责人尚少梅，依托单位北京大学，资助经费 49 万元。

2. 基于理论域框架的社区老年人即时自适应性运动干预模式研究，负责人万巧琴，依托单位北京大学，资助经费 40 万元。

3. 儿童白血病生存者身体活动的行为改变整合机制与亲子进阶式移动干预研究，负责人刘可，依托单位中山大学，资助经费 40 万元。

4. 基于数字照护生态系统理论的社区老年人长期服务和支持的动力机制研究，负责人梁燕，依托单位复旦大学，资助经费 30 万元。

5. 基于系统动力学的心血管疾病家庭医院整合照护模式构建及干预研究，负责人王喜益，依托单位上海交通大学，资助经费 30 万元。

6. 数智驱动下童年期不良经历对产前抑郁的影响机制及靶向干预研究，负责人郭宁媛，依托单位上海交通大学，资助经费 30 万元。

7. 基于宫内环境模拟的早产儿多感官支持模式的构建与实证研究，负责人汤晓丽，依托单位海南医学院，资助经费 27 万元。

数据来源：国家自然科学基金大数据知识管理服务门户

本章小结

思考题

小张在指导老师的帮助下成功申报了大学生创新创业项目，学校通知下周进行开题报告上传并进行 5 分钟幻灯片汇报。

1. 什么是开题报告？

2. 开题报告的撰写结构包括什么内容？

更多练习

（魏云云）

第九章　护理论文的撰写

学习目标

1. 素质目标

在护理研究论文的撰写及评价过程中具备严谨的科学态度以及精益求精的科学精神。

2. 知识目标

(1) 掌握：护理论文的基本概念、写作原则及写作步骤，护理研究论文、综述、个案论文的书写格式与要求。

(2) 熟悉：护理论文的分类。

(3) 了解：护理论文写作的伦理规范。

3. 能力目标

具备根据护理论文的撰写要求及步骤，结合专业或感兴趣的方向，撰写护理论文的能力。

案例

【案例导入】

　　某护理人员从事内分泌临床护理工作多年，在护理工作中发现，因 2 型糖尿病住院的患者之间有一些相似或相同的特征，如 BMI 较高、喜吃甜食等。该护理人员将近期因 2 型糖尿病住院的患者的一些基本资料和临床资料进行整理，希望充分利用现有的资料，撰写 2 型糖尿病发病影响因素的论文，以供同行参考。

【请思考】

　　若你参与这项研究，应该如何撰写该论文？

【案例分析】

学术论文是记录、保存、交流和传播学术思想及研究成果的重要形式，是研究者就某一科学问题的研究思路和研究成果的表达、记录和总结，体现研究者的独特看法和见解的文章。学术论文是发布科研成果的一个最重要的手段。目前，学术论文的数量和质量已成为评价科研人员学术水平的重要标志之一。

第一节　护理论文的概述

护理论文是聚焦护理学科相关主题的学术论文，是护理研究和实践工作的书面总结，是研究者将护理实践和理论分析中获得的相关信息进行收集、整理、分析、加工、处理，形成新的知识、新的经验，并以书面形式交流的一种成果形式。护理论文是交流、传递最新护理知识、经验，进而推进护理学科发展的主要途径。

一、分类

护理论文一般按体裁主要分为科研论文、综述论文、个案论文；按写作目的，可分为学术论文和学位论文；按学科，可分为自然科学论文、社会科学论文。

（一）按体裁分类

1. 科研论文　又称研究论文，多为论著，是研究者在科学研究的基础上，运用归纳、综合、判断和推理思维方法，对前人积累的和自己在研究中观察到的研究资料进行整理、分析后撰写出的文章。如"老年期痴呆患者创造性故事疗法本土化的应用研究""延续护理干预对出院地震伤员心理状态及劳动能力的影响研究""患者参与静脉化疗安全模式理论框架的研究"等。科研论文报道的研究包括基础研究和临床研究。①基础研究：通过科学实验的直接观察，发现和收集新的材料及结果，如"减轻气道吸痰对动物呼吸道黏膜损伤的实验研究""抗氧化维生素抑制甘露醇对血管损伤的动物实验研究"等。②临床研究：则通过临床观察或干预，描述、比较或验证护理实践中的知识，如"气管切开后不同湿化液对气道影响的实验研究""居家脑卒中患者照护者照护能力和照护负担的相关性研究"等。

2. 综述论文　是作者从一个学术侧面围绕某个问题收集一定的文献资料，对各种资料进行整理对照、综合归纳、分析提炼而形成的概述性、评述性的专题学术论文，如"冥想对防治老年人认知功能障碍的研究进展""ICU 后综合征的干预研究现状""经外周静脉置入中心静脉导管原发性异位的研究进展"等。

3. 个案论文　内容可包括临床病例分析、病例报告（个案报告）及案例系列报告等。①个案论文可为深入研究某些问题提供资料。如疾病的首次发现、症状和患者反应的首次报道，虽例数不多，但只要资料翔实，便可进行交流。②个案论文通过对案例的回顾总结，经过分析找出其规律性，并从理论上加以阐述，从而进一步指导临床实践，无论经验或教训均可交流。如"10 例完全性大动脉转位患儿左心室训练术后的护理""3 例肺移植患者分侧肺通气的护理""1 例乳腺癌化疗后截肢患者的危机干预"等。

（二）按写作目的分类

1. 学术论文　是某一学术课题在实验性、理论性或预测性上具有的新的科学研究成果或创新见解和知识的科学记录，或是某种已知原理应用于实际中并取得新进展的科学总结，用以供学术会议上宣读、交流、讨论或在学术刊物上发表，或用作其他用途的书面文件。学术论文按研究内容可分为理论研究论文和应用研究论文。

2. 学位论文　是用来申请授予相应的学位资格而撰写的论文，作为考核及评审的文件，用以表明作者从事科研取得的成果和独立从事科研工作的能力。根据《中华人民共和国学位条例》的规定，学位论文一般包括学士学位论文、硕士学位论文和博士学位论文。

（三）按学科分类

1. 自然科学论文　包括理、工、农、医、林等学科的学术论文，主要体现自然科学和技术科学的研究成果。一般来说，自然科学论文更注重科学性、实验性和应用性，格式更趋向于统一化、规范化和标准化。

2. 社会科学论文　包括哲学、政治学、法学、经济学、教育学、宗教学、军事学、管理学、语言学等学科的学术论文，主要体现社会科学研究领域的成果。一般来说，社会科学论文更注重理论性和社会性。

二、基本原则

（一）科学性

科学性是护理科研论文的根本和生命，是指科技成果客观、真实与严密的程度，是成果得以成立的先决条件和前提要素，是最重要的基本属性。论文的科学性需要体现在以下4个方面。①真实性：科学研究必须尊重客观事实，取材可靠，实验设计合理，方法先进、正确，研究结果忠于原始资料，论点、论据真实有据。②准确性：指选题准确，内容准确，数据准确，引文准确，用词准确，论点客观准确，对实验观察、资料统计一定要认真仔细。③逻辑性：用科学的逻辑思维方式，将研究中或临床上收集到的材料经过分析、综合、概括和推理，论证所产生现象的本质。④重复性：他人采用同样的实验方法和实验材料，能够重复出所报道的研究结果，论文才具有实践性和指导性。

（二）创新性

创新是科研的灵魂，是决定论文质量高低和能否被期刊录用的主要标准。研究论文的创新是指前人未做过或未发表过的新内容，以及论文的理论水平、实践水平和学术见解等是否达到或超过国内、国际先进水平，但绝不能为了论文的创新性而违背科学，因为离开真实的实验结果必然经不起实践的检验。

（三）规范性

护理研究论文具有固定的格式和统一的规范，论文撰写应符合规范及各期刊编辑部的具体要求，另外医学论文涉及大量的医学名词、术语、药名以及计量单位、缩写、符号等专有名词，这些名词可能在应用过程中涉及国际标准、国家规范标准或者行业规范标准。除此之外，还可能会涉及各种疾病的命名、诊断标准、疗效评价标准等，都应使用同行公认的标准规范。

（四）实用性

实用性是学术论文交流的目的，具备实用性的科研论文可以被他人验证、考验、推广和应用，指导和帮助他人解决理论研究与实际工作中的问题，促进科学技术的发展。护理研究的目的是解决现存的护理领域的问题，指导临床实践，论文中的研究成果也应该具有实用性的推广价值，产生较高的经济效益或社会效益。

（五）伦理性

在撰写护理研究论文的过程中经常会涉及实验动物、志愿者或患者，因此在论文研究设计过程中应注意遵守医学伦理原则。

（六）可读性

论文发表是为了传播交流或储存新的护理学科技信息，被后人所利用，因此要有良好的可读性。论文要有完整的构思，体现严谨的科学思维，不仅要有新颖而充实的科学内涵，而且要合乎逻辑，达到结构严谨、内容充实、论述完整。论述方式深入浅出，表达清楚简练，专业术语准确，前后一致，语言生动规范，文字与图表合理。

三、写作步骤

（一）选题及文献检索

护理研究人员根据自身的研究领域及所搜集到的资料，确定适合自己的选题。在确定选题的过程中，需要进行大量的文献检索工作为选题提供思路和理论依据。如果是实验性研究，在选题之前还要对实验（调查）资料进行收集，并进行预分析，找到合适的切入点，提炼观点，明确结论，使课题更具有科学性和创新性。

（二）列出提纲

将研究获得的资料转化为文章，至关重要的环节就是拟定论文写作提纲。写作提纲可以保证写作时思路连贯、条理清晰、层次分明，并有利于材料的组织安排，且使写作紧扣中心、重点突出，防止内容分散或离题。因此，编写提纲的过程实际上就是写作思路形成、篇章结构构架及思想观点提炼的过程，进而形成论文的框架结构图。

提纲是论文撰写的骨架和轮廓，一般用序号和文字将文章中的主体内容形成一个逻辑顺序，包括标题式和提要式两种。标题式是每一章节以简明的标题形式将其内容概括出来，逻辑清晰，便于记忆，是护理研究论文撰写过程中常用的写作方法。而提要式提纲是在标题式提纲的基础上将各个章节层次的基本内容缩写。使用提纲可以启发作者在写作过程中的思路，以提纲为基础，扩展内容，做到有纲可循，文题呼应。

无论使用哪种方法列出提纲，都是在确定选题之后，明确全文的中心内容，使论文形成一个完整的雏形。接下来按照论文的写作格式要求来进行全文的撰写安排。

（三）撰写论文

论文的撰写应按照之前列出的提纲顺序，利用查阅得到的资料，将想要表达的内容和问题充分地撰写出来。一般我们在撰写的过程中按照提纲顺序阐述自己的观点，分析研究资料。当提纲已形成或中心论点已明确时，我们也可不受先后顺序的限制，先写已经成熟的段落内容，将无把握或未考虑成熟的内容放在最后，分段写作而后依次组合形成整篇文章。撰写完整篇文章后，需要将文章中的前后内容对照检查，尤其是结果部分，要做到逻辑严谨、风格一致、层次鲜明，论据充足，论证合理。文章的润色与文辞修饰可在最后一步进行。

（四）投稿与回修

经反复修改、定稿确认无误后，即可有选择地投给有关刊物的编辑部。期刊编辑部如初审通过后，便会邀请有关专家对该文进行审阅，由专家提出能否采用与修改意见。对于编辑部与专家的修改意见与要求，作者应逐条予以认真修改或说明。如果作者通过慎重考虑与查阅资料后，对修改意见有不同见解，可按本人意见修改，但在寄回修改稿时，应附函说明理由与根据。

第二节　科研论文的撰写

一、科研论文书写格式与要求

科研论文一般由前置部分、主体部分和补充部分共同组成。前置部分一般包括论文题目、署名（作者署名、单位署名）、摘要和关键词等。主体部分一般包括前言、研究对象与方法、结果、讨论、结论、参考文献等。补充部分一般包括致谢、图表、照片、作者附言等。

（一）题目

论文的题目，应能概括整篇文章的主要内容，表达文章的核心思想与主题，故论文题目的设置要准确、精练、简短、新颖，能为读者提供依据来判断阅读价值，引起读者注意和兴趣。题目的基本要求如下。

1. 概括主题　能准确概括文章主要内容，表达出论文的主题思想。一般可包含研究对象、处理方法和拟达成目标等三方面的内容，使读者对论文的内容做到心中了然。

2. 表达准确　题目的概括需要做到准确得当，用词要符合医学用语规范，恰当反映所研究内容的深度和范围，防止题目设置过大、文章内容过小，导致题文不符的问题。论文题目要易于识读，避免使用同行所不熟悉的简称、缩写、符号等。

3. 新颖醒目　题目的设置要有新意，能吸引读者注意力。

4. 简短规范　题目需要能突出文章主题，因此要高度概括，简明扼要，简短精练，一般 20～25 个字为宜，切忌冗长繁杂。当标题不足以概括文章内容时，可以设置副标题对标题进行补充说明。副标题应在正题下加括号或破折号另行书写。标题中尽量不使用如关于、对于等描述的虚词；文题开头避免使用阿拉伯数字，以利于编制索引；外文题名一般不宜超过 10 个实词。

（二）署名

1. 作者署名

（1）署名目的：署名既是一种劳动成果的归属人记录，又是对文章内容负责的体现，也便于读者与作者的联系，以及文献的作者索引。因此，作者署名必须用本人真实姓名，不可以使用笔名、假名等进行替代，做到实事求是，符合科学贡献实际。作者署名不能随意更改，如需调整作者，则需经主要作者同意，并上报单位证明。

（2）署名顺序及人数：作者署名顺序应根据其在研究中的贡献大小次序而定。论文的署名作者应是参与课题研究工作并做出重要贡献的人，如参与研究课题的选定、制定研究方案、课题内容的执行，以及参与论文撰写并能对内容负责的人。一般情况下，论文的作者署名不超过 6 人。通常来讲，论文的第一作者应负责研究的方案设计、执行及文章的主要撰写工作；通讯作者是研究课题的总体责任人，是课题总体设计者，承担研究课题的经费、论文撰写的审核把关，以及在整个发表流程中负责和期刊沟通的工作。通讯作者可以是第一作者，也可以是其他作者。当通讯作者和第一作者不一致的时候，需要在文章脚注中附加通讯作者的标识。

（3）署名格式：作者署名应按贡献大小依次排列在文章题目下方。工作单位不同的作者，应在姓名右上角标注不同的阿拉伯数字序号，并在其工作单位名称之前加相应的序号。

2. 单位署名　单位通常是指作者撰写论文时的工作机构。对作者单位署名是科研成果归属和学术水平的标志，也是读者或编辑与作者沟通联系的桥梁，也便于对同名同姓的作者进行区分。单位署名应注明其所在省、市，署名单位的数量一般不超过 3 个，位置应写在作者署名之下，单位名称后需要标注邮政编码。单位机构名称要写全称，不能简写；如果在文章发表之前，作者调离现有单位，可在同页脚注中注明新单位的通讯地址，以便后续沟通联系。

➡【示例】李翰玲[1,2]，马建娣[2]，陈贵君[2]（1. 浙江中医药大学护理学院 2. 浙江省人民医院产科）

（三）摘要和关键词

1. 摘要　摘要是文章内容的提要，它是全文内容的缩影概括，是在对论文总结的基础上，以简明扼要、确切精练的语言对全文内容不加评论和注释的记述。论文摘要一般以报道性摘要（又称结构性摘要）的格式进行书写。具体包括 4 个部分，即目的（objective）、方法（methods）、结果（results）和结论（conclusions）。

（1）目的：便于读者概略了解全文内容，以决定是否再精读全文；说明研究的范围、宗旨、解决的任务问题，不是主题的简单重复。

（2）方法：包括研究设计、研究对象、观察指标和研究工具等。

（3）结果：指研究所获取的相关数据及其统计学意义。

（4）结论：指对结果的分析、评价、建议等。

摘要可以使读者在不阅读论文全文的情况下也能获得文章的必要信息，进而根据自身需要决定是否要进一步阅读全文，可节省时间，同时也利于进行检索工作。摘要的撰写需要精练、具体、明确，用第三人称表达，应避免出现第一人称的描述。摘要位置位于署名之下、关键词之上，字数一般控制在 500 字以内为宜，各部分书写不分段落，组合成一段。

➡【示例】**婴儿母亲育儿困难现状及影响因素分析**

　　目的：调查婴儿母亲育儿困难现状并探讨其影响因素，为育儿支持方案的制定提供依据。方法：采取方便抽样法，采用中文版婴儿母亲育儿支持问卷对 740 名健康婴儿的母亲进行调查。结果：育儿支持问卷各维度得分分别为育儿困难感维度 3.29±0.65 分，家庭支持维度 2.92±0.52 分，母亲自身情况维度 3.05±0.60 分，婴儿情况维度2.96±0.55分，丈夫情况2.39±0.52分。LASSO 回归分析结果显示母亲自身情况、婴儿情况、家庭支持情况是育儿困难感的影响因素（均 $P<0.05$）。结论：婴儿母亲育儿困难评分较高，与母亲自身情况、婴儿情况、家庭支持情况有关。医护人员应及时评估婴儿母亲的育儿困难感及其影响因素，加强科普宣教，针对性地予以帮助，减少婴儿母亲育儿焦虑的发生。社会机构应逐步完善育儿支持体系，促进母婴健康。

资料来源：邓小芳，夏幸阁．婴儿母亲育儿困难现状及影响因素分析［J］．护理学杂志，2023，38（21）：38－41.

➡ 【示例】银屑病患者皮肤保湿护理知信行现状及影响因素分析

目的：调查寻常型银屑病患者皮肤保湿护理认知、态度、行为现状，分析影响因素，为落实患者皮肤护理健康指导提供依据。方法：采用自行设计的寻常型银屑病患者皮肤保湿护理知信行问卷，对283例银屑病患者进行调查。结果：寻常型银屑病患者皮肤保湿护理知识维度得分为10.20±3.22分，得分率为72.86%；态度维度得分为24.14±4.14分，得分率为80.47%；行为维度得分为17.63±5.36分，得分率为70.52%。不同年龄、文化程度、病程的患者，其认知、态度或行为得分比较，差异有统计学意义（均 $P<0.05$）。结论：寻常型银屑病患者皮肤保湿护理知信行水平处于中等偏上水平，其认知和行为水平需要提高。医护人员应结合患者年龄、学历、病程，对患者皮肤保湿护理知识进行个性化指导，帮助其形成正确的皮肤保湿护理行为，以缓解银屑病症状。

资料来源：张丽，王苏容，王新，等．银屑病患者皮肤保湿护理知信行现状及影响因素分析［J］．护理学杂志，2023，38（17）：61－64.

2. 关键词 是从论文内容中提取出来的具有实质性意义并能表达文献主题内容的词汇。读者通过关键词可以了解全文的主题，也便于检索已发表的相关文章。关键词要写原形词，不要进行缩写，尽量选用 MeSH 所提供的规范词，以便论文能被国内外文献检索系统收录，提高论文的引用率。

选出的关键词各词间不用标点符号而采用空一格书写，也可用分号隔开，但最后一个词末不加标点。为了国际交流，有英文摘要的文章，应标注与中文关键词对应的英文关键词。中英文关键词应分别排在中英文摘要下方。

（四）正文

研究论文正文的撰写一般需要介绍前言、研究对象与方法、结果、讨论及结论等几部分内容。正文是论文的主体核心部分，不同研究者研究的内容不尽相同，但归纳总结来看，论文的正文部分本质都表达描述了4个方面的问题，即要研究的问题是什么？需要怎样进行问题的研究？研究可能出现的结果是什么？对出现的这些结果如何进行解释和评价？对这些问题，分别在前言、对象与方法、结果、讨论及结论中回答。

1. 前言 即研究背景，又称为引言、序言或导言，它是正文开头的一段短文，即正文的开场白。前言部分应介绍研究论文的研究背景，以及国内外目前关于这一研究课题的研究现况及研究进展，还有哪些尚未解决的问题，本项研究课题要解决的核心问题，简明扼要地阐述全文的研究目的和方法。所以，前言撰写旨在回答研究什么问题、为何研究这个问题。在前言的最后需要用过渡性的语言引出下文的主要内容。

前言的描述应言简意赅，不可繁杂冗长，但篇幅多少并无硬性的统一规定，一般以 300～500 字为宜。内容选择不要过于分散、琐碎，要精练、确切地阐述内容，吸引读者阅读兴趣。

2. 研究对象与方法 是论文主体中必不可少的主要内容之一，体现了论文的科学性、严谨性和先进性。一般需要介绍研究对象、样本含量、选择标准、抽样方法、研究时间与地点、研究材料或研究工具、收集资料的方法、观察指标，以及统计学处理方法等。

（1）研究对象：如果研究对象是实验动物，需要介绍实验动物的名称、种系、等级、数量来源（包括动物合格证号）、性别、年龄大小、体重、饲养条件和健康状况等。如果研究对象为药品、化学试剂等，应交代其名称、商标、生产厂家及所在地等；必须使用通用名称，并注明剂量和单位；微生物则要说明其菌株、血清型及其他区别特性；仪器和设备应注明名称、型号规格、生产单位等。如果研究对象为患者，则应说明患者的详细情况，例如，患者的来源（门诊、住院部或者社区等）、纳入和排除标准、例数、年龄、性别、文化经济背景、职业、病情程度、分型标准、护理方法等。对于纳入研究的临床病例一定要有明确的诊断标准和确诊方法，标准需要选用该病诊断的金标准或当前学术界比较公认的标准。抽样研究应详细交代具体的抽样方法。

（2）研究方法：研究设计部分要介绍研究设计的具体方案类型，如随机对照试验、非随机对照试验、观察性研究（如病例对照研究、队列研究、横断面研究等）。干预性研究需要施加干预措施，应在文章中详细介绍干预的内容、干预的方法、干预的持续时间等，以及盲法的具体实施情况。设置对照组的研究，则需要介绍对照组的情况。文章中还需要对测量指标及研究工具进行描述，即本研究需要观测的结果指标及其判断标准。采用评定量表法作为研究工具的情况下，应介绍量表的具体内容、信度与效度、评分标准、结果判断的标准等；采用自行设计的问卷，则应介绍问卷的内容和结果的判断方法、问卷的内容效度如何验证、是否有预调查等。资料收集的方法需要介绍资料收集的起止时间、内容、具体步骤，如何招募研究对象、如何获得知情同意、如何发放和回收问卷等。为了提高论文的科学性和可信度，还可对质量控制的措施等内容进行阐述。

（3）统计学处理方法：对研究收集到的数据资料应进行统计分析，因此文章中需注明选用的统计分析方法，如 t 检验、方差分析、χ^2 检验、相关分析、回归分析等。使用统计软件进行分析，需要说明使用的统计学软件名称及其具体版本。

3. 结果 是论文的关键核心部分，是通过文字叙述、统计表、统计图和照片等形式表达观察到的现象和收集整理的数据。将课题研究过程中观察所得的原始资料或数据，经过核对、分析、归纳和正确统计学处理后方能得出科学的结果。结果的记录与表达要客观真实、准确清楚、简单明了。无论研究结果是阳性还是阴性，都需要真实地记录，报告研究结果。对进行统计学处理的数据，需要给出具体的统计值，如百分比、均数、标准差、t 值、F 值、χ^2 值、P 值等。正文中的表多采用三线表。每个表都应有精练、确切的表题，连同表号置于表的正上方。表内同一栏的数字必须对齐，且同一指标的小数位数要相同。正文内的图也应有精练确切的图名，连同图号置于图的正下方。图的选择要与数据资料相匹配，多采用圆图、直条图、线图等。

4. 讨论 是整个论文中的精华所在，是研究结果的内核延伸，通过对研究结果的分析、解释、推理、评价，回答研究结果中的现象和各因素之间的内在联系，评价其意义，最终得出恰当的结论。讨论的内容应注重以下方面：对研究结果进行分析（结果说明了什么问题、得出了什么规律）、本次研究结果的意义和实用价值、与以往研究观点的对比、本次研究的独特之处、本次研究的不足和今后有待深入研究的问题。讨论要紧密围绕研究主题，以本次研究的结果事实为依据，紧密联系自身研究结果，同时可结合相关理论和以往的研究讨论，并准确标引参考文献。

5. 结论 是从讨论中概括出的总结性的观点，是论文中通过实验或观察研究等方法，对结果分析后得到的学术见解。结论应该准确、完整、明确、精练，一般在 100 ~ 300 字，用文字表达，不能用图表。

6. 参考文献 是论文中的重要组成部分之一，撰写论文的过程中，我们会引用已发表文献中提到的数据、概念、观点或方法，应在文末列出参考文献。简单来说，参考文献是在论文中引用过的文献清单，主要作用是指导论文的立题，旁证论文的观点，提示信息的来源。通过引用参考文献，作者将自己的研究同他人的研究联系在一起，为正在撰写的论点或数据提供可靠依据，体现了作者的科学态度及严谨作风。同时，参考文献便于读者查寻原文，也充分体现了作者对该课题研究的深度和广度，方便读者在总体上对论文的质量和可信程度进行衡量。列入参考文献的文献应为作者直接阅读过的正式出版物，而文摘、非公开刊物、非公开资料或作者未直接阅读过的参考文献等均不宜列入所撰写文章的参考文献中。

（1）要求：①必须是作者亲自阅读过的近 3 ~ 5 年为主、与本文关系最密切的、公开发表的文献。这些文献应确实对本文的科研工作有启示和较大帮助，且与论文中所撰写的内容关系密切。②引用的参考文献应为公开发表的原著，未公开发表的论文、资料均不宜作为参考文献被引用。③引用参考文献数量通常不少于 10 条。④所引用的文献内容需将其原文观点准确无误地表达出来，不可断章取义或歪曲观点。⑤所列参考文献必须采用统一的书写格式和标注方法。⑥引用的参考文献均应在论文正文中，按其出现的先后次序，将参考文献序号以右上角标的形式注在该论据的最后一个字，注明的格式按照所选择的参考文献格式要求书写。若同一处同时引用了多篇参考文献，需用逗号将参考文献按顺序分开；若同一处引用的参考文献编号 3 个或 3 个以上连续，则应使用范围符号连接，如 1 – 3。

（2）格式：各学术期刊对参考文献的录著格式有不同的要求。目前国内护理领域期刊通常采用《中华人民共和国国家标准信息与文献 参考文献著录规则》（GB/T 7714—2015），采用顺序编码进行录著，又称温哥华式。根据国家标准规定，各类常用的文献标识如下：M – 专著；S – 标准；C – 论文集；N – 报纸文章；P – 专利；J – 期刊文章；D – 学位论文；R – 报告。下面对几种常用的参考文献录著格式进行举例介绍。

1）专著：格式如下。

［序号］. 主要作者. 书名［M］. 版次（第一版不标注）. 出版地：出版者，出版年：起止页码.

➡【示例】

［1］. 王萍. 护理研究［M］. 北京：科学出版社，2017：334 – 336.

2）期刊论文：格式如下。

［序号］．主要作者．文献题名［J］．刊名，出版年份，卷次（期号）：起止页码．

➡【示例】

［1］．Lu M，Liu Y，Shao M，Tesfaye GC，Yang S. Associations of Iron Intake，Serum Iron and Serum Ferritin with Bone Mineral Density in Women：The National Health and Nutrition Examination Survey，2005 – 2010. Calcif Tissue Int. 2020 Mar；106（3）：232 – 238.

3）学位论文：格式如下。

［序号］．主要作者．题名［D］．保存地点．保存单位．年份．

➡【示例】

［1］．鲁美含．铁水平与骨质密度的关联性研究［D］．吉林大学，2019.

（3）注意事项

1）引用的参考文献需要按照其在正文中出现的先后顺序按序号进行标注，且正文中的标注码应与参考文献序号一致。

2）论文中多处引用同一篇参考文献时，按照其在文中首次引用时的序号进行标注。

3）尽可能选择引用的参考文献为已经公开发表或出版的文献。内部刊物、涉密文件等未公开发表的资料不可作为参考文献。

4）引用的文献与所撰写的论文应密切相关，且是作者亲自阅读的文献。引用时避免断章取义，论点论据必须准确无误。

5）推荐使用参考文献管理工具对文章的参考文献进行引用。

（五）致谢

致谢（acknowledgement）不是硬性规定的部分。当研究人员在完成护理研究科研论文的过程中，得到某些人员的指导、支持或帮助，或者是一些单位、基金或个人提供的技术或资金支持，而这些机构和人员又不符合作者署名的原则和条件时，我们可将其列入致谢中，向其对本篇论文所做的贡献表示谢意。致谢时原则上应征得被致谢人的同意，致谢置于文末，参考文献之前，单独成段。

二、实例分析

以"手足综合征分级护理在乳腺癌化疗患者中的应用"为例，分析科研论文的写作要求。资料来源：褚彦香，邓妍，熊欢．手足综合征分级护理在乳腺癌化疗患者中的应用［J］．中华护理杂志，2023，58（21）：2583 – 2588.

➡【示例】**题目、摘要、关键词**

题目：手足综合征分级护理在乳腺癌化疗患者中的应用

摘要：**目的** 探讨手足综合征分级护理在乳腺癌化疗患者中的应用效果。**方法** 采取便利抽样法，选取武汉市某三级甲等医院乳腺外科行化疗的乳腺癌患者，按照入院时间将2022年4月—9月收治的55例患者纳入试验组，根据患者的手足综合征发生情况进行分级管理，将 2021 年 10 月—2022 年 3 月收治的 55 例患者纳入对照组，予以化疗常规护理，两组干预措施均持续到最后 1 次化疗结束后 3d，比较两组最终化疗结束后 3d 手足综合征发生情况及其对生活质量的影响。结果 试验组、对照组的手足综合征发生率分别为 34.55%、58.18%，两组手足综合征发生率及发生等级差异均具有统计学意义（$P < 0.05$）；试验组手足皮肤反应患者生活质量量表总分为 15.00（13.00，17.00）分，对照组为 19.00（17.00，22.00）分，试验组的生活质量高于对照组，差异具有统计学意义（$P < 0.001$）。结论 实施手足综合征分级护理有利于降低乳腺癌化疗患者的手足综合征发生率，提高其生活质量。

关键词：乳腺肿瘤；手足综合征；护理；化疗

【分析】此篇文章题目简洁，对实际护理工作有实用性。本论文介绍手足综合征分级护理在乳腺癌化疗患者中的应用，对不同手足综合征分级的乳腺癌化疗患者进行分级护理，具有创新性。摘要部分对本研究的目的、方法、结果和结论进行了凝练、概括，使读者能够迅速精准地了解论文的主要内容。4 个关键词均与本文内容高度相关，数量合乎要求，表达规范。

➡ 【示例】前言

乳腺癌是女性常见的恶性肿瘤之一。目前，乳腺癌的主要治疗手段包括局部治疗和全身治疗，化疗是一种常见的全身治疗手段，心脏损害、骨髓抑制、肝功能损害、恶心、呕吐等是化疗后常见的不良反应，另外，细胞毒性化疗药物也会导致手足综合征（hand-foot syndrome，HFS），且是化疗后最常见的皮肤不良反应之一[1]。手足综合征是一种剂量限制性皮肤毒性反应，诸多化疗药物如卡培他滨、奥沙利铂、氟尿嘧啶、紫杉类、脂质体阿霉素、长春瑞滨等，以及靶向药物如舒尼替尼、索拉非尼、吉非替尼等均可引起该不良反应的发生[1-2]。研究[3]证实，脂质体阿霉素相关的手足综合征的发生率随着化疗周期叠加而增加，首次化疗手足综合征的发生率约为 11%，在第 2 周期达到 32%，在第 3 周期发生率为 57%，而年龄 >70 岁的老年人手足综合征发生率则更高。亦有荟萃分析[4]显示，与脂质体阿霉素相关的手足综合征在乳腺癌患者治疗中的发生率为 45% 左右。手足综合征具有累积性加重的病变特点，对患者的日常活动及工作可造成严重影响，也会导致患者无法按计划完成化疗，影响治疗效果[5]。目前，国内外尚无统一的手足综合征预防措施，虽然我国相继出台了皮肤反应管理指南[1]及针对脂质体阿霉素所致不良反应管理的专家共识[4]，但对于不同等级手足综合征的防治尚缺乏临床指导。因此，本研究在指南及专家共识的基础上，对乳腺癌化疗患者采用手足综合征分级护理，旨在降低手足综合征发生率及等级，从而提高患者的生活质量。

【分析】本论文的前言部分通过阐述乳腺癌的常见性及手足综合征为其常见的化疗不良反应，来引出文章的研究背景、目的及依据。通过 5 篇参考文献的引用佐证了研究依据的真实性和准确性。通过上述分析可见，前言部分不必赘述太多，但内容务必精练、准确，逻辑清晰，层次清楚，这样才可清晰阐述选题的理由，以及研究的目的与意义。

➡【示例】研究对象与方法

1.1 研究对象

采取非同期对照研究方法，便利选取 2021 年 10 月至 2022 年 9 月在武汉某三级甲等医院乳腺外科行化疗的乳腺癌患者作为研究对象。根据患者入院时间，将 2022 年 4~9 月收治的患者纳入试验组，将 2021 年 10 月至 2022 年 3 月收治的患者纳入对照组。纳入标准：年龄≥18 岁，女性，单日化疗模式，化疗周期为 21d，化疗方案为 4 周期脂质体阿霉素＋环磷酰胺联合 4 周期紫杉类药物。排除标准：精神疾病，语言沟通障碍，严重的心、肺、肾等功能不全者；首次化疗入院时已存在皮肤炎症相关症状者；有微循环障碍等冷疗相关禁忌证者。本研究以手足综合征发生率为评价指标，根据公式 $N = (U_\alpha + U_\beta)^2 2P(1 - P)/(P_1 - P_2)^2$ 计算样本量[6]，$U_\alpha = 1.64$，$U_\beta = 1.28$，查阅相关文献[7]，$P_1 = 70\%$，$P_2 = 40\%$，$P = (P_1 + P_2)/2 = 0.55$，得出 $N \approx 46.90$，取 47，考虑 10% 的脱落率，计算得出每组样本量最少为 53 例。本研究对患者及家属均进行化疗不良反应风险告知，并签署知情同意书。本研究通过医院伦理委员会审批（TJ-IRB20210928）。

1.2 干预方法

1.2.1 试验组干预方法

1.2.1.1 手足综合征分级护理方案的制订

本研究组建了包括乳腺外科、中医科、皮肤科等学科在内的多学科协作团队，依据"6S"循证医学证据模型[8]进行文献检索，结合皮肤管理、手足综合征相关指南[1,4]及相关研究[9]，结合临床实际情况，经过核心组成员讨论后，制订出乳腺癌患者手足综合征分级护理方案。

1.2.1.2 手足综合征分级护理方案的实施

首次化疗时：责任护士向患者讲解手足综合征的临床表现、分级方法、预防要点、注意事项等，利用科室自制的手足综合征风险告知单指导患者早期识别及报告手足综合征症状，并对患者进行 0 级管理。即在化疗当日进行手足部局部冰敷，对冷疗耐受的患者可自化疗前 15min 至化疗结束后 15min 使用医用冰手套及冰足套进行冰敷，冰敷 30min 后取下冰手套及冰足套休息 15min[4]，以此交替循环使用。对冷不耐受的患者，在使用冰手套及冰足套前先穿戴 1 双薄棉手套及袜子，避免皮肤与冰手套、冰足套直接接触，预防冻伤，待患者对冷疗温度可耐受时则取下薄棉手套及袜子。指导患者在输注化疗药物前 24h 至输注后 72h 避免接触过热的物品，避免热水洗手、泡脚等，以免影响局部冰敷效果[9]。

再次化疗时：患者入院 4h 内，责任护士评估患者手足综合征的发生情况，并根据患者的实际情况做相应处理。①患者未发生手足综合征时，继续采取 0 级管理的预防措施。②患者主诉手足部麻木、感觉异常时，进行 1 级管理。主管医生开具我院自制尿素软膏[10]（鄂药制字 H20180229）外用医嘱，责任护士指导患者均匀涂抹于手足部，双手部位 3 次/天，双足部位 2 次/天[4]，以保持皮肤湿润。日常对感觉异常部位进行局部按摩，每天 3 次，每次 5~10min[11]，同时抬高患肢，促进静脉回流。③患者手足部出现肿胀伴有红斑时进行 2 级管理。责任护士遵医嘱告知患者在1级管理的基础上加用湿润烧伤膏外涂，同时口服地塞米松片，酌情口服维生素B$_6$，并指导患者正确的用药方法，如湿润烧伤膏外用，2次/天，可促进组织再生，地塞米松片7.5mg口服，1次/12小时，连续服用3d，可起到消肿的作用。④患者手足部出现痛性红斑甚至皲裂时，进行3级管理。责任护士每日利用疼痛评估表评估患者疼痛的性质及程度并向主管医生反馈，评估为轻度疼痛时，在2级管理的基础上，责任护士遵医嘱给予患者利多卡因乳膏外用[12]，同时指导患者垫高疼痛的肢体，或者把手和脚浸在凉水中[13]，以减轻疼痛感。评估为中重度疼痛时，责任护士遵医嘱给予双氯芬酸钠12.5mg纳肛，协同中医科为患者制订以苦参、马齿苋等药材为主的中药泡洗治疗方案，可清热凉血，解毒生肌[14]。责任护士指导患者将泡洗材料中加水1000ml，煎煮后待水温降至34～37℃后泡洗患处，先手后足，20分钟/次，早晚各1次，7d为1个疗程。⑤患者手足部出现脱屑、水疱甚至溃疡时，进行4级管理。在3级管理的基础上，主管医生申请皮肤科会诊，根据患者的情况权衡化疗的利弊，必要时暂停化疗。责任护士做好患者的皮肤护理，对于出现的水疱，遵医嘱进行消毒处理，并用无菌纱布覆盖患处，预防感染。出现脱皮时，不可撕掉干皮，以免造成皮肤破溃感染。使用生理盐水彻底冲洗伤口，用消毒剪刀减去松脱的痂皮，如有伤口暴露，用无菌纱布覆盖保护，外层穿薄手套或棉袜固定纱布，减少伤口摩擦，必要时遵医嘱予抗生素治疗[15]。

质量控制及随访：患者出院后第3、7、14、21天责任护士通过电话进行随访，对患者手足综合征等级进行连续动态评估并记录，根据患者实际等级动态调整护理方法。护士长定期检查护理干预措施的落实情况，并做到实时反馈，对出现的问题及时纠正。

1.2.2　对照组干预方法

化疗前医生告知患者化疗风险，并签署化疗知情同意书，责任护士对患者及家属进行化疗相关不良反应、膳食要求、出院后日常生活注意事项等方面的口头宣教。住院期间责任护士进行手足综合征的评估并做好记录，如患者出现手足综合征相关症状，则报告主管医生，遵医嘱给予对症处理，必要时指导患者去皮肤科就诊。出院后3d由责任护士进行电话随访。

1.3　评价指标

1.3.1　手足综合征发生率及分级

依据专家共识[4]指导，采用WHO不良反应评价标准对手足综合征进行分级。0级：无临床症状与体征。Ⅰ级：手足感觉迟钝或感觉异常，麻刺感；可见红斑，组织学可见表皮网状组织血管扩张。Ⅱ级：持物或行走时不适，无痛性肿胀或红斑，还可出现红肿。Ⅲ级：掌和跖部痛性红斑和肿胀，甲周红斑和肿胀，可见皮肤皲裂，组织学示表皮见孤立坏死的角质细胞。Ⅳ级：脱屑，溃疡，水疱，剧烈疼痛，组织学示表皮完全坏死。患者存在Ⅰ级及以上手、足部皮肤或感觉改变时，即认定为发生了手足综合征。手足综合征发生率＝发生手足综合征例数/组内总例数×100%。

1.3.2　生活质量

手足皮肤反应患者生活质量量表（Hand-FootSkin Reaction/Syndrome and Quality

of Life，HFQoL）由 Anderson 等[16]于 2015 年首次发表，其专门用于评估抗肿瘤药物相关的手足皮肤不良反应对生活质量的影响，后经我国学者进行汉化形成中文 HFQoL，Cronbach's α 系数为 0.943，具有良好的信度[17]，适用于我国乳腺癌手足综合征患者的生活质量评价。该量表包含了症状、体力状况、自理能力、社交及心理等方面共 18 个条目，每个条目从"完全不"到"总是"依次赋 0～4 分，最后计算总分，分值越高说明手足综合征对患者的生活质量影响越大，患者的生活质量越低。

1.4 资料收集方法

研究团队对科室医护人员进行手足综合征分级护理的相关培训及考核，考核合格者方能参与临床实施。责任护士利用科室自制的手足综合征评估表每日 9：00 对患者进行评估及宣教，护士长每日负责评估工作的督查及质量控制。手足综合征最早可能出现在初始治疗 3～4d 后[18]，并且化疗周期越长对患者的影响越明显，故两组干预措施均持续到第 8 周期化疗结束后 3d 为止，均以第 8 次化疗结束后 3d 手足综合征发生情况及等级为评价标准，并进行最终的总体生活质量评定。

1.5 统计学方法

应用 SPSS 22.0 软件进行数据统计分析，正态分布的计量资料用均数±标准差表示，采用 t 检验进行组间比较；非正态分布的计量资料以 $M(P_{25}, P_{75})$ 表示，组间采用非参数检验进行比较；计数资料用例数、百分比或百分率表示，采用卡方检验进行比较，等级资料采用秩和检验进行组间比较，以 $P < 0.05$ 为差异具有统计学意义。

【分析】通过此部分的描述，我们可以得知本研究为干预性研究，对照组与试验组研究对象均来自"2021 年 10 月至 2022 年 9 月在武汉某三级甲等医院乳腺外科行化疗的乳腺癌患者"。通过严格的样本量计算得出每组样本量最少为 53 例，并对研究对象设立了严格的纳入、排除标准。研究开始前，患者及其家属均已签署知情同意书，且研究通过医院伦理委员会审批。方法部分，作者对手足综合征分级护理的操作进行了详细阐述，使该干预措施具有可重复性和可操作性，是本文的创新点所在。评价指标设置规范，统计学方法运用合理，综上"对象与方法"部分描述详略得当，便于读者重复验证。

➡️ 【示例】结果

2.1 两组一般资料的比较

试验组与对照组的一般资料比较，差异均无统计学意义（$P > 0.05$），见表 1。

2.2 两组化疗结束后手足综合征发生情况的比较

试验组与对照组相比，手足综合征发生率及发生等级差异均具有统计学意义（$P < 0.05$），见表 2。

2.3 两组化疗结束后生活质量的比较

试验组、对照组的 HFQoL 总分分别为 15.00（13.00，17.00）、19.00（17.00，22.00）分，两组比较，差异具有统计学意义（$Z = -4.210$，$P < 0.001$）。

表 1　两组一般资料的比较

Table 1　Comparison of general data between 2 groups

项目	试验组 ($n=55$)	对照组 ($n=55$)	检验 统计量	P 值
年龄（岁，$\bar{x} \pm s$）	46.49 ± 10.37	47.25 ± 8.68	0.419[1]	0.676
文化程度［例（百分比,%）］			-0.894[2]	0.371
小学	5（9.09）	7（12.73）		
初中	12（21.82）	15（27.27）		
高中/中专	23（41.82）	20（36.36）		
大专及以上	15（27.27）	13（23.64）		
体重指数［$M(P_{25}, P_{75})$］	22.03（19.92, 23.50）	21.35（19.74, 24.18）	-0.410[2]	0.682
肿瘤分明［例（百分比,%）］			-0.077[2]	0.938
Ⅰ期	11（20.00）	9（16.36）		
Ⅱ期	21（38.18）	25（45.45）		
Ⅲ期	23（41.82）	21（38.18）		
乳腺癌手术史［例（百分率,%）］	43（78.18）	39（70.91）	0.767[3]	0.381
合并高血压［例（百分率,%）］	7（12.73）	9（16.36）	0.293[3]	0.589
合并糖尿病［例（百分比,%）］	8（14.55）	4（7.27）	1.497[3]	0.221
谷丙转氨酶［U/L, $M(P_{25}, P_{75})$］	26.00（22.00, 35.00）	23.00（17.00, 31.00）	-1.885[2]	0.059
谷草转氨酶［U/L, $M(P_{25}, P_{75})$］	23.00（18.00, 33.00）	25.00（18.00, 37.00）	-1.042[2]	0.298
白细胞计数（$\times 10^9$/L, $\bar{x} \pm s$）	5.31 ± 1.08	5.27 ± 1.01	0.180[1]	0.858

1) t 值；2) Z 值；3) χ^2 值。

表 2　两组化疗结束后手足综合征发生情况的比较［例（百分率,%）］

Table 2　Comparison of the occurrences of HFS after chemotherapy

between 2 groups［case（percentage,%）］

组别	例数	发生例数	手足综合征等级（级）				
			0	1	2	3	4
试验组	55	19（34.55）	36（65.45）	6（10.91）	7（12.73）	3（5.45）	3（5.45）
对照组	55	32（58.18）	23（41.82）	7（12.73）	8（14.55）	9（16.36）	8（14.55）
检验统计量		6.178[1]			-2.747[2]		
P 值		0.013			0.006		

1) χ^2 值；2) Z 值。

【分析】结果部分采用统计表的形式对研究对象的一般资料及化疗结束后研究对象手足综合征的发生率进行了直观表述。正态分布的计量资料用均数 ± 标准差表示，非正态分布的计量资料以 $M(P_{25}, P_{75})$ 表示，计数资料用例数（百分比或百分率）表示。

➡ 【示例】讨论

3.1　分级管理对乳腺癌化疗患者手足综合征防治的必要性及重要性

手足综合征是剂量累积性皮肤毒性反应[4]，随着化疗药物的蓄积，对患者的肢体可造成不同程度的影响，同时给患者家属带来沉重的负担。然而相关研究[19]

表明，手足综合征的发生风险不易预测，传统的"等发生再治疗"的处理方法，易造成手足综合征的程度被低估，往往会使患者错过最佳的防治时机，因此探索有针对性的防治手段，减少患者手足综合征的发生十分必要。近年来，分级管理已被证实在高血压、糖尿病等慢性病管理中取得了显著效果[20]，同时在乳腺癌化疗患者管理方面，分级管理也突显出其明显的优势[21]。在乳腺癌化疗患者手足综合征防治方面采取分级管理也十分必要，不仅可明确患者手足综合征的发生等级，为患者提供更有针对性的干预方案，同时增加化疗后随访频率，实时、动态调整护理干预措施，可满足不同等级患者的需求，促进患者早日恢复肢体功能。因此，采用分级管理对改善患者手足综合征的症状及提高患者生活质量均具有重要意义。

3.2 手足综合征分级护理可降低乳腺癌化疗患者手足综合征的发生率及发生等级

化疗药物导致手足综合征的发病机制尚没有统一定论，中断化疗或减少化疗药物剂量仍是目前临床上手足综合征管理的主要方法[22]。研究[4,23]表明，手足综合征的有效防治关键在于手足综合征的早期识别、患者健康教育及有针对性的支持护理。本研究结果显示，试验组化疗结束后手足综合征发生率及严重程度明显低于对照组（$P < 0.05$），说明对患者采用手足综合征分级管理措施有利于降低其发生率及发生等级。试验组中责任护士利用手足综合征风险告知单进行宣教，使患者更容易掌握早期识别手足综合征的方法，并根据宣教单的指导做好日常皮肤保护，提高患者主动防治手足综合征的依从性。通过动态评估，责任护士能够及时了解患者的病情变化，根据病情进行分级防治，做到尽早干预。本研究试验组化疗当日在输注化疗药物期间进行手足部局部冰敷，可使手足部局部血管收缩、血流减慢、细胞代谢率降低，化疗药物在手掌、脚掌等部位的蓄积减少，从而起到降低手足综合征的发生率及程度的目的[4,9]。多学科协作诊疗模式已成为癌症诊疗的基本策略[24]，本研究利用多学科协作诊疗模式的优势，充分发挥皮肤科的职能，对于疑难复杂的病例，通过皮肤科会诊协作管理，同时，皮肤科医生与乳腺外科医生结合患者的疾病特点权衡化疗利弊，而非盲目地给出停用致敏药物或减少化疗药物剂量的建议，使患者能够获得个性化的支持治疗和护理，控制手足综合征病情的发展，最终降低手足综合征的发生率及发生等级。

3.3 手足综合征分级护理可提高乳腺癌化疗患者的生活质量

乳腺癌患者因形象受损，本身易产生焦虑、紧张等负性情绪，负性情绪或沉重的心理负担也会导致皮肤汗腺分泌增加，从而导致皮肤受损[23]。手足综合征虽不会导致生命危险，但伴随的疼痛感严重时会影响肢体功能，导致痛性残疾的发生，降低生活质量[5]。本研究结果显示，试验组的生活质量明显高于对照组（$P < 0.001$），说明手足综合征分级护理可提高患者的生活质量。手足综合征在中医学中归属"痹证""毒疮"范畴[14]，目前，国内外对于改善患者手足综合征症状，提高患者生活质量方面的研究中，中医的独特优势及疗效日益突显[25]。研究[26]表明，中药泡洗可通过营养神经，改善局部微循环，从而起到温阳通脉，改善皮肤干燥、红斑等情况的作用。本研究试验组采用中药泡洗方法，简单易操作，方便患者出院后继续坚持治疗，可有效抑制手足综合征反复发作，缓解患者手足疼痛症状，

特别是对于Ⅱ级以上的手足综合征凸显出较大的优势，与于然等[27]的研究结果基本一致。手足综合征对于患者生活质量的影响可表现在日常生活如穿衣、饮食、躯体活动、社交活动以及心理情绪等各个方面，究其原因，主要是因为患者对手足综合征缺乏认知，缺乏对手足综合征早期识别及防治的心理准备，以至于患者发生手足综合征时更容易产生负性情绪。本研究试验组采用手足综合征分级护理措施，责任护士根据患者手足综合征的严重程度进行个性化的专业指导与全程护理干预，帮助患者进行有效的自我管理，保障了患者顺利完成化疗，提高其生活质量。

【分析】讨论是论文的精华部分，通过课题的研究以及结果的分析，得到研究的意义。本文作者通过分级管理对乳腺癌化疗患者的重要性、降低手足综合征的发生率，以及提高生活质量3个部分来进行讨论。在这3个部分的讨论中，通过引用前人的文献并结合作者的研究结果做出一些机制、原理或相应的理论层面的分析。除此之外，讨论部分更需要观点明确，逻辑结构严谨，层次条理清晰。

➡【示例】**结论**

本研究通过对乳腺癌化疗患者实施手足综合征分级护理，采用中西医结合治疗理念，并充分利用多学科协作的优势，有效降低了手足综合征发生率，既保障了患者顺利完成化疗，也提高了患者的生活质量。但本研究也存在一定的局限性，本研究只针对一种化疗方案患者进行试验，且试验例数较少，试验时间较短，未能追溯化疗结束后的持续效果，同时中医药的配方及治疗方法也有待进一步研究，未来可扩大样本量，进行多中心的临床研究，进一步验证并优化乳腺癌化疗患者手足综合征分级护理，以期指导临床开展更规范化的手足综合征防治工作，使更多患者从中受益。

【分析】结论部分是作者通过研究结果推论出的研究内容的总结。本研究中，作者通过对乳腺癌化疗患者实施手足综合征分级护理，有效降低了手足综合征发生率，既保障了患者顺利完成化疗，也提高了患者的生活质量，并对研究存在的问题以及下一步的研究方向进行探讨。

➡【示例】**参考文献（部分）**

[1] 张方圆，吕苏梅，杨玄，等．中国癌症症状管理实践指南——皮肤反应[J]．护士进修杂志，2019，34（22）：2017-2024.

[2] Hofheinz RD, Gencer D, Schulz H, et al. Mapisal versus ureacream as prophylaxis for capecitabine-associated hand-footsyndrome：a randomized phase Ⅲ trial of the AIO quality oflife working group [J]. J Chin Oncol, 2015, 33 (22)：2444-2449.

[3] Ajgal Z, Chapuis N, Emile G, et al. Risk factors for pegylated liposomal doxorubicin-induced palmar-plantar erythrodysesthesia over time：assessment of monocyte count and baseline clinical parameters [J]. Cancer Chemother Pharmacol, 2015, 76 (5)：1033-1039.

[4] 中国医师协会肿瘤医师分会乳腺癌学组．聚乙二醇化脂质体多柔比星不良反应管理中国专家共识（2020版）[J]．中华肿瘤杂志，2020，42（8）：617-623.

　　[5] 胡丽莎，彭红华，米元元，等．肿瘤靶向治疗患者皮肤不良反应预防及管理的证据总结 [J]．中华护理杂志，2022，57（9）：1061-1069.

　　[6] 倪平，陈京立，刘娜．护理研究中量性研究的样本量估计 [J]．中华护理杂志，2010，45（4）：378-380.

　　[7] 谢探，潘红英，李舒琦，等．局部冷敷法在预防脂质体阿霉素相关手足综合征中的应用研究 [J]．护理与康复，2021，20（2）：79-81.

　　[8] 胡雁，郝玉芳．循证护理学 [M]．2 版．北京：人民卫生出版社，2018.

　　[9] 董雪，王雪，苏伟才，等．局部冷敷对乳腺癌患者应用盐酸多柔比星脂质体致手足综合征的临床研究 [J]．中国医刊，2020，55（10）：1151-1153.

　　[10] Lan TC，Tsou PH，Tam KW，et al. Effect of urea cream on hand-foot syndrome in patients receiving chemotherapy：a meta-analysis [J]．Cancer Nurs，2021，45（5）：378-386.

【分析】参考文献的引用与研究主题高度相关，且多为近年文献。查阅参考文献的过程中，需要注意同时结合国内外研究现状或相关理论。参考文献应数量适宜、格式正确。

第三节　综述论文的撰写

综述论文是文献资料的综合评述，指以某一专题领域为中心，检索收集、查阅大量的原始文献资料，并对其进行整理、归纳、总结、分析、整合后撰写而成的综合性学术论文。它是对某一专题的研究背景、最新研究现况、发展动向等进行综合评述的论文，能提供该专题最新的研究进展，为读者提供大量的信息资料，以及研究思路。

一、综述论文书写格式与要求

综述论文书写的基本格式一般包括文题、作者署名和单位、摘要、关键词、正文等几部分。作者署名和单位、关键词等部分的写作要求与护理科研论文的要求一致，其他几部分的写作具体要求如下。

（一）文题

综述论文的文题一般由综述的对象及说明语构成，常用"研究进展""近况""应用现状"等作为标题。例如，"老年人跌倒警觉度研究进展"中，综述的对象是"老年人跌倒警觉度"，说明语是"研究进展"。

（二）摘要

综述论文的摘要和科研论文的摘要不同，它一般采取指示性摘要的格式书写。内容包括对综述论文主题的概括，不介绍选题背景和意义，不涉及具体的数据和结论，篇幅较短，一般将字数控制在 200 字以内。

➡【示例】**患者报告结局在乳腺癌相关淋巴水肿的应用研究进展**

　　摘要：从乳腺癌相关淋巴水肿患者报告结局内容、测量工具和应用效果三方面进行阐述，介绍关于乳腺癌相关淋巴水肿患者报告结局测量工具的不同特性及应用特点，分析在不同研究目的中工具的选择，提出患者报告结局在淋巴水肿中的应用方法，为我国乳腺癌相关淋巴水肿患者报告结局评估工具的开发及症状管理、临床决策的实施提供参考。

（资料来源：童静韬，王颖，杨清，等．患者报告结局在乳腺癌相关淋巴水肿的应用研究进展［J］．护理学杂志，2023，38（20）：111-115.）

（三）正文

1. 前言　前言部分主要是介绍综述的立题依据、综述目的，介绍有关概念或定义，护理问题提出的背景和问题现状、存在的问题、争论的焦点、发展动向。前言部分要求文句精练简洁、重点突出，可以起到概括和点题的作用，篇幅不宜过长，一般300~500字。

2. 主体　主体部分是综述论文的核心及重点，它是通过梳理、比较各个文献作者的论据和论点，结合作者自身的经验和观点，从不同的角度描述相关护理问题的历史背景、研究现状、目前存在的问题、争论的焦点、解决问题的方法及发展方向。主体部分包括护理问题的提出、分析及解决，内容要紧扣主题，有理有据，不要简单罗列原始文献中的观点，应该进行系统梳理、凝练精华，公正客观地评述观点，不可歪曲原文精神内核，片面表述。

主体部分的写作格式多样，可按相关护理问题的年代发展顺序撰写，论述其发展背景、研究现状、发展趋势等，即所谓的纵式写法。也可采用横式写法，即围绕某种护理问题，梳理其国内外研究现状，通过横向对比，分析、比较各种观点、见解、方法、成果的优劣利弊。也可采用囊括纵式和横式的综合写法，如利用纵式写法描述其发展背景，利用横式写法描述其发展现况。

3. 小结　小结部分是对文章的主要内容进行简明扼要地总结概括，应与前言内容前后呼应，即对前言提出的问题给予明确的回答。小结的内容应归纳总结主体部分提出的观点、结果、结论、发展趋势及作者自己的观点，对于存在学术争议的观点，表述时要恰如其分，留有余地。

4. 参考文献　综述的参考文献相较于科研论文来说会更多，故在综述论文的最后应逐一列出文章中引用的论点、数据、研究结果等，以便读者查阅。参考文献书写的其他要求与前文所述的科研论文参考文献书写要求一致。

二、实例分析

以"儿童临终关怀护理研究进展"为例，分析综述论文的写作要求。资料来源：赵燕凌，王晨，秦玮，等．儿童临终关怀护理研究进展［J］．护理研究，2022，36（16）：2958-2960.

➡【示例】**摘要和关键词**

摘要：针对我国儿童临终关怀护理的背景及实施儿童临终关怀护理的现状，从经济负担、社会支持、专业理论知识及教育普及等方面分析儿童临终关怀护理的影响因素，并提出实施儿童临终关怀护理的对策，旨在为临床实施临终关怀护理提供指导。

关键词：儿童；临终关怀；影响因素；对策；综述

【分析】本篇文章的摘要通过简短的语言向读者介绍了文章的主要研究内容为儿童临终关怀护理，并通过文章综述分析影响因素和对策，为临床护理工作提供指导。摘要基本概括了全文的各项主题，反映了论文的主题思想。关键词列举 5 个，表达规范。

➡【示例】正文

前言 儿童临终关怀护理是一个特殊的照护过程，其质量不仅关乎患儿身、心、灵的全方面照顾，更关乎父母的需要。我国每年大约有 20 万例危重症患儿死亡[1]。由于患儿的特殊性，他们对于临终关怀的反应和认知程度不同于成人，国内对儿童临终关怀护理方面的研究很少。调查表明，医护人员很少给死亡新生儿家长提供心理支持，即便是医护人员本身也缺乏新生儿临终关怀的教育和训练[2]。现对实施儿童临终关怀护理的必要性、影响因素及对策进行综述，以期为我国护士对患儿及其家庭实施临终关怀护理提供指导和借鉴。

【分析】前言明确介绍了研究问题的背景和提出问题的依据，"由于患儿的特殊性，他们对于临终关怀的反应和认知程度不同于成人，国内对儿童临终关怀护理方面的研究很少。"所以本文旨在研究"儿童临终关怀护理的必要性、影响因素及对策"，从而体现了综述的目的和意义。

1 儿童临终关怀护理的研究背景及必要性

1.1 儿童临终关怀护理的研究背景 临终关怀在我国已推广多年，可让临终患者在生命的最后阶段活得更有意义、更有尊严，已经得到广大医护人员的认同。危重症患儿临终关怀于 1970 年首次提出；1983 年美国成立国际患儿临终关怀组织；2009 年我国建立了第一所儿童临终关怀护理院，标志着我国儿童临终关怀事业的开启[3]。2013 年美国儿科学会发表的《美国儿童临终关怀指南》提出，"以患儿为中心、家庭参与""尊重与合作""高质量、开放性、公平性"及"临床治疗整合"是患儿临终关怀的核心理念，减轻患儿痛苦、改善患儿的生活质量、保证危重患儿及其家庭得到持续的照护和关怀是高质量临终关怀的目标[4]。目前，全世界有 70 多个国家开展了 600 多个儿童临终关怀项目，主要为新生儿、癌症患儿提供临终关怀[5]。

1.2 实施儿童临终关怀护理的必要性 在大部分家庭中，儿童占据着重要位置，一旦小儿患了难治的疾病尤其发展到临终状态，父母的身心压力很大。有研究表明，患儿出生后就濒临死亡，患儿父母的心理应激高达 90% 以上，而且母亲对子女死亡产生的悲伤及负罪感在丧子 1 年后都难以释怀，而且这种悲伤并不是其他子女出生所能替代的[6]。在我国，临终关怀普及程度远远不够，目前医院还很少考虑为临终患者的亲属提供必要的服务[7]，其重要性、必须性未得到应有的认识，无法满足患者及家属临终关怀工作的需要，所以对儿童的临终护理是临终关怀学的一个不可缺少的重要课题[8]。儿童不同于成人，对于疾病所带来痛苦表达方式是不同的。从初期突然被送到医院以及一系列的诊治操作加上身体一系列的反应，让他们内心感到无比的恐惧，表现为极度不配合治疗；后期随着病情的恶化以及周围人悲伤的情绪，儿童会意识到自己即将死亡的情况，整个人承受着心理上的痛苦。现代临终关怀倡导临终生命质量和死亡过程质量的改善，提倡在缓解临终者躯体痛苦之外，整合心理与精神层面的照护，并协助家属面对临终者疾病过程和逝世哀伤的心理状态等[9]。因此，在诊疗过程中建立科学、符合临床需要的危重症患儿临终关怀模式，由医务工作者正确引导患儿和患儿家属表达情绪，提高患儿的舒适度，以平和的心态度过生命的最后时光尤为重要，这种综合性、全方位的服务充分体现了现代生物-心理-社会医学模式的内涵和人类文明与社会道德的进步。

2　儿童临终关怀护理的影响因素

2.1　经济因素　医疗机构从事的临终关怀，在市场导向的环境中，属于一种不能充分盈利的服务项目，因而很难在规模方面得到长足的发展，卫生经济学研究表明，很多临终者不能在医院接受护理的原因之一是昂贵的医药费用[10]。儿童临终关怀的过程中，父母以及家庭承受着极大的心理及经济负担。确诊后的治疗早期，大部分家长都会选择有效的治疗手段，听从医生的诊疗建议以达到患儿痊愈的理想状态。加强医院管理、完善资金保障机制，为患儿家庭提供经济支持很有必要。

2.2　社会因素　儿童临终关怀并不是独立于患儿单独存在的，而是与其生活的社会环境密切相关。儿童临终关怀在国内发展缺乏社会支持，既没有健全的机构资源，也没有经济和政策方面的支持[11]，在这个过程中医护人员是该秉持救死扶伤的医学精神，还是倡导临终关怀，他们既无法可依，也无章可循，这些因素均会影响临终关怀实施效果。另外，我国的临终关怀模式和系统性社会工作制度缺失，从中国现有的临终关怀队伍来看，大多以医生、护士为主，多学科专业护理团队几乎未搭建成型，全国只有北京医学伦理学会专门设立了临终关怀专业委员会，直到2005年中国生命关怀协会成立，将临终关怀、生命关怀事业作为重点工作，国内学术界也开始对临终关怀展开研究和探索[12]。因此，在为儿童提供临终关怀的过程中，不能单单把视角局限于儿童或者其生活的环境，而是要更加注重儿童及其生活、社会环境的相关互动和协调。

2.3　专业因素　护理质量很大程度上决定临终关怀的成功与否。美国的一项调查显示，护士在校期间和工作后均缺乏系统的临终关怀教育，有42%的护士认为目前所学的临终关怀知识是不够的[13]。我国医护人员知道应该实施临终关怀，由于缺乏儿童临终关怀的教育和训练，受到专业知识和实践经验缺乏、存在培训内容设置不完善以及其他社会因素的影响，实际工作中临终关怀服务做得并不理想。我国大部分护士缺乏对临终关怀护理领域的正确认知，对危重症患儿的临终关怀护理的重视程度仍处于较低水平，缺乏为患儿主动服务的意识。调查发现，27.33%的护士愿意从事该项工作，有25.78%的护士表示不愿意从事该项工作，认为医院有必要开展临终关怀的占87.6%，认为医院有条件开展临终关怀的只占57.3%[3]，在一定程度上阻碍了儿童临终关怀的发展。护理人员的工作经验也会影响实际照护的效果。护士自身对死亡的感受以及处理个人悲伤情绪的能力也会影响到他们实施临终关怀护理的行为，若内心对死亡充满焦虑，便不能自由及镇定地照料患者，也很难与患者有真诚的接触[14]。具有临终关怀5年以上工作经验的护士与新护士比较，能够更好地与患儿家属交流，缓解悲伤，并能够调试好自身的情绪[6]。目前，我国临终护理许多方面的研究有待开展，比如临终护理护士的素质、职责、护理模式、评价标准、护理管理、护理教育等方面的研究，还需今后进一步加强与深化[15]。

2.4　教育因素　对从事儿童临终关怀的护士而言，接受系统的临终关怀教育，具备一定的实施临终护理的能力，并能够以正确心态面对患儿的死亡，是实施高质量的临终关怀护理的基础。我国针对护理专业学生的临终关怀教育普及程度远远不够，目前的高等教育体系中，全国超半数的医学院未开设系统化临终关怀课程[16]，大多数护士只能从有关杂志、书籍及大众传播媒体获取有关知识，知识来源较局限，无法满足临床及社会对临终患者的照护需求。专业临终关怀师资及针对性临终关怀专业教材缺失[17]。调查发现，医学、护理、社会工作、临床相关教育专业都缺乏足够的有关临终关怀的教学资料，相关课程内容十分有限，教学实践严重不足，导致临终关怀领域的执业者不具备充分的技能[18]，制约着临终关怀教育的发展。

3　对策

3.1　组建危重症患儿的临终关怀护理团队　面对儿童的死亡是医护人员不可回避的问题，对于护理人员来说，组建以家庭和患儿为中心的多学科临终关怀团队是十分必要的。该团队由医生、护士、社工、心理疏导员等多学科多专业人员组成，以家庭和患儿为中心，为危重症患儿及其家属提供24h的关怀服务。由1名护士作为主管，与患儿及其家属建立一对一的关怀护理联系，以提供完整、连续的临终关怀护理服务[19]。主管医生持续关注患儿身体状况与疾病发展程度，及时修改诊疗方案和护理建议，同时设置临终专职护士岗位，加强对患儿家属的照护技能的培训，并且帮助家属提高沟通技巧，保证与患儿及其家长交流顺畅，由家属疏导患儿情绪，更有利于患儿情绪的稳定，提高患儿的临终生命质量。在患儿及其家庭有困难时提供整体的、高质量的临终关怀照护，充分表达医护人员的关怀，这种护理形式也充分体现了社会的进步。

3.2　开展患儿临终阶段的整体性照护　患儿的临终阶段实际上已由以医疗为主的治疗转变为以护理为主的照护[20]。开展患儿临终阶段的整体性照护包括疼痛管理、舒适护理及家庭支持，三方面相辅相成，将人性化护理落到实处，尽可能使患儿处在舒适状态，提高临终生活质量是临终关怀护理的重要特点，具有较高的实用性。

3.2.1　疼痛管理　疼痛管理是危重症临终患儿重要的治疗措施。疼痛管理在儿童临终关怀护理中尤为重要。儿童对于疼痛的敏感性强于成人，有许多患儿在临终前的疼痛没有得到有效地控制。药物治疗时主要采取疼痛"三阶梯"治疗原则，进行定时、定量、个体化治疗，并依据疼痛情况不断予以调整。对于疼痛无法控制的患者，可以请麻醉科会诊，由麻醉医师对患儿进行更高级别的疼痛控制治疗。

3.2.2　舒适护理　患儿的舒适护理中，可以由临终关怀护理团队或者患儿所在医院为危重症患儿提供室内环境温暖清洁、空气新鲜、光线充足、设有家属陪床、具有儿童特色的病房环境，并适当链接外部资源让患儿进行学习和游戏，减少患儿痛苦；护理人员可采用访谈、音乐疗法、提供舒适的体位和治疗性抚摸、鼓励患儿表达自己的情绪等一系列措施缓解患儿疼痛，增加其舒适感，解除疼痛引起的焦虑、痛苦[6]。

3.2.3　心理护理　对患儿及家属实施心理支持和悲痛疏导，也是临终关怀中护理工作的重点之一。在此期间，医护人员应同情和理解家属需要并给予关心和咨询，指导和帮助患儿及父母渡过这一难关，告诉他们发生了什么，如何去做，这样的指导能够在一定程度上帮助父母缓解悲伤。日本要求医护人员掌握临终患儿家属的性格、心态，正确判断其心理承受能力，选择适当的方式告知真实病情，使患者家属以充分的心理准备配合治疗，珍惜与亲人共同拥有的临终时光[21]。护理工作的质量在很大程度上决定临终关怀的成功与否，直接影响父母对临终关怀实施的满意度。

3.3　加强护理人员的专业教育　临终关怀的实施与医护人员知识、态度、经验及评价能力密切相关，护士是临终关怀中的主角，即护士不仅是大量护理工作的具体实施者，也是每个临终患者护理计划的参与者，还是护理与临终关怀中其他工作之间的协调者[20]。向接受临终关怀培训的护士提供系统化的临终关怀教育，开展临终患儿关怀护理继续教育计划，完善临终专职护士培训内容，以理论学习和临床实践相结合的培训方法，提升培训效果；设立情景模拟练习，通过设置逼真的临床工作场景，为专职护士提供所需的知识、技能、经验，以应对复杂、情绪化的实际情景，为临床实践做好准备[22]。对临终专职护理人员的培训内容的设置，不仅要重视专业知识与技能的培养，更要注重加强临终照护态度的培养，提升临终专职护理人员的自我认知，以促进他们积极的专业认知，增强其从业职责感、自我效能感培养，积极参与临终专职护理工作，提高主动服务临终患者的意识。我国的临终关怀教育需要政府、各社会团体、教育机构等多方面的支持，建立完善的临终关怀课程体系，发挥临终关怀教育的延伸性。加大公共财政对开展临终关怀及其相关专业教育的支持引导，发挥全国性专业学会如中华护理学会、中国生命关怀协会等的牵头作用，结合专业医疗机构如综合性医院的临终关怀病房等的专业优势，在全国范围内建立规范性临终关怀教育系列课程，建立有针对性的继续教育课程体系及系统化教学内容[13]。

3.4　推进社会共识　在忌讳谈论死亡的文化中，是无法开展临终关怀服务的，要从社会学观点开展死亡教育和临终关怀宣传，使人们能树立正确的死亡观，才能从根本上推动临终关怀事业的发展[23]。医疗管理机构应将死亡教育纳入医务人员继续教育的计划中，根据科室性质结合个人需要，分阶段、周期性地展开培训，帮助他们正确处理关于死亡的负面情绪，促使医务人员正视死亡。

4　小结　患儿临终关怀工作是一门多学科协作的工作，需要医护人员的敬业精神，也需要全社会的参与、支持与理解，包括患儿本人及其家属的理解、支持和参与。社会和学校机构应加快临终关怀护理课程的设置，尽快形成大范围、规范化的教育体系，同时借助公益教育活动的力量，转变人们对于死亡的认识，促进临终关怀护理在我国危重症患儿中的开展。

【分析】正文部分结构合理，逻辑性强，层次清晰。首先作者介绍了影响儿童临终关怀护理的 4 个因素，并通过大量的文献引用来证实这些因素的准确性和可靠性。再根据已找到的可能的影响因素，提出相应的对策，以从理论上推动儿童临终关怀的进程。小结部分与前言呼应并总结了儿童临终关怀是需要全社会的参与的。在此基础上，可以进一步结合正文中提到的影响因素及其对策进行简短概括总结。

➡ 【示例】 参考文献（部分）

［1］《中国卫生年鉴》委员会 . 中国卫生年鉴［M］. 北京：人民卫生出版社，2010：1.

［2］卢林阳 . 130 例濒死新生儿的临终关怀与姑息护理［J］. 中华护理杂志，2009，44（9）：815 - 816.

［3］李义庭，李伟，刘芳 . 临终关怀学［M］. 北京：中国科学技术出版社，2015：105 - 106.

［4］Section on Hospice and Palliative Medicine and Committee on Hospital Care. Pediatric palliative care and hospice care commitments，guidelines，and recommendations［J］. Pediatrics，2013，132（5）：966 - 972.

［5］王春立，周翾，王旭梅，等 . 86 例恶性肿瘤患儿临终关怀的远程支持实践［J］. 护理学报，2017，24（20）：58 - 63.

【分析】参考文献为综述相关领域文献，按照格式要求书写。

第四节　个案论文的撰写

一、个案论文书写格式与要求

个案论文包括题目、作者署名、摘要、关键词、前言、个案介绍（临床资料）、个案主体、小结和参考文献，作者署名和关键词基本要求与其他体裁论文写作格式相同。

（一）题目

个案论文的题目需涉及研究对象、研究例数及干预措施，题目应突出该文选题的创新点。例如，"3 例超低出生体重早产儿行床旁动脉导管结扎术的护理体会""结肠巨大侧向发育型肿瘤黏膜下剥离术的术中护理配合 1 例报告""1 例新型冠状病毒肺炎合并 Stanford B 型主动脉夹层患者的护理""2 例尿道损伤后并发症患者人工阴茎海绵体和尿道括约肌同期植入手术的护理"。

（二）摘要

个案论文的摘要属于指示性摘要，应表达出：本文报告了（总结了）几例……的护理，病例概要，护理措施概要和护理效果。字数 100~150 字。

（三）前言

前言主要提出所研究的临床护理问题和论文写作的目的。内容包括某疾病的概念，某疾病或治疗方式的发生率或病死率，治疗护理现状或特点，引出个案。字数 200 ~ 300 字。

（四）个案介绍（临床资料）

根据个案的多少，该部分称为案例介绍或临床资料。个案介绍或临床资料应详略得当，与文章介绍的护理措施所要解决的问题相呼应，切忌抄写医生病志或治疗内容叙述过多。个案介绍（临床资料）包括以下内容：患者一般资料，疾病的发生、变化和结局，与护理措施相关的病例资料。

（五）个案主体

主体部分的写作常见两种格式。

1. 护理程序格式　护理案例报告的格式可按照护理程序的思路进行资料组织和论文写作，包括健康评估、护理诊断、护理计划、护理实施、护理效果和效果评价六部分。

2. 医学案例报告格式　目前国内期刊多采用此类写作格式，护理个案报告正文主要由护理措施、讨论组成。

（1）护理措施：护理措施是个案护理的核心部分，该部分应注意几点。①措施应详略得当，详细介绍介绍采取的特殊的护理措施；对于常规化或通用的护理措施一带而过。②对于详细介绍的特殊护理方法，需具体、细致的描述，达到读者阅读后能够参照实践的目的。③个案报告属于经验型论文，目的是介绍作者采取的某些特殊做法，供他人借鉴。因此，护理措施部分必须强调"我做了什么"而不是"我应该做什么"。④每项护理措施介绍后需评价护理的效果，如患者的接受程度、有无并发症发生、患者满意度、与常规护理措施相比的结果改善情况等。⑤所采用的措施若为对以往报道方法的综合或对以往研究结果、措施机制的阐述，则应准确标注文献出处，以展现护理措施的科学性、可靠性和可溯性。

（2）讨论：也是个案报告的重要组成部分。讨论的内容可以是分析所采取措施的原因，介绍护理措施的理论依据。也可将讨论的内容合并在相应的护理措施中介绍。

（六）小结

小结可与前言前后呼应，总结本案例护理特点，以及对该个案在护理工作中的体会和感受，提出今后在该领域的护理研究方向。

（七）参考文献

案例报告的参考文献虽相对其他体裁的论文数量较少，但文中提及的概念、数据、护理现状及理论依据等内容必须标明出处，供读者查阅。

二、实例分析

以"1 例二次肺移植患儿的护理"为例，分析个案报告的写作要求。资料来源：蔡凌云，曾妃，梁江淑渊，等 . 1 例二次肺移植患儿的护理［J］. 中华护理杂志，2023，58（22）：2721 - 2725.

➡ 【示例】摘要和关键词

摘要：总结 1 例造血干细胞移植术后发生肺排斥反应行双肺移植术，且在肺移植术后并发闭塞性细支气管炎行二次肺移植患儿的护理经验。护理要点：实施阶梯式侧卧位和俯卧位交替的无创机械通气，改善肺功能；采用序贯式气道廓清，控制肺部感染；给予精准的容量管理，预防肺水肿；加强病情观察及用药管理，预防医院感染及排斥反应；提供目标导向的个性化营养支持，改善营养状况；落实心理护理措施，提升治疗信心及依从性；加强健康教育及随访管理，改善长期生存质量。经积极救治与精心护理，患儿术后26d康复出院。

关键词：肺移植；造血干细胞移植；闭塞性细支气管炎；排斥反应；危重病；儿科护理学

【分析】本篇文章基于1例造血干细胞移植术后发生肺排斥反应行双肺移植术，且在肺移植术后并发闭塞性细支气管炎行二次肺移植患儿，总结其护理经验。摘要中简短概括了这例患儿在护理过程中的护理要点并经过26天的护理康复出院。关键词共6个，表达规范。

⇨【示例】前言

闭塞性细支气管炎是慢性肺移植排斥反应的主要表现，肺移植患者5年内患病率约为50%，终末期闭塞性细支气管炎可导致慢性移植物失功、肺功能衰竭，严重影响患儿的生存时间及质量，二次肺移植是其目前唯一有效的治疗方式[1-2]。一项基于器官共享联合网络数据库的研究[3]认为，肺移植1年后行二次肺移植患儿的生存率与初次移植患儿无明显差异。Waseda等[4]报告，由于慢性移植物失功而行二次肺移植患儿的1年生存率达91.7%，5年生存率为80.2%。然而，二次肺移植的创伤性更大，患儿的病情更危重、并发症更多，加之患儿及其家长对手术的认可度下降，心理承受能力减弱，故护理更复杂和困难。目前，国外因肺排斥反应而行二次肺移植的儿童病例较为罕见，国内尚无相关报道，缺乏其护理经验。我院移植中心于2022年收治了1例急性髓系白血病行造血干细胞移植（hematopoietic stem cell transplantation，HSCT），术后发生排斥反应行双肺移植术，且在肺移植术后并发闭塞性细支气管炎的患儿，予以二次肺移植与精心护理后，患儿康复出院。现将其护理经验总结如下。

【分析】前言部分介绍了二次肺移植是慢性肺移植排斥反应目前有效的治疗方式，因其一些实际因素的影响，故国内外报道较少，护理经验匮乏，由此引出本个案报告的创新性及特点，引出案例。

⇨【示例】个案介绍

1 临床资料

1.1 一般资料

患儿，男，12岁，因急性髓系白血病行HSCT术后发生肺排斥反应，于2021年1月16日在我院行双肺移植术，接受对症治疗后好转出院。患儿在2022年7月16日游泳后出现呼吸费力、胸闷、气短，咳黄绿黏稠痰液，不吸氧时血氧饱和度为93%～95%，遂来我院就诊。入院时，患儿体温为37.4℃，心率为124次/分，呼吸频率为22次/分，血压为105/71mmHg（1mmHg=0.133kPa），血氧饱和度为94%。肺功能检查结果：用力肺活量实测值与预计值的百分比为58.8%，第1秒用力呼气容积实测值与预计值的百分比为63.2%。实验室检查结果：白细

胞计数为 $24.2 \times 10^9/L$，中性粒细胞绝对值为 $21.89 \times 10^9/L$，中性粒细胞百分比为 90.6%，C反应蛋白浓度为 93.3mg/L。胸部CT检查提示，双肺散在渗出，左下叶膨胀不全。痰培养结果提示，烟曲霉菌感染。入院诊断：闭塞性细支气管炎、呼吸衰竭、肺部感染。

1.2　治疗过程及转归

入院后交替使用高流量鼻塞吸氧、无创机械通气，予以伏立康唑、两性霉素B、卡泊芬净抗真菌感染治疗，并先后予以头孢曲松钠、亚胺培南西司他丁钠等抗细菌感染治疗。患儿胸闷、气短症状无缓解，肺功能未改善，日常活动受限，存在二次肺移植指征，故于2022年12月16日进行"右侧全肺切除术+右侧单肺移植术+胸膜腔粘连松解术+供肺修整术+心包开窗术"。手术时，经原切口进胸，探查见双侧胸腔致密粘连，左侧膈肌明显上抬，考虑左侧胸腔明显减小，心脏明显偏向左侧，故仅行右侧肺移植术。患儿术中未使用体外膜氧合技术，出血量为300ml，输入红细胞3U、血浆440ml、白蛋白700ml，手术顺利。术后转入ICU，予胶体补液与利尿结合治疗，以维持容量负平衡。术后1d成功拔除气管插管，实施早期肺康复，促进肺复张，术后第5天转入普通病房。由于患儿术后早期渗出明显，定时予以纤维支气管镜（以下简称纤支镜）检查。出院前纤支镜检查结果显示，右侧吻合口通畅，未见明显伪膜覆盖；听诊左肺呼吸音稍减低，左下肺可闻及少量湿啰音；不吸氧时血氧饱和度为95%~100%。患儿于术后26d康复出院。

【分析】个案介绍详略得当，明确了护理措施所要解决的问题。作者用"一般资料"和"治疗过程及转归"两部分将患儿的一般资料，疾病的发生、变化和结局展示给读者。

➡ 【示例】个案报告主体

2　护理

2.1　实施阶梯式侧卧位和俯卧位交替的无创机械通气，改善肺功能

本例患儿术后拔除气管插管时，肺功能未完全恢复，氧合指数为189mmHg，二氧化碳分压为77.6mmHg，给予无创机械通气有助于改善其肺功能[5]。另外，由于本例患儿进行右侧单肺移植，为减轻对右侧移植肺的压迫、促进其膨胀，故侧卧及俯卧时保持右侧移植肺在上方[6]。然而，患儿年龄小、处于清醒状态且切口牵拉疼痛导致其对体位管理的配合度、耐受性较差。因此，选择阶梯式俯卧位及侧卧位交替的无创机械通气方式，以提高患儿的耐受性，促进肺康复[5,7]。体位管理方法：白天（避开进餐时间）在患儿胸前垫软枕，让患儿环抱软枕，以增加其舒适度，借助自动翻身床调节卧位角度，从60°左侧俯卧位依次逐渐过渡到45°左侧俯卧位、30°左侧俯卧位、0°完全俯卧位，上午及下午各1次；夜间抬高床头30°~45°，在患儿背部垫软枕，再调节卧位角度，依次从仰卧位过渡到30°左侧卧位、45°左侧卧位、60°左侧卧位；每种卧位至少持续30min，待患儿耐受后过渡到下一种卧位。

本例患儿无创机械通气模式为双水平气道正压通气，呼气相压力为5~6cm H_2O（1cmH_2O=0.098kPa），吸气相压力为11~16cm H_2O，氧浓度为40%~45%，以增加肺顺应性，改善患儿氧合。此外，根据患儿年龄和体型选择合适的面罩，佩

戴时先让其感受无创机械通气气流，嘱其鼻吸气，待患儿适应后逐渐缩短面罩与口鼻间的距离，再为其佩戴面罩，并调节松紧度，避免漏气且不影响面部血液循环；每小时评估面罩与面部的贴合情况，更换体位时检查面罩的佩戴情况，每2h放松固定带1次，告知患儿在有窒息感或痰液较多时快速摘下面罩以及咳嗽、咳痰的方法。在患儿哭闹不配合或疼痛时，通过安慰、播放音乐、讲故事等方法转移其注意力，并联合药物镇静镇痛来促进人机同步、减少腹胀，从而延长俯卧位及侧卧位时间。通过阶梯式调整俯卧位及侧卧位角度后，患儿可较好地耐受完全俯卧位及60°左侧卧位无创机械通气，也学会了正确摘取面罩及咳嗽、咳痰的方法，出院前患儿的氧合指数为343mmHg，二氧化碳分压为37.8mmHg，较前有所改善。

2.2　采用序贯式气道廓清，控制肺部感染

由于二次肺移植手术创伤大，加上新移植肺缺血和去神经支配，患儿肺部分泌物清除能力较差，通过序贯式气道廓清可有效清除气道分泌物和细菌毒素，改善肺部感染[8-9]。序贯式气道廓清主要指联合应用诱导式雾化治疗、振动排痰仪协助排痰、俯卧位和侧卧位交替的体位引流等方法促进排痰，本例患儿的实施方法如下。①利用宣教视频向患儿及其家长讲解采用气道廓清技术的原因及方法。②在患儿血流动力学稳定后，给予乙酰半胱氨酸雾化吸入，每天3次，每次20min。在雾化过程中，协助患儿取半坐卧位或坐位，后背放软枕支撑，让其保持放松状态，并指导其进行慢而深的呼吸；为预防雾化药物导致患儿呛咳，采用振动筛孔雾化器进行雾化；在患儿不配合雾化时，采用童趣化的沟通方式为其讲解雾化的作用，引导其主动雾化，同时播放患儿喜爱的动画片，分散其注意力，鼓励其主动克服负性情绪。雾化结束时，予以温水漱口，并给予奖励。③采用振动排痰仪协助排痰，协助患儿取俯卧位或侧卧位，选择儿童振动排痰模式，自下而上叩击患儿背部，每次20min。④振动排痰结束后，协助患儿翻身，指导其双臂环抱胸部切口，并进行3~5次缓慢的深呼吸，屏气1~3s后，使用腹肌力量做爆破性咳嗽3次。本例患儿因切口疼痛拒绝咳嗽，故在切口周围粘贴芬太尼透皮贴止痛，再指导其进行咳嗽、咳痰训练，同时加强疼痛评估，当数字疼痛评分≥4分时，指导其按压镇痛泵或遵医嘱静脉注射酮咯酸氨丁三醇注射液止痛。⑤在患儿进行排痰训练后，进行阶梯式侧卧位及俯卧位交替式的体位引流。体位引流期间，继续每2h使用震荡排痰仪促进痰液排出。本例患儿经序贯式气道廓清后，能够正确、有效地咳嗽、排痰。出院前，右肺听诊未闻及干、湿啰音，左肺闻及少量湿啰音；胸部CT检查结果显示，肺部渗出较前吸收；患儿在不吸氧状态下，血氧饱和度能维持在95%以上。

2.3　给予精准的容量管理，预防肺水肿

本例患儿病情复杂，采用精准的容量管理策略有利于移植肺功能恢复，预防肺水肿[10-11]。根据患儿的病情、治疗及生理需求，医护人员合作制定目标导向型容量管理策略，在保证心、脑、肾等重要器官灌注的前提下，控制液体入量，使每天总入量少于排出量，维持液体相对负平衡，措施如下。①术后经微量泵、输液泵输入各种药物，将输液速度维持在50~60ml/h，每小时统计出入量，将24h液体出入量维持在-1000~-500ml。②通过食物含水量表计算食物含水量，用量杯、称等测量饮水量、胃液、大便等出量；利用尿动力学分析仪直观、精确地监测患儿的

尿量，以预防液体超负荷。③术后早期采用去甲肾上腺素静脉泵注来维持患儿收缩压，使其收缩压>100mmHg；采取缓慢静脉滴注人血白蛋白等胶体溶液以及呋塞米5~20mg静脉推注利尿相结合的方式来维持液体负平衡。④动态调整容量管理策略，使患儿中心静脉压（central venous pressure，CVP）维持在5~6cmH$_2$O，血乳酸浓度维持在0.5~1.7mmol/L，尿量至少维持在0.5~1.0ml/kg。本例患儿术后CVP波动在4~7cm H$_2$O，血乳酸浓度波动在1.0~1.2mmol/L，循环稳定，未出现低血容量性休克、急性肺水肿、肾衰竭。

2.4　加强病情观察及用药管理，预防医院感染及排斥反应

感染及慢性移植肺功能障碍是儿童肺移植术后常见的并发症[2,4]。本例患儿术前发生烟曲霉菌侵袭性感染，入院后予以伏立康唑口服、两性霉素B 12.5mg每天2次雾化、卡泊芬净50mg每天1次静脉滴注抗真菌感染治疗[12]。术后早期联合使用亚胺培南西司他丁钠、头孢曲松钠等抗细菌感染治疗。抗感染治疗过程中，严格执行抗生素、抗真菌药物使用规范，定期监测患儿的痰培养、血培养、药敏试验结果。由于两性霉素B雾化药物浓度较高，导致患儿发生呛咳、恶心等不适，难以耐受，故使用生理盐水10ml稀释两性霉素B，为不影响雾化效果，使用振动筛孔雾化器，并延长雾化时间至30min，患儿耐受度逐渐提高。另外，本例患儿的免疫力、抵抗力极差。因此，入住单人病房予以保护性隔离；5%碳酸氢钠溶液10ml漱口，每天3次；氯己定擦浴，每天2次；仪器设备擦拭消毒，每天2次；粘贴氯己定贴膜，预防输液通路穿刺点感染等。出院前，患儿的白细胞计数为5.0×10^9/L，C反应蛋白浓度为3.7mg/L，中性粒细胞百分比为57.8%，未发生医院感染。

本例患儿因肺排斥而行二次肺移植，故再次发生排斥反应的风险较高。然而，排斥反应的表现缺乏特异性，主要表现为发热、咳嗽、呼吸困难、乏力、严重低氧血症等症状，胸部CT检查显示自肺门部向外扩展的浸润性阴影，难以与感染区分[13]。因此，责任护士加强病情观察，当患儿出现以上症状时，及时告知医生，并配合医生行纤支镜检查，以明确诊断。本例患儿术后采用他克莫司＋甲泼尼龙＋麦考酚钠肠溶片三联抗排斥治疗方案。其中，他克莫司初始给药剂量为0.5mg，每天2次，目标血药浓度为6~8ng/ml。由于卡泊芬净、伏立康唑会导致他克莫司血药浓度升高[13]。因此在使用卡泊芬净或伏立康唑后，根据他克莫司血药浓度及时调整药物剂量，将目标血药浓度稳定在8~12ng/ml。同时，责任护士严格按时、按量给予抗排斥药物，并观察药物不良反应。他克莫司血药浓度过高会导致神经毒性及肾毒性，故责任护士密切观察患儿是否出现意识改变、癫痫、震颤、谵妄、少尿、无尿等症状，动态监测尿素氮、肌酐等肾功能指标。住院期间，本例患儿他克莫司血药浓度波动在4.2~13.6ng/ml，无排斥反应及明显的药物不良反应发生。

2.5　提供目标导向的个性化营养支持，改善营养状况

本例患儿术前血红蛋白浓度为30.2g/L，BMI为11.53，皮下脂肪消失，极度消瘦。医护人员联合营养师采用营养风险筛查2002评分评估其营养状况，患儿评分为6分，提示高营养不良风险。根据评估结果及患儿的症状，制定以能量摄入为目标导向的个性化营养支持方案，内容如下。（略）

2.6 落实心理护理措施，提升治疗信心及依从性

本例患儿经历 HSCT 术及两次肺移植手术，对治疗产生挫败感，依从性降低，会增加其排斥反应的发生风险[15]。入院时，心理医生采用量表评估其心理状态，评估结果显示，儿童状态－特质焦虑量表评分为 54 分、儿童抑郁量表评分为 23 分，存在环境恐惧、人际交往恐惧、情绪低落、兴趣缺失、失眠等症状。责任护士与心理医生共同制定心理护理措施。（略）

2.7 加强健康教育及随访管理，改善长期生存质量

由于肺移植患儿居家期间发生慢性肺移植排斥反应、感染等并发症的风险较高，故健康教育及随访管理尤为重要[12]，本例患儿的护理措施如下。（略）

【分析】论文正文部分采用医学案例报告格式进行撰写，并将讨论的内容合并在相应的护理措施中进行介绍。措施应详略得当，详细介绍采取的特殊的护理措施，具体、细致的描述，可达到供他人借鉴的目的。

➡【示例】**小结**

本例患儿经历二次肺移植，术后护理难度较大。实施阶梯式侧卧位和俯卧位交替的无创机械通气，可改善患儿的氧合，促进肺复张；采用序贯式气道廓清技术，能有效清除气道内分泌物；给予精准的容量管理，可预防肺水肿；加强病情观察及用药管理，能预防医院感染及排斥反应；提供目标导向的个性化营养支持，有助于改善营养状况；落实心理护理措施，可提升患儿的治疗信心及依从性；加强健康教育及随访管理，可提高患儿的自我管理能力，改善其长期生存质量。目前，关于儿童二次肺移植的病例报告较少，其护理经验还需总结和完善。

【分析】小结部分是对整个案例的精练总结，提出"阶梯式侧卧位和俯卧位交替的无创机械通气"及"序贯式气道廓清技术"护理二次肺移植患儿可以"提高患儿的自我管理能力，改善其长期生存质量"，并指出了本个案报告的局限性。

➡【示例】**参考文献（部分）**

[1] Benden C, Goldfarb SB, Edwards LB, et al. The registry of the International Society for Heart and Lung Transplantation: seventeenth official pediatric lung and heart-lung transplantation report: 2014; focus theme: retransplantation [J]. J Heart Lung Transplant, 2014, 33 (10): 1025 – 1033.

[2] 潘红，琴红，许红阳，等.1 例再次肺移植治疗重度原发性移植物功能丧失患者的护理 [J]. 中华护理杂志，2016，51 (10)：1272 – 1275.

[3] Scully BB, Zafar F, Schecter MG, et al. Lung retransplantation in children: appropriate when selectively applied [J]. Ann Thorac Surg, 2011, 91 (2): 574 – 579.

[4] Waseda R, Benazzo A, Hoetzenecker K, et al. The influence of retransplantation on survival for pediatric lung transplant recipients [J]. J Thorac Cardiovasc Surg, 2018, 156 (5): 2025 – 2034.

[5] 范立，吴波，史灵芝，等. 肺移植受者围术期的呼吸管理 [J]. 实用器官移植电子杂志，2019，7 (6)：461 – 463.

【分析】参考文献为个案研究论文提及领域的相关文献，按照格式要求书写。

本章小结　

思考题

1. 简述护理研究论文撰写步骤。

2. 以小组为单位，选择一篇护理研究论文或综述进行质量分析与评价。

更多练习

（郑琳琳）

第十章 质性研究

教学课件

案例

【案例导入】

某社区研究人员在工作中发现，老年慢性病共病患者因病就医时更倾向反复辗转于三级医院各专科门诊，导致患者治疗连续性欠佳、医疗资源难以得到充分利用等问题。为制定针对性的改进措施，拟探讨老年慢性病共病患者社区就医行为的影响因素。

【请思考】

1. 该现象应使用哪种研究方法？

2. 如何深入了解老年慢性病共病患者就医行为的影响因素？

【案例分析】

第一节 质性研究的概述

一、质性研究的概念

质性研究（qualitative research），又称质的研究或定性研究，是以研究者本人为研究工具，在自然情景下采用多种资料收集方法对社会现象进行整体性探究，使用归纳法分析资料，通过与研究对象互动对其行为和意义建构获得解释性理解的一种活动。质性研究是对某种现象在特定情形下的含义、特征、方式，进行访谈、观察、记录、分析并解释的过程，旨在揭示研究对象赋予这些事物的内涵和本质。质性研究注重理解人类社会整体的、独特的本质和特征，现已被广泛应用于社会学、管理学、心理学、人类学等研究领域。由于护理学研究中多以人或人群为研究对象，关注其感受或行为过程，质性研究在护理领域的运用日益广泛。

二、质性研究的特征

质性研究的科研设计并不是完全按照预先设计好的方案执行，而是根据实际情况及对研究对象的理解不断进行调整，并不受事先设定的客观限制。质性研究有多种研究方式，虽然各种方法的理论基础不尽相同，但它们共同具备的特征如下。

1. 质性研究的设计 又称发生性设计，具有灵活性，可在研究者开始资料收集之后，根据其所获得的信息进行随时调整。

2. 质性研究的整体性 质性研究中，借助研究对象的整体背景去解释现象，深入探索事物的内涵和实质。

3. 质性研究的非干预性 研究者关注特定的现象和社会情境，其目的是了解事物或现象的本质，但不对此做预测和改变。

4. 研究者作为研究工具 质性研究要求，将研究者自身置入到丰富、复杂、流动的自然情景之中，了解研究对象的社会生活环境及其影响。

5. 非概率抽样法 在质性研究中，研究者根据研究对象特征，有目的地选取研究对象。

6. 资料收集的方法 质性研究一般综合多种资料收集的方法，例如，访谈法、观察法、录音录像法和档案资料收集法等。

7. 质性研究的资料收集与分析同步进行 有助于后续的资料和调整科研设计。

8. 形成结论或理论 适用于所研究的现象和情景。因受研究者主观因素的影响，故而可能出现偏差。

三、质性研究的理论基础

不同的哲学观和专业范式是质性研究与量性研究的本质区别。量性研究建立在实证主义专业范式（positivist paradigm）基础上，遵循客观、有效、系统的原则，认为研究结果是唯一的；质性研究建立在建构主义专业范式（constructivist paradigm）、诠释主义专业范式（interpretive paradigm）的基础上，认为知识是由社会建构的，无论是研究者和被研究者都有他们的价值观和现实观，因此现实是多元的。质性研究的方法论以整体观为指导，其基本思想如下：①任何现实都不是唯一的，每个人的现实观都是不同的，可随时间推移而改变。②对事物的认识只有在特定的情形中才有意义，因此质性研究的推理方法是将片段整合，以整体观分析事物。③由于每个人对事物的感受和认识不同，因此同一事物对不同的人可以有不同的意义。

四、质性研究在护理研究中的应用

20 世纪 70 年代末期，质性研究才被应用于护理研究中，护理学者运用质性研究的方法来理解和重构访谈者没有参与的事件、描绘实物发展过程中所牵连的人或物、探索事发的时间和地点，怎么样发生和为什么发生。例如，探讨婚姻破裂的原因及其对男女双方生活方式的影响。质性研究适用于研究人类生活中当下的生活背景，人与事件的关系，时间的模式和事件的连贯性，也适用于不为公众所知的现象研究、事件经历者和非事件经历者之间存在重大分歧的研究等。

第二节　质性研究的设计

质性研究是在自然情景下进行的，探究多重现实或同一现实的不同重现。尽管质性研究具有一定的弹性，但在研究开始前，研究者仍设立总体计划。根据研究问题，确定合适的质性研究类型，常用的质性研究类型有扎根理论研究、现象学研究、描述性质性研究、民族志研究、历史研究、个案研究、社会批评理论研究、行动研究等。它们共同的目的都是在微观层面对情景进行动态的描述和分析，以求看待问题的新视角。

一、扎根理论研究

扎根理论研究（grounded theory research）又称根基理论研究，是研究社会过程、社会结构、社会发展和演化过程，通过寻找研究问题的影响因素和相关因素，对现实中的现象进行深入的解释，并产生理论的研究方法。该理论在 20 世纪 60 年代由社会学家巴尼·格拉泽（Barney Glaser）和安塞尔姆·斯特劳斯（Anselm Strauss）共同提出，以社会学中的符号互动论（symbolic interaction theory）为基础，重视现象的关联性，探究社会结构和社会过程，以及社会的发展和演化过程。扎根理论强调采用持续比较的方法，将资料与资料之间、理论和理论之间不断比较，贯穿于整个研究过程。

二、现象学研究

现象学研究（phenomenological research）是研究者观察特定的研究现象，通过分析该现象中的内在成分和外在成分，提炼出要素，并探讨各要素之间、各要素与情景环境之间关系的研究方法。20 世纪初，德国哲学家埃德曼·胡塞尔（Edmund Husserl）提出现象学研究，主张只有当人存在能感受到事物的意识时，人的存在才具有意义。现象学家将重点聚焦于生命世界的构建，强调要理解人们的行为，应将其置于他们熟悉的日常生活中去。只有参考他

护理研究

们的意图和后天形成的特征，才能解释其行为。

三、描述性质性研究

在某些研究中，研究者并没有采用某种特定的研究方法，而是阐述了如何开展某一项质性研究或自然探究（naturalistic inquiry），甚至说他们对质性资料进行了内容分析，此类研究被称为描述性质性研究（descriptive qualitative study）。描述性质性研究与其他质性研究方法相比，是解释现象的力度最小、提取资料的概念化和抽程度最低、理论色彩最少的一种质性研究。

四、民族志研究

民族志研究（ethnographic researh），又称人种学研究，起源于人类学研究，是对人们在某种文化形态下的行为的描述和解释。人种学研究法通过实际参与人们生活环境之中，进行深入观察、经历、体会、档案或文史查询，探查某时段内人们的生活方式或体验。其目的是最大限度地理解人们的行为习惯和价值观念。1985 年，雷宁格（Leiniger）首次提出护理民族志研究（nursing ethnographic research）的概念。在健康领域，民族志研究适用于不同文化背景，记录现存事实，发现根基理论，有助于了解某一类人的行为和社会的复杂性。

第三节　质性研究对象的确定

质性研究是对研究对象的文化背景和生活环境的日常规律进行研究，其目的并非将其研究结果推广到人群之中，而是提出新理论和揭示现实情境。故质性研究样本量的大小受研究对象是否能提供足够多有效信息的影响。

一、研究对象的特征

1. 研究对象应提供真实、可靠的研究信息，补充研究者对某一现象的认知和了解。
2. 质性研究的研究对象数量多为小样本量，10～20 人较为多见，以便研究深入地开展。
3. 质性研究中的研究对象及量性标准，随着研究的开展，可根据研究需要进行相应的调整。

二、质性研究的抽样方法

1. 目的性选样（purposive sampling）　又称立意抽样，即选择最便于研究开展的案例，在质性研究中普遍应用。常用的方法如下。

（1）最大差异抽样（maximum variation sampling）：在不同层面上，选择有极端差异的个体或情景。通过选择具有不同背景的访视对象来确保抽样样本中存在不同背景的人群。

（2）典型个案抽样（typical case sampling）：选择最具代表性的研究对象，有助于研究者在研究情景中理解研究对象的主要特征。在质性研究中，不能复制典型个案的研究结果，或进一步将研究结果推演到相似情景的研究对象。此种方法适用于对所研究的社会情景或文化背景并不清晰的情况。

（3）同质性抽样（homogeneous sampling）：选择研究具有同质情景的同质个体的研究对象。旨在对研究现象中某一类比较相同的个案进行深入的探讨和分析。常用于小组焦点访谈，通常选择数位背景相近的被访者就共同关心的问题进行探讨。

（4）极端个案抽样（extreme/deviant case sampling）：选择具有极端的、不同寻常的个案的研究对象进行研究。此种方法的选样思路是极端案例因其在某些方面的特殊性而不能够提供全面的信息。

（5）分层目的性抽样（stratified purposive sampling）：研究者将研究现象按照一定的标准分层，再在不同的分层上采取目的性抽样。旨在了解不同分层内的情况，以便对不同层次进行比较，进而了解其总体异质性。

（6）效标抽样（criterion sampling）：是指在研究开始前为选样设定标准或基本条件，再选择所有符合这个标准或这些条件的个案进行研究。

（7）证实和证伪个案抽样（confirming and disconfirming case sampling）：研究者在现存的研究结果基础上形成了一个初步的结论，通过抽样来验证假设的真伪。此种抽样方法的目的是验证或发展初步的结论。

2. 滚雪球抽样（snowball sampling） 又称为提名抽样，即通过请早期已经被调查的研究对象介绍新的研究对象，扩大样本量。这种方法是依靠已经进入研究情景的个体邀请其周围熟悉的还未进入研究情景的其他个体。滚雪球抽样法具有良好的有效性和实用性，能在短时间内与新的受试者建立信任关系。其局限是采用滚雪球抽样法最终获得的研究对象，可能来自同一个小范围的群体。滚雪球抽样在调查某些特殊群体，如吸毒者、性工作者、艾滋病患者中，发挥重要作用。介绍人是否信任或愿意与研究者合作将影响到被推荐人的质量。

3. 志愿者抽样（volunteer sampling） 是方便抽样中的一种特殊方法，多用于质性研究初期，尤其是当研究者希望研究对象能够主动出现时。方便抽样并非首选的抽样方法，但其具有省时、省利和省钱的特征，能够提供更多的研究对象。

4. 理论抽样（theoretical sampling） 是指为了进一步发展某理论，在收集资料过程中，研究者对现存资料进行分类和编码，进而决定下一步使用哪些方法和收集哪些资料，常用于扎根理论的研究。初步的研究结果决定了下一步收集哪些资料，去哪里收集资料。理论抽样的过程受建立理论过程的限制，理论抽样是一种相对复杂的抽样技术，要求研究者反复分析资料，直到形成新理论。

三、质性研究样本量的估计

在质性研究中，对于样本量的估计并无统一的计量标准，样本量的多少主要取决于研究的目的、抽样策略和被研究者提供信息的质量。目标人群的总体差异越大，研究的范围越广，研究问题越敏感，需要的样本量就越多。研究者科研经历多、被调查者提供的有效信息越多，所需的样本量则会减少。通常情况下，样本量的大小主要与研究者想要获得多少信息有关。估计样本量的基本原则是达到资料的饱和（data saturation），即在收集资料的过程中，当没有新的信息出现，收集的信息都是重复信息时，便可停止收集资料。在实际的研究过程中，当收集的资料重复出现时，仍要加 1～2 个案例，以确保没有其他信息出现。信息若处于"饱和"状态，研究仍需通过反复比较，提取类别和主题，不断确定是否已经完全"饱和"。

第四节　质性研究资料的收集方法

资料的收集是质性研究的重要组成部分，正确的资料收集方法是获取有效研究结果的重要保证。质性研究收集资料的主要方法有访谈法、观察法、发放问卷、写日记和整理文件等，其中以访谈法和观察法最为常用。

一、访谈法

深入访谈法（intensive interview）是质性研究中最常用的收集资料的方法。访谈者通过直接接触访谈对象来收集研究的第一手资料。依据访谈提纲，访谈者询问与调查相关的访谈对象，聚焦访谈对象的真实经历，从而获取研究资料。

（一）访谈的分类

1. **结构式访谈（structured interview）**　又称标准化访谈，其特点是将访谈问题标准化，再由访谈对象进行回答。结构化访谈有两种方式：一种是访谈者提前设计好访谈提纲，向不同的访谈对象提出相同的访谈问题；另一种是把与问题可能相关的答案写在问卷上，让访谈对象自由选择。其特点是可以随机选取样本，将事件参与者或者在场者作为访谈对象，缩短访谈时间，但访谈提纲中未涉及内容不作了解。

2. **半结构式访谈（semi-structured interview）**　介于结构式访谈和非结构式访谈之间，正式开始访谈前需要有明确的访谈计划。访谈者只提问预先准备好的、与主题相关的话题，针对访谈对象的某些观点，开展进一步的提问。其特点是相对于结构式访谈花费时间更长，访谈所获得的资料一部分是以访谈者为导向的，另一部分是以访谈对象为导向的。

3. **非结构式访谈（unstructured interview）**　是一种自然的、广泛的、自传式、深度的、叙述性的或不直接提问式的访谈。在非结构式访谈中，研究者只需笼统地探究访谈主题的范围，选择灵活多样的访谈方法。被访对象回答问题时，不受研究者的提问限制，自由发挥、敞开心扉阐述自己的观点。其特点是访谈和资料分析过程相对复杂，耗时较长，访谈者相对被动，访谈对象决定着研究能发现的内容。

4. **焦点团体访谈（focus group interview）**　是研究者将访谈对象召集在同一地点，进行同时集中访谈。在访谈过程中，访谈者鼓励那些顺从性差的访谈对象积极参与讨论，注意访谈团体间的互动，保证每个访谈对象的回答内容相对全面，此外访谈者还要注意防止被某访谈个人或团体控制访谈节奏。

（二）访谈前准备

在访谈开始前，访谈者应提前熟悉与本次访谈相关的资料，把握访谈者的基本信息，提前联系访谈对象，并约好访谈的时间和地点。访谈者提前准备好访谈需要的访谈提纲、访谈记录本和录音设备。访谈时，访谈者需要主动自我介绍，做到不卑不亢，为被访谈者营造良好的被访谈氛围。

（三）访谈的步骤

访谈的步骤一般包括问候、解释、提问、专注、鼓励、重复/澄清/探究、结束。访谈过程中，访谈者应力求自然把握访谈的焦点，注意访谈问题的时间顺序。通常情况下，质性访谈时间在1小时左右。

访谈时，访谈者应尽量集中注意力讨论重点问题，避免出现引导性问题，尽量使用开放性问题，减少封闭性问题的使用，避免复杂语句或同时提出多个问题。观察访谈对象的情绪变化，使用的语言简单明确，同时注意观察访谈对象的真实感受。访谈时，不得肆意发表访谈者自身的观点和想法，以免影响访谈对象说出其真实经历和感受。

在访谈结束前，访谈者要与访谈对象共同回顾此次访谈的全过程，询问访谈对象是否还有其他内容想要表达，最后向访谈对象表示感谢，并承诺会保护访谈对象的隐私。

（四）访谈的记录

质性研究通过录音、录像等方式，记录完整的访谈内容，但是访谈笔记仍是必不可少的记录方式。当录音、录像设备损坏、丢失或记录内容不完整时，访谈笔记则可以起到补充、留档、重新记录的作用，同时又不打断受访者的思路，还可记录受访对象的非语言行为，如眼神、微表情和精神状态。

二、观察法

观察法是在自然环境中观察人们的行为和经历的方法。观察法分为结构式、半结构式和非结构式观察。在质性研究中，非结构式和半结构式观察法可作为对自述资料的补充。观察法又可分为参与式观察法（participant observation）和非参与式观察法（non-participant observation）。在参与式观察中，研究者需要参与到调查的情景中去体验、感受调查对象的生活习惯和现存问题，研究者深入到情景的方式相对自然，不易被察觉，可感受其文化内涵，使研究者容易理解研究对象的行为和建立信任关系。

（一）观察前的准备

在研究开始前，研究者需获得目标人群的文化或社会团体的允许，与观察对象建立信任关系，制订初步的观察计划。研究者在进入观察情景后，应介绍研究者的大体情况，满足观察对象的好奇和消除观察对象的不安情绪。

（二）观察的方法和内容

参与式观察的方式灵活多变，观察的内容主要为情景、人物、场所、行为、目标和情感。在观察的初期，研究者进行全方位、多角度、整体性的研究，随着研究的不断开展，逐渐聚焦。对研究现场获得了初步认知后，观察者应将观察的重点聚焦到具体的研究问题、研究对象和观察场所等因素。

（三）观察的记录方式

观察的记录方式有录音、录像及笔记等，主要分为个人思考和事实笔记。个人思考记录研究情景中研究对象的真实体验和感受。事实笔记则使用简洁的语言，记录研究对象的行为反应和态度。研究者应注意两种记录方式的区别，以便读者区分和思考。

第五节　质性研究资料的整理与分析

质性研究资料的整理和分析过程十分复杂，两者同步进行，并循环反复。质性研究资料的分析是研究者对收集的文字资料、现场记录、图片、文件等质性资料，进行浓缩和提炼，这个过程需要研究者花费大量的时间和精力，反复对资料进行阅读、整理、提炼、归类和分析。

一、质性资料的整理

（一）将资料转化为文字并深入研究资料

制定文本管理方案：文本管理尚无统一规定，但在将资料转化为文本前，为对资料建立系统的档案管理，研究者仍需预设管理方案。

通过设定索引的方式，区别现场记录、文件档案、文字稿件和分析资料。在将录音转化为文本的过程中，研究者需遵守一字不漏、及时转化和多重备份等原则。此外，研究者还应采用反复阅读文本、聆听录音和备忘录等方式，对收集的质性资料进行深入研究。

（二）对收集的资料建档保存

对收集到的编码资料、观察对象的基本信息、研究场所和收集方法等信息进行建档。经过整理和编号后，将原始资料通过打印、刻录光盘等方式安全保存。

二、质性资料的分析

质性研究的资料分析贯穿于研究的整个过程，常用的方法有民族志解释（ethnographic accounts）、生活史（life histories）、叙事分析（narrative analysis）、内容分析（content analysis）、会话分析（conversation analysis）、话语分析（discourse analysis）、分析归纳法（analytic induction）、扎根理论分析法（grounded theory analysis）、诠释现象学分析法（interpretive phenomenological analysis）、主题分析（thematic analysis）。现阶段最常用的是主题分析和内容分析。

（一）质性资料分析的基本要素

1. 悬置（bracketing）　指对所研究现象的前设和价值判断进行确认和掌控的过程，其目的是使研究者以纯净的头脑面对资料。

2. 直觉（intuition）　是对所研究现象的一种开放性的、创造性的想象、理解和思考，直觉要求研究者完全沉浸入所研究的现象中，反复地阅读资料直到呈现出共识性的理解。

3. 分析（analyzing）　包括提炼编码（coding）、归类（categorizing）和理清现象的本质含义。当研究者在仔细研究丰富的资料时，主题即现象的本质开始呈现。

4. 描述（describing）　研究者对研究的现象进行准确的定义，其目的是通过文字或语言的形式对研究现象进行精准的、评价性的描述。

（二）质性资料分析的基本步骤

1. 设计分类纲要（categorizing scheme）　在分析质性资料前，为了节省研究者反复阅读收集的质性资料的时间，推进研究进度，研究者需对原始资料进行简化，对质性资料进行确认和标引。分类纲要既可以在研究开始前就设计好，也可以在研究过程中，对所获取的资料进行反复的分析和理解之后而制定的初步纲要。

2. 编码资料（coding data）　编码需要花费研究者大量的时间和精力，是质性研究最艰难的环节之一。编码由开放编码、主轴编码和选择性编码 3 个阶段组成。通常最初的分类纲要设计范围广，分类的层级并不完善，在反复阅读、整理和与原始资料对照的过程中，进行修正、更改进而精确分类纲要的范围，一般最初的编码数量不宜超过 10 个。

3. 提炼主题　对编码形成的编码号按照一定的原则进行归类，形成主题。主题可以将某一事物或现象与其他事物或现象区分开来，是更高层次的概念化的过程。寻求主题既是发现不同研究现象的共同特征，又是发现研究现象的自然发展规律的有效措施。确认主题的过程不是单一的、线性的，而是复杂甚至曲折的，要求研究者返回到资料中去，再验证主题是否与文字资料相匹配。

第六节　质性研究论文的撰写和质量控制

撰写质性研究论文时，研究者需解释研究是如何开展和阐述研究结果，通过文字描述的方式，阐述研究对象的经历和感受，并分析其逻辑关系和意义。

一、质性研究论文的格式和主要内容

1. 前言　质性研究的前言部分旨在说明本研究的背景、主要的研究问题和研究目的，研究者需要说明对研究问题感兴趣的原因，现存的护理研究中存在哪些不足，该研究能解决哪些实际问题，是否有助于指导临床实践和制定相关政策。

2. 文献回顾　通过查阅与研究有关领域的现有文献，整理现有的方法、结论、理论、观点和机制，并说明与本研究的关系。质性研究文献回顾不是要求将与本研究相关的文献全部检索完全或对现有的文献进行批评性评价，而是需要查阅与此调查问题最相关的研究，如经典方法、新观点或新手段，进而说明研究者为什么选择用质性研究的方法对某一现象和问题进行研究。

3. 研究方法　主要包括研究设计、抽样方法、访谈或观察、资料的收集和分析。在质性研究中，为了易于读者理解本研究的研究方法、研究设计、访谈对象的确定标准和研究的结论，研究者应阐述研究的具体过程。

4. 研究对象和研究场所　研究者应说明本研究的情景、研究对象的数量和获取研究对象的方法及调查方法。研究论文中需要说明研究过程，研究对象的文化背景和相关资源等。

5. 资料收集的方法　研究论文中需要阐明本研究使用的哪种方法，如在质性研究中常见的观察法和访谈法。在实施研究方法、记录访谈内容时遇见了哪些问题，如何解决的。如访谈提纲的制定，访谈对象退出研究，访谈场所的选择等。

6. 资料分析 包括资料整理的方法、如何进行编码和归类、如何建构理论，以及是否使用计算机软件辅助分析。

7. 人权保护 为保护受访者的隐私，研究者应遵循医学伦理原则。在论文中不能出现研究对象的姓名、单位、图像等个人信息等。

8. 研究结果 研究者主要以文字的形式对质性研究的过程和结果进行描写和记录，也可以用理论框架和图表的方式解释各个主体的含义及主体之间的关系。质性研究中，读者能直观地了解到研究对象的谈话记录或摘要，将研究对象带入研究情景之中，判断研究主题与资料是否一致，以及研究结果的真实性。

9. 讨论 质性研究的讨论部分是对研究的结果部分的佐证和解释，可以将质性研究的结果与讨论相互融合，也可以将二者分开阐述。

10. 对研究的反思 质性研究结束后，研究者需要对研究的整个过程进行反思，提出本研究的缺点和不足。受研究经费、涉及个人隐私等方面的影响，是否有必要在某方面进行改进或者深入研究。

11. 结论或建议 研究的结论是对研究结果部分的延伸和总结，本研究获取了哪些概念、观点和理论。在护理研究中，还要说明研究结果对于护理实践的作用。

12. 附录 在研究报告中，可将研究对象的性别、年龄、文化程度等基本信息放在研究结果或附录中，并附上访谈提纲、访谈转录稿样稿、实地笔记样稿、伦理委员会批复等。

二、质性研究的质量控制

在质性研究中，研究设计可随研究的开展而作出相应的改变，其严谨程度体现在对哲学基础的理解，对研究对象的生活情景、内心世界和行为表现的真实经历，反复阅读、收集和分析资料等方面。在量性研究中，其严谨程度体现在样本量的估计、统计方法的选择、研究对象的纳入和排除标准、研究方法的可行性、研究分组的随机性、评价指标的客观性、研究结论的可推广性等方面。综上所述，量性研究的质量控制标准并不适用于质性研究，提高质性研究的可信性的方法如下。

1. 研究对象代表性 研究者根据典型性、同质性或差异性等目的选取研究对象进而提高质性资料的真实性。

2. 减少霍桑效应 质性资料的收集过程十分复杂且费时费力，因此，要求研究者反复查阅收集的资料，并对于存疑资料进行再确认，反复比较提炼主题。

3. 反思的策略 为避免研究者将主观的经验和想法带入研究之中，研究者可使用反思日记等方式来避免此类问题的发生。

4. 合众法（triangulaion） 包括资料合众法、研究人员合众法、收集资料方法的合众法等方式，提高资料的效度和分析解释的合理性、逻辑性，从而提高资料的可信程度。

5. 核对资料真实性 将整理后的资料返回研究对象，核对资料的真实性。

6. 寻求证据 包括相关的研究结果、研究情景、研究资料、同行评价和其他学科的人审视初步的结果。

7. 清晰、准确地报告研究过程 通过描述性的方式报告质性研究的结果并说明在本研究中提高质量控制的有效方法。

本章小结

思考题

　　1. 质性研究论文的撰写内容有哪些?

　　2. 质性研究中常用资料的收集方法有哪些?

更多练习

（石　杨）

第十一章　循证护理实践

学习目标

1. 素质目标

理解循证护理对促进护理学科发展的意义，激发临床实践变革的内驱力。

2. 知识目标

（1）掌握：循证护理的概念及基本要素。

（2）熟悉：循证护理实践的基本步骤。

（3）了解：证据临床转化的步骤。

3. 能力目标

能根据"6S"金字塔模式对证据资源进行检索，能根据不同证据资源进行文献质量评价，能开展证据综合。

案例

【案例导入】

患者，女，72岁，乳腺癌，因接受化疗而导致恶心、呕吐等消化道不良反应，严重影响了患者的营养摄入。护士通过检索文献，发现有大量国内外研究文献的相关报告。

【请思考】

1. 如何对该临床护理问题进行结构化整理？

2. 如何检索该领域最新、最佳证据？

【案例分析】

第一节　循证护理概述

任何专业决策都应以科学证据为依据，而不能仅凭经验，这也是护理学科专业化的重要特征。循证护理实践是全球护理的共识，尤其是在我国护理学科成为一级学科后，循证护理也成为关注的重点。本节主要介绍循证护理的产生和意义、循证护理的基本要素、循证护理问题的提出、循证护理实践与护理研究的区别和联系。

一、循证护理的产生和意义

循证护理源于循证医学，作为医疗卫生保健领域一种新的医学模式，对科学护理决策的提出具有重要意义。

（一）循证医学的产生

循证医学（evidence-based medicine，EBM），即"evidence – based medicine is the conscientious, explicit, and judicious use of current best evidence in making decisions about the care of individual patients"，可以理解为"审慎地、明确地、明智地运用最新、最佳证据作出临床决策"。2000 年大卫·L. 萨科特（David L. Sackett）等学者将循证医学这一概念更新为"循证医学是整合最佳临床证据、临床经验和患者价值观的一门学科"，意在强调临床决策应该建立在当前最佳临床证据、临床专业技能、患者价值观与情形相结合的基础上。

医疗卫生保健领域科研论文研究质量参差不齐，临床实践者很难迅速、有效地从中提取有用的信息。因此，英国临床流行病学家阿奇·考克兰（Archie Cochrane）于 1972 年提出了医疗决策的疗效和效益问题，呼吁开展对研究结果的整合，以充分利用高质量的研究资源。1992 年，在英国成立考克兰（Cochrane）中心；并于 1993 年成立 Cochrane 协作网，中国于 1999 年加入该协作网，设立在华西医科大学（现四川大学华西医学中心）；1996 年由加拿大临床流行病学家和内科医生大卫·L. 萨科特教授在《英国医学杂志》（*British Medical Journal*，BMJ）正式提出"循证医学"的概念。随着循证医学的理念和方法在医疗卫生保健领域的应用与发展，进一步提出了"循证实践（evidence-based practice，EBP）"这一概念，核心思想为"卫生保健领域的实践活动应以客观的研究结果为决策依据"。循证实践通过将系统检索到的某一种疗法的单项研究结果进行统计分析和系统评价，推广有效的科学手段，提出有效的干预方法，提高了临床决策的科学性和有效性，节约了医疗资源。

（二）循证护理的产生

循证护理（evidence-based nursing，EBN），即护理人员在计划其护理活动过程中，审慎地、明确地、明智地将科研结论与其专业判断、患者愿望相结合，作为临床护理决策依据的过程。

循证医学对护理学科的发展带来了深远的影响，加快了循证护理在国际护理领域的发展。1996 年，英国约克大学成立了全球最早的循证护理中心，并首次提出了"循证护理"的概念。1996 年，澳大利亚阿德莱德大学成立乔安娜·布里格斯研究所（Joanna Briggs Institute，JBI），构建起目前全球最大的循证护理协作网，并在英国、加拿大、美国、西班牙、新西兰、中国等多个国家成立分中心。中国设立的主要分中心包括"香港 JBI 循证护理分中心（1997 年）""复旦大学 JBI 循证护理分中心（2004 年）""台湾阳明大学 JBI 循证护理分中心（2005 年）""北京大学医学部 JBI 循证护理分中心（2012 年）""北京中医药大学 JBI 循证护理中心（2015 年）"和"北京中医药大学 RNAO 最佳实践指南研究中心（2015 年）"。1998 年，英国约克大学与加拿大麦克马斯特大学共同创办了《循证护理》期刊（*Evidence Based Nursing*，EBN）；2004 年，《循证护理世界观》（*Worldviews on Evidence-based Nursing*）创刊；2008 年，JBI 与 Cochrane 协作网合作成立 Cochrane 护理协作组（Cochrane Nursing Care Field，CNCF）。这些循证护理机构和期刊的创建，加快了循证护理在全球的发展，推动了研究成果在护理实践中的应用，提高了护理服务质量。

（三）循证护理的意义

1. 循证护理帮助护理人员更新并改进工作观念与方法。循证护理可帮助护理人员改变以往按照习惯或凭借经验从事护理实践活动的方式，强调在作出临床判断时，参考科学的证据，但并不盲目接受已经发表的科研论文的结论，而要对文献进行严格评审，同时将科研证据与护理人员的专业判断及患者的需求和愿望相结合，转化成临床证据，最后作出临床决策。只有经过循证实践所作出的临床决策才最具有科学依据，最有利于患者的康复。循证护理可以帮助护理人员更新专业观，建立科学思维，启动临床变革。

2. 循证护理促进科研知识向临床实践转化。循证护理可促进护理科研知识和研究结果向临床护理实践转化，循证护理实践的开展必须取得行政管理层和决策机构的认可与支持，为促进研究证据的转化与应用，决策者应该具备以下循证决策的能力：①能够提出决策的核心问题。②能够通过文献检索找到所需证据。③能够评价和甄别相关研究文献的质量。④能够区分不同级别的证据及其适用性。⑤能够判断研究结果在类似人群中的推广性。⑥能够判断研究结果在本地人群中的适用性。⑦能够将依据证据的决策付诸临床实践。

3. 循证护理顺应了医疗卫生保健领域有效利用卫生资源的趋势。循证护理产生的背景是全球卫生保健领域文献信息量迅速增长，但科研成果分布零散、文献质量参差不齐，繁忙的临床医务工作者很难满足患者"既要有疗效又要有效益"的要求，影响了临床决策的科学性。随着社会人口老龄化问题日益突出和疾病谱的转变，使得有限的卫生资源与日益增长的高质量、高效率卫生保健需求存在一定的矛盾，而循证护理实践恰好是从临床护理问题出发，通过科学的研究方法将全球已有的相关科研结果进行归纳和总结，开展系统评价，指导临床变革。循证护理可避免不必要的医疗卫生保健资源的浪费，加速新知识和新技术的应用，满足社会医疗卫生保健的需求，提高临床护理实践质量，提供科学的、经济的和有效的护理服务途径。

4. 循证护理可促进临床护理实践的科学性和有效性。全球有近 22 000 种生物医学期刊，护理期刊的数量也已有近 250 种，专业信息日新月异，但临床护理人员很难将这些研究结果应用到临床护理实践中，而循证护理实践可通过科学的方法将全球的科研结果制作成证据总结提供给临床护理人员，在应用证据时与临床护理人员自身的专业知识和经验、患者的需求相结合，形成科学的、有效的、实用的、可行的临床护理措施，并通过有计划地组织变革将证据引入临床护理实践，最后评价证据应用后的效果。循证护理具有促发变革和评价变革的作用，但护理实践是否有效通常以护理质量管理来评价，循证护理促进护理质量的提高，而护理质量管理保证护理实践活动的有效性。

5. 循证护理有利于科学地、有效地制定临床护理实践决策。护理实践决策涉及护理实践活动是什么、由谁来做和如何做等方面内容，影响护理实践质量以及医疗服务费用和效益。医疗卫生保健服务是通过各种各样的决定和决策实现的，决策利用知识和信息预测行动的可能后果，决策的好坏是医疗卫生保健服务质量和效益的关键。所有的医疗卫生保健领域的决策都受到 3 个因素的影响，即证据（evidence）、资源（resource）以及资源分配中的价值取向（value）。全球医疗卫生保健决策模式正在由经验式向循证的决策模式转变，医疗卫生政策管理人员必须对决策所依据的研究证据进行明确的陈述。因此，循证护理为临床护理实践决策提供了科学的和有效的工作方法。

6. 开展循证护理实践是将我国护理人员推向多学科合作和国际化平台的契机。循证护理实践强调并注重多学科合作，护理人员通过在全球数据库平台进行检索、评估、引入和利用证据资源，开阔了护理人员的专业视野，促进了证据的转化与实践，结合患者的需求、自身的专业判断以及具体的情境，促进科学的护理决策、有效的护理干预、专业化的护理氛围。

二、循证护理的基本要素

循证护理的基本要素包括最佳证据、患者的需求和偏好、专业判断，以及应用证据的临床情境。

（一）最佳证据

在循证实践中，证据指经过研究及临床应用后，证明可信、有效，能够有力地促进临床结局向积极方向改变的措施和方法。经过严格评价的研究结果可成为证据。最佳证据指来自设计严谨且具有临床意义的研究结论，并不是所有的研究结论都是循证实践的证据，证据是需经过严格界定和筛选获得的。最佳证据是通过各种途径检索全球范围内可得到的研究结果，再应用临床流行病学的基本理论和临床研究的方法学，以及有关研究质量评价的标准筛选得到的，只有经过认真分析和评价获得的最新、最真实、最可靠而且具有重要临床应用价值的研究证据，才是循证实践应该采纳的证据。

（二）患者的需求和偏好

循证护理应以患者为中心，充分考虑患者的需求和偏好，因为任何护理措施都必须首先得到患者的接受和配合，才能取得最佳临床效果。证据能否应用于患者并解决问题，取决于是否考虑患者本身的需求。因此，护理人员、医生、患者之间平等友好的合作关系与临床决策是否正确密切相关，同时，也是成功实施循证护理的重要条件。患者的需求和偏好是开展循证决策的核心，而现代护理观强调为患者提供个性化、人文化护理，在开展循证护理实践过程中，护理人员必须具备关怀照护的人文素质和利他主义的精神。

（三）专业判断

临床护理人员是实施循证护理的主体，必须具备扎实的医学基础理论知识、牢固的护理知识和技能，以及丰富的临床护理实践经验。同时，能否敏感地察觉到临床护理问题，能否将文献中的证据与临床护理实际问题实事求是地结合在一起而不是单纯地照搬照套，这些都是解决临床护理问题的突破口。另外，循证护理实践的基础是系统地掌握临床流行病学的基础理论与临床研究方法，因为在筛选最佳证据时需要决策者对研究设计是否合理进行研判，进而采取适宜的质量评价工具对相应的文献进行评价；分析研究结果的真实性时，要考虑证据是否受偏倚和混杂因素的影响；证据转化时，要考虑证据的可行性、适宜性、临床意义和有效性。因此，护理人员需要不断更新和丰富自己的理论知识，将其与个人技能和临床经验密切结合。

（四）应用证据的临床情境

最佳证据的应用以情境为前提，在某一特定应用情境下获得明显效果的研究结论并不一定适用于所有的临床情境，这与该证据应用时所处情境的资源分布情况、经济承受能力、文化信仰等因素具有密切的联系。因此，在循证护理实践过程中，不仅要充分考虑拟采纳证据的科学性和有效性，而且要考虑证据的可行性与适宜性，以及考虑证据是否具有临床意义。

基于上述循证实践的核心要素，艾伦·皮尔逊（Alan Pearson）教授等学者提出了"JBI循证卫生保健模式"，该模式阐述了循证卫生保健的本质、过程及相关概念之间的逻辑关系，其宗旨是通过循证实践来促进全球健康，为研究者和实践者开展循证实践提供了清晰的概念框架与方法学指导。JBI循证卫生保健模式图（图11-1）的内圈主要阐述了循证卫生保健的4个属性，即FAME结构，分别指证据的可行性、适宜性、临床意义和有效性；中圈主要阐述了循证卫生保健证据生成、证据综合、证据传播和证据应用的四个环节；外圈则阐述了循证卫生保健的具体步骤，循证卫生保健应该由全球健康所驱动，在评估实践需求的基础上，以多元主义的哲学观，通过一定的知识与方法获取最佳证据，并借助一定的形式推动证据的传播、转化与应用。

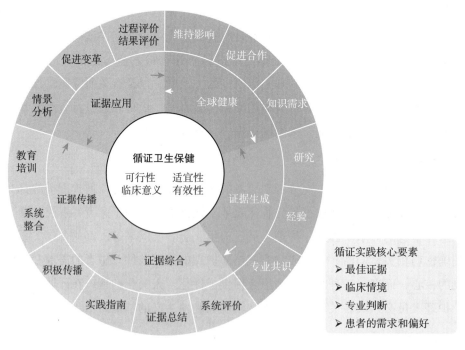

图 11-1　JBI循证卫生保健模式

三、循证护理问题的提出

循证护理问题来源于临床护理实践，问题的提出应具备临床价值，并能通过循证解决该问题，从而提高护理质量。

（一）提出循证护理问题的重要性

循证护理实践的首要环节是提出循证护理问题，实施正确、有效的文献检索。明确并构建一个既有临床意义又可回答的问题是开展循证护理实践的战略性决策。循证护理问题的提出是以临床护理实践为基础，贯穿循证护理的全过程。因此，恰当的循证护理问题可以帮助临床决策者和实践者在短时间内制定出当前最佳的护理决策，有效地节约医疗卫生保健资源，提高临床护理服务质量与患者的满意度。

（二）循证护理问题的构成要素

循证护理问题来源于临床实践问题，但需要在临床实践问题的基础上进一步凝练，使临床实践问题具体化与结构化。一个好的循证护理问题的提出，需要专业人员具有丰富的专业理论知识，临床经验，科研方法学、社会学、心理学知识和较强的责任心，以最大限度地服务于患者、提高护理质量为最终目的而自发地思考。在循证护理实践中，常常需要通过系统评价的方式构建证据，即创证，再将证据应用于临床实践，即用证。根据目的不同，可将循证护理问题分为两类：基于创证的循证护理问题与基于用证的循证护理问题。

1. 基于创证的循证护理问题　开展创证的循证护理实践前，应明确循证护理问题的五要素，即 PICOS 或 PICoS。

（1）量性研究：遵循 PICOS。①P（population）：研究对象。②I（intervention/exposure）：干预措施或暴露因素。③C（control/comparator）：对照或比较的干预措施。④O（outcome）：研究结局。⑤S（study design）：研究类型。

（2）质性研究：遵循 PICoS。①P（participant）：研究对象。②I（interest of phenomena）：感兴趣的现象。③Co（context）：具体情形。④S（study design）：质性研究的类型。

2. 基于用证的循证护理问题　开展用证的循证护理实践前，也需要将循证护理问题结构化，以便准确检索相应的证据资源，可采用 PIPOST 将循证护理问题结构化。①P（population）：证据应用的目标人群。②I（intervention）：干预措施。③P（professional）：应用证据的专业人员。④O（outcome）：结局（系统、实践者、患者）。⑤S（setting）：证据应用场所。⑥T（type of evidence）：证据类型（实践指南、系统评价、证据总结）。

四、循证护理实践与护理研究的区别和联系

循证护理实践与护理研究既有区别又有联系，具体内容介绍如下。

（一）循证护理实践与护理研究的区别

循证护理实践并不等同于开展原始性护理研究。原始性护理研究是通过研究者事先确定的护理研究问题来设立研究假设，并制定研究技术路线图，收集、分析一手资料，撰写研究报告的过程；而循证护理实践则是临床实践者以结构化的循证护理问题，通过文献检索查找证据、评价证据、证据转化及应用证据的过程，循证护理实践强调"充分利用经过评价的、

来自研究的证据"，这体现了循证护理实践期望充分利用现有的卫生资源，避免不必要的重复和浪费。

循证护理实践的步骤与护理研究有一定的区别。循证护理实践包括4个步骤，即证据生成、证据综合、证据传播和证据应用。七个环节：①明确循证护理问题。②系统的文献检索。③严格评价文献质量。④证据汇总和整合。⑤传播证据。⑥应用证据。⑦评价证据应用效果并持续改进。

（二）循证护理实践与护理研究的联系

循证护理实践要求遵循科学的依据，即循证护理实践的决策依据应来源于对设计严谨的研究证据的综合。因此循证护理实践是对护理研究结果的严格筛选和有效利用。

以干预性护理研究为例，循证护理实践与护理研究的区别和联系见表11-1。

表11-1　循证护理实践与干预性护理研究的区别及联系

内容	循证护理实践	干预性护理研究
目标	①充分利用已有的研究证据。②决策依据来源于设计严谨的研究证据的综合	①验证假设。②创建证据
步骤	①明确循证护理问题。②系统的文献检索。③严格评价文献质量。④证据汇总和整合。⑤传播证据。⑥应用证据。⑦评价证据应用效果并持续改进	①明确护理研究问题。②文献检索。③设计技术路线图。④明确研究对象、抽样方法、样本量。⑤实施干预措施。⑥收集资料。⑦分析资料

第二节　证据资源检索和文献质量评价

循证护理实践的证据来源于设计严谨且具有临床意义的研究结论，但并不是所有的研究结论都可以应用于临床，只有经过严格界定、筛选、分析和评价获得的最新、最真实、最可靠而且具有重要临床应用价值的研究证据，才是循证护理实践应该采纳的证据。因此，证据资源检索与文献质量评价是循证护理实践非常重要的环节之一。本节主要介绍证据资源的类型、证据资源的检索和不同研究类型的文献质量评价。

一、证据资源的类型

目前，国内外关于循证证据资源最经典的分类是"6S"金字塔模式，该模式在2009年由加拿大麦克马斯特大学Brian Haynes教授提出。每个"S"代表一种证据资源类型，证据强度自塔顶向下逐级降低（图11-2）。

（一）计算机决策支持系统

计算机决策支持系统（computerized decision support system，CDSS）是循证证据资源的最高级别。CDSS勾勒了一个快捷方便、界面友好的人机对话系统，包含完整且精准的医学信息和证据链接，通过与计算机的互动，能够解答各种重要临床问题。常见的CDSS资源：①BMJ最佳临床实践（BMJ Best Practice）。②整合UpTo Date。③美国Zynx Health公司系列产品（ZynxCare、ZynxEvidence、ZynxOrder、ZynxAnalytics、ZynxAmbulatory），其中ZynxCare直接与护理相关。

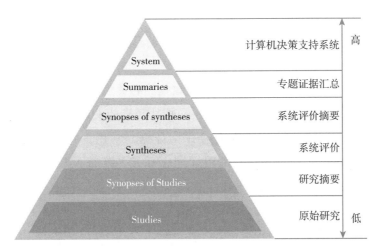

图 11 - 2 循证证据资源的 "6S" 金字塔模式

（二）专题证据汇总

专题证据汇总（summaries）主要包括基于证据的临床实践指南（clinical practice guideline，CPG）、证据总结及集束化照护方案（care bundle）。常见的专题证据汇总资源：①循证证据综合知识库（BMJ Clinical Evidence）。②BMJ 最佳临床实践（BMJ Best Practice）。③Up to Date。④世界卫生组织（World Health Organization，WHO）。⑤国际指南协作网（Guidelines International Network，GIN）。⑥英国国家卫生与临床优化研究所（National Institute for Health and Clinical Excellence，NICE）。⑦苏格兰校际指南网（Scottish Intercollegiate Guidelines Network，SIGN）。⑧美国国立临床诊疗指南数据库（National Guideline Clearinghouse，NGC）。⑨JBI 证据总结资料库。⑩各种专业协会等。

（三）系统评价摘要

系统评价摘要（syntheses of synopses）是把系统评价按固定格式整合提炼后所形成的摘要。系统评价摘要可帮助专业人员方便、快捷地获取相关循证问题的证据信息，为患者提供最适宜、最有效的照护。常用的系统评价摘要资源：①疗效评价文摘库（Database of Abstract of Reviews of Effects，DARE）。②Cochrane 临床解答（Cochrane Clinical Answers，CCA）。③美国医师学会期刊俱乐部（American College of Physicians Journal Club，ACP Journal Club）。④JBI CONNECT 证据总结资料库等。

（四）系统评价

系统评价（syntheses）又称系统综述（systematic review，SR），是针对某一具体临床问题系统地、全面地收集国内外所有发表或未正式发表的研究结果，并进行文献质量评价，筛选出符合纳入标准的研究文献，对其进行定量和定性的分析、综合，最终得出可靠的结论。常用的系统评价资源有 Cochrane 系统评价、JBI 系统评价，以及 Campbell 系统评价。

（五）研究摘要

研究摘要（synopses of studies）是为了让临床实践者快捷、有效地利用研究结果，对高质量原始研究摘要的结构化提取。研究摘要的提取不仅符合严格的质量评价标准，并且以临床相关问题和有趣的形式汇编成册。常见的研究摘要数据库有 Cochrane 临床对照试验中心注册数据库（Cochrane Central Register of Controlled Trials，CENTRAL）。

（六）原始研究

原始研究（studies）是指针对研究对象所收集的有关病因、诊断、预防、治疗和护理等方面的研究。通过原始研究得到的证据，需通过严格的文献质量评价及综合考量才能使用，不建议将未经评价的原始研究直接作为证据。常用的原始研究资源有 PubMed、EMBASE、Web of Science、CINAHL、中国知网、万方、维普及中国生物医学文献数据库等。

二、证据资源的检索

证据资源检索前应首先明确其检索目的。以"创证"为目的的检索则主要是检索原始研究，在制作系统评价过程中，通过立题、检索文献、筛选文献、评价文献质量、收集资料、解释结果最终产生证据的过程；而以"用证"为目的的检索是为了循证护理实践或证据转化，强调以"6S"模型从上至下检索。循证证据资源的检索可分为以下 4 步：①明确临床问题及问题类型。②选择合适的数据库。③根据选择的数据库制定相应的检索策略。④评估检索结果或适当调整检索策略。

基本的证据资源检索方法：选择恰当的检索词，以主题词法和关键词法，通过恰当的检索运算符构建检索式，并适时修改与完善检索策略，以保证证据资源的查全、查准。

 知识拓展

证据资源检索方法

1. 主题词法　主题词指的是经过规范的术语，能够比较确切地表达文献的主题概念，能指引标引者使用相同的标准术语来描述同一主题概念。使用主题词法进行检索时，应考虑不同数据库主题词表的差异，如 Medline 数据库使用的是 MeSH，而 Embase 数据库使用的是 EMTREE。

2. 关键词法　关键词指的是能表达文献主要内容的名称及具体检索意义的词汇。使用关键词法时，应考虑注意词形变化、同义词、拼写差异、缩略词等。

资料来源：胡雁，郝玉芳. 循证护理学［M］. 2 版. 北京：人民卫生出版社，2018.

循证护理证据资源检索数据库及期刊介绍如下。

（一）临床实践指南库

1. 国际指南协作网（GIN）　是全球最大的国际指南数据库，收录了全球各地不同机构的多语种的基于证据的实践指南。

2. 英国国家卫生与临床优化研究所（NICE）　是英国独立的卫生研究机构，提供国家层面的指南，有成熟、严谨的指南构建程序。

3. 苏格兰校际指南网（SIGN）　SIGN 通过制定临床实践指南，减少临床实践变异，改善医疗保健质量。SIGN 指南的制定有相应的规范，并对指南有评价、更新等质量控制措施，但指南的数量较少。

4. 美国国立临床诊疗指南数据库（NGC）　由美国卫生保健研究和质量管理局、美国医学会、美国卫生保健计划联合会联合制作的一个临床实践指南库。每份指南都清楚表明了其纳入证据的等级，整合了当前最新的临床科研证据，提供了大量经过同行评议的指南，促进循证实践。

5. 加拿大安大略注册护士协会（Registered Nurses' Association of Ontario, RNAO）　RNAO 是从 1999 年开始构建、评价、传播最佳实践指南。目前 RNAO 已经发布了 54 部最佳实践指南，包括 43 部临床实践指南和 11 部健康工作环境相关的指南，主要涉及领域包括妇女和儿童健康、成瘾和心理健康、临床管理、慢性病管理和老年照护等。

6. 各种专业协会　目前全球有相当多享有盛名的专业协会，如美国心脏协会、美国艾滋病资讯协会、美国输液护士协会等各种专业协会向全球发布临床实践指南，这些指南都可以通过网站免费获得。临床实践指南是以循证证据为依据制定的，并有明确的证据推荐等级，能够对临床实践起到很好的指导作用，其权威性得到全球公认。

（二）系统评价数据库

1. Cochrane 图书馆（Cochrane Library）　是最全面、最可靠的临床循证证据信息来源，由 Cochrane 协作网发行，每年定期向全球公开发行，其摘要可公开查询获取。Cochrane 图书馆的数据库包括：①CENTRAL。②Cochrane 系统评价数据库（Cochrane Database of Systematic Reviews, CDSR），包括系统评价全文（Completed Review, CR）和研究方案（Protocols）。③DARE。④Cochrane 方法学注册资料数据库（Cochrane Methodology Register, CMR）。⑤卫生技术评估（Health Technology Assessment, HTA）。⑥NHS 经济评估数据库（NHS Economic Evaluation Database）。

2. JBI 循证卫生保健数据库　是全球最大的循证护理领域的证据资源数据库，JBI 图书馆中包括护理领域的系统评价 500 余篇、最佳实践信息汇编 100 余篇、证据总结约 2800 篇、推荐实践汇编 2000 余篇。

3. Campbell 图书馆　国际公认的循证决策数据库，主要任务是与 Cochrane 协作网合作，制作、保存、推广社会、心理、教育等领域的系统评价决策依据。

（三）其他证据资源

1. Up To Date　已有中文产品，主要致力协助临床医务人员进行诊疗上的高效判断和合理决策，包括内科学、儿科学、急诊医学和护理学等学科。有研究表明，Up To Date 能提高临床决策的有效性，改善医疗护理质量。

2. 临床证据（Clinical Evidence, CE）　全球最权威的循证证据资源之一，每个月都会随着临床医学汇集新的证据而对相关主题进行及时更新。

3. 最佳实践（Best Practice）　由英国医学杂志（BMJ）和美国内科医师协会（ACP）联合发行，整合了 BMJ 临床证据中的证据，收录美国 ACP "*Journal Club*" 和英国 "*Evidence-Based Medicine*" 期刊的全文，并增添了由全球知名学者和临床专家执笔撰写的，涵盖基础、预防、诊断、治疗和随访等证据。

（四）循证护理实践相关期刊

1. *Evidence – Based Medicine* 该期刊为双月刊，由 BMJ 和 ACP 联合主办。该期刊提供已经出版的研究报道和文献综述的详细文摘。

2. *Evidence – Based Nursing* 该期刊为季刊，由英国约克大学与加拿大麦克马斯特大学联合创办，是目前提供与护理相关的最新最佳研究证据的国际性期刊。

3. *Worldviews on Evidence-based Nursing* 该期刊为季刊，由国际护理荣誉学会创办，主要传播循证护理相关论文，是护理领域影响因子较高的知名国际护理期刊。

三、不同研究类型的文献质量评价

研究质量评价又称研究的真实性评价、偏倚风险评价，是对研究内部效度的评价。为方便研究者进行文献质量评价，国际循证机构根据常见的文献类型，设计并公开发布了公认的文献质量严格评价工具和方法。

（一）文献质量评价的重要性

循证护理强调临床护理人员在应用研究证据之前，必须对证据是否真实有效、可信、能否应用于临床护理情境进行评价，应该将最佳的研究证据应用于临床护理实践。目前，国内外护理研究论文数量激增，但由于科研水平参差不齐，导致研究证据质量差别较大，其可信性、科学性及有效性等具有一定的差异。因此，对文献质量进行评价是开展循证护理实践的重要步骤，只有审慎地将最佳证据应用到临床护理实践，才能确保临床护理决策的正确性与有效性。

（二）不同研究类型的文献质量评价工具

护理研究论文根据其研究设计不同，可分为随机对照试验、非随机对照试验、队列研究、病例对照研究、描述性研究、质性研究、病例报告、专家报告以及系统评价等，对不同的文献类型需选用不同的文献质量评价工具。然而，由于文献报道不翔实或不恰当，或是评价者科研基础知识与能力水平的不同，导致文献质量评价结果可能会存在一定的差异。因此，对于文献质量的评价，必须要求研究者具备扎实的科研基础知识与较强的科研能力。循证护理中不同研究设计常用的文献质量评价工具介绍如下。

1. 随机对照试验研究（randomized controlled trails，RCT） 通常采用 Cochrane 协作网推荐的质量评价标准（最新修订版为 2019 年），其质量评价主要包括 5 个领域（表11 - 2）。

表11 - 2　**Cochrane 手册随机对照试验文献质量评价工具（2019 年）**

领域/信号问题	评价结果
随机化过程中的偏倚	
1.1　研究对象是否随机分配	是/可能是/可能否/否/不可知
1.2　是否实施分组隐匿	是/可能是/可能否/否/不可知
1.3　基线间的不均衡是由随机化过程导致的偏倚风险评价	是/可能是/可能否/否/不可知
偏倚风险评价	低风险/高风险/可能存在风险

续　表

领域/信号问题	评价结果
偏离既定干预的偏倚——干预分配	
2.1　研究对象是否在试验过程中知晓自己的分组	是/可能是/可能否/否/不可知
2.2　护理人员或试验实施人员是否在试验过程中知晓分组	是/可能是/可能否/否/不可知
2.3　如果2.1或者2.2回答"是/可能是/不可知"时：干预方式出现了与常规医疗不同的偏离吗？	不适用/是/可能是/可能否/否/不可知
2.4　如果2.3回答"是/可能是"：偏离既定干预的情况是否影响组间均衡性？	不适用/是/可能是/可能否/否/不可知
2.5　如果2.4回答"否/可能否/不可知"：这些偏离是否会影响结局？	不适用/是/可能是/可能否/否/不可知
2.6　评价干预效果的分析方法是否恰当？	是/可能是/可能否/否/不可知
2.7　如果2.6回答"否/可能否/不可知"：无法按照事先随机分组对研究对象进行分析是否可能会对结果产生较大影响？	不适用/是/可能是/可能否/否/不可知
偏倚风险评价	低风险/高风险/可能存在风险
偏离既定干预的偏倚——干预依从	
2.1　研究对象是否在试验过程中知晓自己的分组？	是/可能是/可能否/否/不可知
2.2　护理人员或试验实施者是否在试验过程中知晓分组？	是/可能是/可能否/否/不可知
2.3　如果2.1或者2.2回答"是/可能是/不可知"时：重要的协同干预措施组间是否均衡？	不适用/是/可能是/可能否/否/不可知
2.4　是否因未完成既定干预而影响了结局？	是/可能是/可能否/否/不可知
2.5　研究对象是否依从了分配的干预措施？	是/可能是/可能否/否/不可知
2.6　如果2.3或者2.5回答"否/可能否/不可知"或2.4回答"是/可能是/不可知"：是否使用了恰当的统计学方法对依从干预的研究对象进行分析？	不适用/是/可能是/可能否/否/不可知
偏倚风险评价	低风险/高风险/可能存在风险
结局数据缺失偏倚	
3.1　是否所有或几乎所有随机化分组的研究对象都获得了结局数据？	是/可能是/可能否/否/不可知
3.2　如果3.1回答"否/可能否/不可知"：是否有证据表明结果不受到缺失的结局数据的影响？	不适用/是/可能是/可能否/否
3.3　如果3.2回答"否/可能否"：结局变量的缺失与结局本身是否相关？	不适用/是/可能是/可能否/否/不可知
3.4　如果3.3回答"是/可能是/不可知"：结局变量缺失的比例在两组间是否不同？	不适用/是/可能是/可能否/否/不可知
3.5　如果3.3回答"是/可能是/不可知"：结局变量的缺失是否很可能与结局本身相关？	不适用/是/可能是/可能否/否/不可知
偏倚风险评价	低风险/高风险/可能存在风险
结局测量偏倚	
4.1　结局测量方法是否不恰当？	是/可能是/可能否/否/不可知
4.2　结局的测量或确证方法是否在两组间存在差异？	是/可能是/可能否/否/不可知
4.3　如果4.1或者4.2回答"否/可能否/不可知"：结局测量者是否知晓研究对象接受的干预？	是/可能是/可能否/否/不可知
4.4　如果4.3回答"是/可能是/不可知"：如果知晓干预措施，是否影响了结局变量的测量？	不适用/是/可能是/可能否/否/不可知
4.5　如果4.4回答"是/可能是/不可知"：如果知晓干预措施，是否可能影响结局变量的测量？	不适用/是/可能是/可能否/否/不可知
偏倚风险评价	低风险/高风险/可能存在风险
结果选择性报告偏倚	
5.1　试验分析方法是否与数据对分析者揭盲前所制订的研究计划一致？	是/可能是/可能否/否/不可知
5.2　进行的多种结局测量（如量表、不同定义、不同时点）	是/可能是/可能否/否/不可知
5.3　多种分析方式	是/可能是/可能否/否/不可知
偏倚风险评价	低风险/高风险/可能存在风险

　　2. 队列研究（cohort study）　主要有CASP队列研究清单、纽卡斯尔-渥太华量表（New-castle-Ottawa Scale，NOS）和JBI清单。NOS量表是目前队列研究类文献质量评价最常用的工具，使用者可以根据特定主题进行修改（表11-3）。

表 11 - 3　队列研究的 NOS 文献质量评价工具

栏目	条目
研究人群选择	暴露组的代表性如何（1 分） 非暴露组的选择方法（1 分） 暴露因素的确定方法（1 分） 确定研究起始时尚无要观察的结局指标（1 分）
组间可比性	设计和统计分析是考虑暴露组和非暴露组的可比性（2 分）
结果测量	研究对结果的评价是否充分（1 分） 结果发生后随访是否足够长（1 分） 暴露组和非暴露组的随访是否充分（1 分）

3. 质性研究（qualitative study）　目前，用于质性研究的文献质量评价工具较少，主要采用的是澳大利亚 JBI 循证卫生保健中心对质性研究的真实性评价工具（表 11 - 4）。

表 11 - 4　澳大利亚 JBI 循证卫生保健中心对质性研究的真实性评价工具（2016 年）

评价项目	评价结果			
（1）哲学基础和方法学是否一致？	是	否	不清楚	不适用
（2）方法学与研究问题或研究目标是否一致？	是	否	不清楚	不适用
（3）方法学与资料收集的方法是否一致？	是	否	不清楚	不适用
（4）方法学与资料的代表性、典型性及资料分析方法是否一致？	是	否	不清楚	不适用
（5）方法学与结果阐释是否一致？	是	否	不清楚	不适用
（6）是否从文化背景、价值观的角度说明研究者自身的状况？	是	否	不清楚	不适用
（7）是否阐述了研究者对研究的影响，或研究对研究者的影响？	是	否	不清楚	不适用
（8）研究对象及其观点是否具有典型性？	是	否	不清楚	不适用
（9）研究是否通过伦理委员会的批准？	是	否	不清楚	不适用
（10）结论的得出是否源于对资料的分析和阐释？	是	否	不清楚	不适用

第三节　证据综合

近年来，护理学科发展迅速，研究成果逐年增多，但现有的护理研究质量良莠不齐，研究结论也不尽一致，导致护理人员在面对众多研究结果时无所适从。护理人员在大量的研究中如何找到有效的干预措施，如何评判不同干预措施之间的优劣，是护理人员亟待解决的问题。因此，证据综合成为了一种获得确立证据的重要途径，而系统评价是证据综合的常用方法，系统评价的结果能够为护理决策提供科学依据。本节主要介绍系统评价与传统文献综述的比较、系统评价的步骤与方法、证据的分级系统三部分内容。

一、系统评价与传统文献综述的比较

系统评价是循证证据资源的重要来源，也是循证实践的重要内容之一，其结果能够为临床实践和研究提供科学的决策依据。系统评价也称系统综述，是一种文献综合方法，具有科学规范的文献检索、筛选流程，严格的文献质量评价，并对异质性进行探讨与分析。

系统评价与传统文献综述（traditional review）都属于文献综述，但与系统评价相比，传统文献综述只根据研究者的特定目的，采用定性的方法，结合研究者自己的观点，对某一时期、某一学科范围内或某一主题所发表的大量原始文献内容进行综合述评，并不要求系统全面的文献检索、科学合理的文献筛选及分析评价研究间的异质性等。然而，传统文献综述能够比较全面、系统地反映国内外某一学科或主题在某一时期的发展历程、现状和发展趋势等，其信息量大，有引导、拓宽、加深及启迪等作用。

（一）系统评价与传统文献综述的共同点

1. 目的相同 提供新知识和新信息，便于研究者在短时间内了解某专题的概况和发展，获得解决临床问题的思路与方法。

2. 均可能存在系统偏倚和随机误差 两者都属于回顾性、观察性研究和评价。

（二）系统评价与传统文献综述的区别

系统评价与传统文献综述的区别主要包括以下 7 个方面：研究问题、文献来源、检索方法、文献筛选、质量评价、结果合成和结果更新（表 11 – 5）。

表 11 – 5 系统评价与传统文献综述的区别

特征	系统评价	传统文献综述
研究问题	常集中于某一临床问题	涉及范围广泛
文献来源	明确，多渠道资料	欠全面
检索方法	有明确的检索策略	不说明
文献筛选	有明确的纳入/排除标准	有潜在偏倚
质量评价	有严格的质量评价方法	通常不予评价
结果合成	定性/定量方法	定性方法
结果更新	定时更新	不要求定时更新

二、系统评价的步骤与方法

Cochrane 系统评价是目前全世界公认的最高质量的系统评价，其制作过程严谨，具有严格的反馈和完善机制，被许多国家作为卫生决策的依据。Cochrane 系统评价指的是 Cochrane 协作网内的系统评价员按照统一的工作手册（Cochrane Reviews' Handbook），在相应 Cochrane 系统评价组编辑部的指导和帮助下完成并发表在 Cochrane 图书馆的系统评价。下面以 Cochrane 系统评价制作标准为例，简述其制作步骤和方法（图 11 – 3）。

（一）确立题目并注册

提出问题是循证护理实践的第一步，其问题要遵循 PICOS 原则，使其结构化，且问题的确立应遵循实用性、必要性、科学性、创新性与可行性原则。确立题目后，将题目及研究背景告知 Cochrane 协作网系统评价小组协调员，等待专家评审及注册。

（二）制定系统评价计划书

根据题目制定系统评价计划书，主要包括系统评价的题目、背景资料、目的、文献检索方法与策略、文献纳入与排除标准、文献质量评价方法、数据提取与分析方法、参考文献等。计划书制定完成后，应交送相应系统评价小组，接受编辑组内外的同行和方法学专家的评审，并提出修改建议和意见。根据评审意见修改后再送交系统评价小组评审，直到符合发表要求为止。

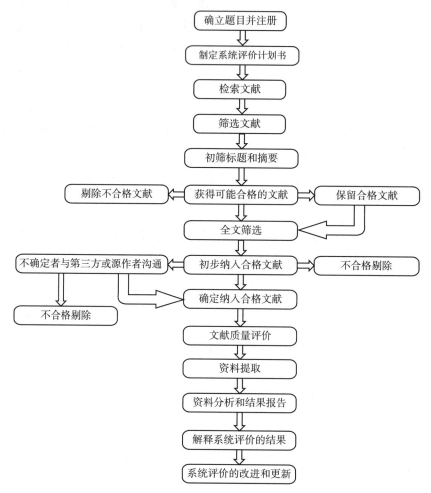

図 11-3　Cochrane 系统评价制作步骤

（三）检索文献

系统评价与传统综述的重要区别在于是否制定检索策略，进行系统的、全面的检索。Cochrane 系统评价制定者需围绕拟解决的具体问题，按计划书制定的文献检索方法与策略，系统地、全面地检索国内外数据库发表和未发表的文献。

（四）筛选文献

筛选文献可借助文献管理软件（如 Endnote、NoteExpress 等）有效管理、筛选出符合计划书中拟定的文献纳入标准的文献。文献筛选包括初筛、全文筛选以及获取更多信息 3 个基本步骤。

1. 初筛　检索出的引文信息，根据题目、摘要筛除明显不合格的文献。

2. 全文筛选　对肯定合格或可能合格的文献资料，应查找全文并逐一阅读和分析。

3. 获取更多信息　对有疑问、信息不全或有分歧的文献应先暂时保留，通过与第三名研究人员分析、探讨或与作者联系等方法获取更多的信息后再决定取舍。

（五）文献质量评价

文献质量评价目前尚无"金标准"，可采用单个条目、清单或一览表。Cochrane 系统评价的文献质量评价需采用 Cochrane 协作网的方法学家、编辑和系统评价员共同制定的"偏倚风险评估"工具（表 11-2），文献质量评价后作出"低风险""高风险""可能存在风险"的判断。文献质量由两名及以上研究人员独立进行评价，出现分歧的可由第三方或双方共同协商决定。

（六）资料提取

资料提取是对原始研究文献数据的采集或由研究者提供数据提取的过程，保证证据综合的真实性和可靠性，是系统评价的重要步骤。资料提取尚无统一的标准格式，一般通过填写自制的基本数据提取信息表实现，并将其录入系统评价管理软件（如 Review Manager、Stata）进行分析报告。基本数据信息表包括如下内容。

1. 纳入研究的基本特征 如编号、发表年份、国家、引用题录、通讯作者或第一作者及联系方式等。

2. 研究方法和可能存在的偏倚 即文献质量评价相关信息，如是否采用随机方法及盲法等。

3. 研究对象的特征 如年龄、性别、疾病、分期等人口学与临床医学特征。

4. 干预措施的特征 如具体干预方法、干预时间、干预频次及疗程等。

5. 结局指标 可分为主要结局和次要结局指标，如有效性、发生率、副反应等。

6. 研究结果 需收集样本量、分组情况、干预时间、测量指标、数据类型及统计学数据等。

（七）资料分析和结果报告

1. 资料分析 系统评价的资料分析包括定性分析与定量分析两种方式。研究者根据系统评价的研究目的与所纳入研究文献的实际情况开展资料分析工作。

（1）定性分析：主要是对所纳入研究文献基本特征进行描述性分析，如研究对象、研究设计、干预措施、文献质量等，以文字描述与表格相结合的方式共同展示纳入研究的基本情况。同时，有些纳入研究由于各种原因无法进行定量合成分析时，如纳入研究异质性过大、纳入研究数量过少等，也需要研究者采用定性分析的方法对研究结果进行报告。定性分析是定量分析前必不可少的步骤。

（2）定量分析：主要是对所纳入研究采用恰当的统计学方法进行定量合成的分析，通常可以通过 Meta 分析（Meta-analysis）实现。Meta 分析，由 Glass 于 1976 年首次命名，也称荟萃分析，是将系统评价中多个独立但同类的研究结果进行合并，汇总成量化指标的方法，可起到增大样本量及提高检验效能的作用。

2. 结果报告 系统评价的结果报告应遵循生物医学论文写作的一般要求，可从定性分析与定量分析两方面进行报告，内容包括纳入研究的基本特征、文献质量评价结果、原始研究结果、Meta 分析结果等。

（八）解释系统评价的结果

系统评价结果的解释是对系统评价制作过程中进行讨论与得出结论的过程。慎重的讨论和明确的结论有助于帮助患者、医生、护士、卫生管理者及决策者正确理解证据的含义及其与实践决策的关系。为保证讨论和结论部分的全面性和逻辑性，系统评价结果的解释应包括系统评价的论证强度、文献质量评价情况、干预措施的利弊、卫生经济学分析、不足之处、临床实践意义、推广应用性、科学价值等进行评价与总结，保证讨论的全面性与逻辑性，以及结论的明确性。

（九）系统评价的改进和更新

系统评价公开发表后需要研究者定期收集新的原始研究，遵循系统评价的原则与步骤重新进行汇总、分析、评价，及时更新和补充新的信息，使系统评价更加完善。Cochrane 系统评价每隔 2~3 年更新一次。

三、证据的分级系统

证据具有等级性，证据的分级可以帮助研究者、决策者、实践者充分并合理地利用信息，高质量的研究证据才是循证护理的核心。目前，全球尚无统一的证据分级系统，证据金字塔"6S"证据分级标准为国内外循证卫生保健领域广泛接受。以下介绍几种目前较为权威的证据分级和推荐意见系统。

（一）牛津大学循证医学中心证据分级系统

英国牛津大学循证医学中心制定的证据分级和推荐强度标准，根据证据的可靠性将其分为 5 个水平，是应用时间最长的分级系统。证据的可靠性通过研究设计、方案实施的严谨性，以及统计学方法的应用来衡量。2011 版干预性研究证据分级系统如下（表 11 - 6）。

表 11 - 6 2011 版牛津大学干预性研究证据分级系统

证据分级	病因、治疗、预防
1a	同质 RCT 的系统评价
1b	单个 RCT（置信区间窄）
1c	"全或无"证据（有治疗以前所有患者全都死亡，有治疗之后有患者能存活；或者在有治疗以前一些患者死亡，有治疗以后无患者死亡）
2a	同质队列研究的系统评价
2b	单个的队列研究（包括低质量的 RCT，如随访率 <80%）
3a	同质病例对照研究的系统评价
3b	单个病例对照研究
4	病例系列报告（包括低质量队列研究及病例对照研究）
5	基于经验、未经严格论证的专家意见

（二）JBI 证据预分级系统

JBI 根据该中心所提出的证据 FAME 结构，包括证据的可行性、适宜性、临床意义和有效性，并结合 GRADE 系统及 JBI 循证卫生保健模式制定了 JBI 证据预分级系统，该系统适用于护理学及其他卫生保健领域。2014 版有效性研究证据预分级系统如下（表 11 - 7）。

表 11 -7　JBI 2014 版有效性研究证据预分级系统

证据等级	研究设计举例	描述
Level 1	RCT/其他实验性研究	la——多项 RCT 的系统评价 lb——多项 RCT 及其他干预性研究的系统评价 lc——单项 RCT ld——准 RCT
Level 2	类实验性研究	2a——多项类实验性研究的系统评价 2b——多项类实验性与其他低质量干预研究的系统评价 2c——单项前瞻性有对照的类实验性研究 2d——前后对照、回顾性对照的类实验性研究
Level 3	观察性 - 分析性研究	3a——多项队列研究的系统评价 3b——多项队列研究与其他低质量观察性研究的系统评价 3c——单项有对照组的队列研究 3d——单项病例对照研究 3e——单项无对照组的观察性研究
Level 4	观察性描述性研究	4a——多项描述性研究的系统评价 4b——单项横断面研究 4c——病例系列研究 4d——个案研究
Level 5	专家意见、基础研究	5a——对专家意见的系统评价 5b——专家共识 5c——基础研究、单项专家意见

（三）GRADE 系统

GRADE 系统代表了研究证据分级的国际最高水平，该系统对不同级别证据的升降有明确、综合的标准，并明确承认患者价值观和意愿的作用，主要适用于制作系统评价、临床实践指南与卫生技术评估。GRADE 的推荐强度，分别从临床医生、患者与政策制定者角度作了明确的诠释，影响因素包括证据质量、结果利弊关系、患者及医务人员价值观和意愿，以及成本与资源应用情况（表 11 -8、表 11 -9）。

表 11 -8　GRADE 证据质量分级系统

推荐强度	具体描述	研究类型举例	表示方法
高/A	非常确信真实的效应值接近效应估计值	· RCT · 质量升高二级的观察性研究	≥0 分
中/B	对效应估计值有中等程度的信心：真实值有可能接近估计值，但仍存在二者大不相同的可能性	· 质量降低一级的 RCT · 质量升高一级的观察性研究	-1 分
低/C	对效应估计值的确信程度有限：真实值可能与估计值不相同	· 质量降低二级的 RCT · 观察性研究	-2 分
较低/D	对效应估计值几乎没有信心：真实值很可能与估计值大不相同	· 质量降低三级的 RCT · 质量降低一级的观察性研究 · 系列病例观察 · 个案报道	≤ -3 分

表 11 - 9 GRADE 推荐强度分级

推荐强度	具体描述
强推荐 支持使用某干预	评价者确信干预措施利大于弊
弱推荐 支持使用某干预	利弊不确定或无论质量高低的证据均显示利弊相当
弱推荐 反对使用某干预	
强推荐 反对使用某干预	评价者确信干预措施弊大于利

第四节 证据传播和临床转化

循证卫生保健作为 21 世纪的核心指导思想，旨在强调临床实践应以最新、最佳证据为基础，但临床实践者甚至一些机构方都没有及时地更新知识，研究结果并未及时转化为实践行动，导致证据与实践之间存在着巨大的鸿沟，而高效的证据传播与临床转化是弥合二者差距的重要环节。本节主要介绍证据传播、证据临床转化两方面内容。

一、证据传播

证据传播（evidence transfer）指的是通过发布临床实践指南、最佳实践信息手册等形式，由专业期刊、专业网站、教育和培训等媒介将证据传递到护理系统、护理管理者与护理实践者中。但是，证据的传播不仅仅是简单的证据与信息的发布，而是通过周密的规划，明确目标人群（如临床医护人员、管理者、政策制定者和患者等），而后设计专门的途径，精心组织证据和信息传播的内容、形式，以及传播途径，以容易理解、接受的方式将证据和信息传递给临床医护人员，并应用于临床决策实践过程中。证据传播步骤主要包括：①标注证据等级或推荐意见。②将证据资源组织成易于传播并利于临床专业人员理解与应用的形式。③详细了解目标人群对证据的需求。④以最经济的方式传递证据和信息。

目前，CPG 和集束化照护方案是对临床实践决策最有影响力，而且最适合临床医护人员借鉴的证据资源。CPG 由多学科合作的专家针对某特定临床情境，将各系统评价结论和其他证据总结资源进行汇总，构建出能够具体指导临床医护人员制定恰当的流程或规范，形成科学有效的评估、诊断、计划、实施、评价等决策的推荐意见。CPG 可帮助临床医护人员作出恰当的决策，为患者提供最佳医疗护理保健服务。集束化照护方案，是解决特定情境问题的一系列相互关联的证据汇集，比 CPG 更具有针对性，涉及的范围更具体，可操作性更强。

二、证据临床转化

证据临床转化是一个系统与复杂的临床实践变革的过程，极具挑战性，涉及利益相关人群的合作与互动。在整个证据临床转化过程中，需分析具体的临床情境，选择最佳的证据，采取适宜的综合策略，将最佳证据系统化、流程化、工具化地引入临床实践中，且各个环节都涉及持续质量改进的问题。

（一）证据临床转化模式

证据向临床的转化应该以概念框架或理论模式为指导，常见的有 JBI 循证卫生保健模式、渥太华研究应用模式、知识转化模式、卫生服务领域研究成果应用的行动促进框架、Stetler 循证实践模式、循证实践变革模式。我国证据临床转化模式（evidence clinical translation model, ECT Model）是由复旦大学循证护理中心团队提出的，该模式以"基于证据，团队协作，项目管理，持续改进"为核心，突出证据转化的起点是科学证据，强调证据临床转化的关键是建立多学科协作团队，提出实现证据临床转化的方式是开展项目管理，注重证据临床转化的渠道是开展持续的质量改进（图 11-4）。

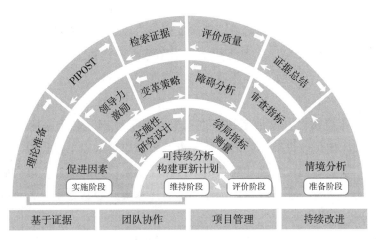

图 11-4 证据临床转化模式

（二）证据临床转化的步骤

1. 准备阶段

（1）正确理解循证实践的核心概念和理论模式：循证实践是审慎地、明确地、明智地将科研结论与临床情境、专业判断、患者意愿和偏好相结合，并作出临床决策的过程。通过多种方式培训临床医护人员明确循证实践的核心要素，明确证据的等级性、情境关联性、多元性与时效性，深刻领悟循证实践的内涵。证据临床转化是一个复杂、系统的过程，涉及人、财、物等资源的协调和多因素交互影响，往往需要循证医学及知识转化的概念模式和理论框架作为指导。因此，临床医护人员应在证据转化前深入学习循证医学与知识转化相关概念模式。

（2）明确循证实践问题并将其结构化：证据临床转化应有明确的临床问题，需将其结构化，明确证据转化的关键要素，以保证检索证据资源的准确性。采用 PIPOST-D 的方式将临床问题结构化：①P（population）指证据转化与临床应用的目标人群。②I（intervention）指干预措施。③P（professional）指证据转化过程涉及的多学科相关专业人员。④O（outcome）指证据转化所期待产生变化的结局指标（包括系统层面、实践者层面、患者层面等）。⑤S（setting）指对证据应用场所的情境分析和与证据之间的差距分析。⑥T（type of evidence）指证据类型。证据的转化倾向于采纳高质量、整合性的二次研究证据（如 CPG、系统评价、证据总结等）。⑦D（design）指证据转化研究的设计。

（3）检索证据资源：证据来源于各类专业数据库和专业协会或组织网站，根据证据的"6S"金字塔模型，从上层开始检索证据资源，充分利用临床实践指南、系统评价、证据总结、专家共识等资源。

（4）评价证据质量：根据不同证据资源形式，对所纳入文献进行质量评价，以保证证据的真实性、有效性。证据的质量评价是证据转化的关键性环节，应对临床医护人员开展培训，使其掌握评价的原则与方法。

（5）形成证据总结：证据总结是对卫生保健干预、活动相关证据的提炼，与系统评价一样，其构建依据标准化的方法，以保证其质量和可靠性。但因证据总结来源可靠、高度提炼、简洁明了、可读性强、表现形式和传播方式灵活，尤其适合于证据临床转化前的证据资源准备。

（6）评估证据的可用性：通过情境分析，针对证据对机构的实践现况开展差距分析，确保证据应用当地情境的适宜性。情境因素是证据能否成功转化应考虑的关键因素之一，了解当地的地理位置、社会文化、专业等级、组织结构、资源配置、目标人群、经济学等因素，以便明确当前情境下开展证据临床转化的可行性与适宜性。

2. 实施阶段

（1）构建质量审查指标并开展基线审查：根据科学证据，制定临床质量审查指标，以决定最佳实践及临床质量改进要达到的目标。审查指标应具备以下三点要求：依据证据、简洁明了、可测量。审查指标应尽量涵盖结构、过程及结果层面的内容，以全面评价临床实践现状及最佳实践实施状况。在实践现场选择一定的样本量开展基线审查，可明确变革前质量现况及存在的问题。

（2）分析障碍因素：证据临床转化是一项系统变革过程，变革过程中必然会遇到各种阻力，因为变革可能会导致原有的工作模式被打破、工作流程需要重构、利益相关人群的习惯被改变等。因此，可从系统层面、实践者层面、患者或照顾者层面，采用鱼骨图分析、SWOT分析等方法，对证据应用过程中可能遇到的障碍性因素进行分析。

（3）构建变革策略：应用变革理论，充分考虑人、财、物、时间、空间等各信息层面的资源，规划有效的多元化变革策略和行动方案。①组织层面：可构建自上而下的支持体系，为证据临床转化提供良好的顶层设计。②实践者层面：可优化操作规范，提供教育培训与技能指导等，促进专业知识提升与行为态度转变。③患者或照护者层面：鼓励患者或照顾者参与，提供多种形式的健康指导，制作生动、多样化的教育资料，提供支持性工具等，提高患者依从性，改善患者结局。

（4）通过领导力促进变革：领导力是促进变革的关键要素，往往通过激励多学科合作团队、构建合作的组织氛围、组织证据解读、通过项目引导进行流程优化和工具完善，同时适时进行人力资源配置与岗位职责调整、强化培训、制作健康教育材料、外请督导、制定激励措施等方式激发和推进变革。

（5）分析证据临床转化过程中的促进因素和促进者角色：促进因素是促使组织中的个人、小组或团队有效地工作，达到共同目标的因素。"促进"是通过促进者的领导力，帮助个人和团队对如何应用被引入的新知识来改善其行为进行创造性的思考。可有3种类型的促进者，即新手型促进者、经验型促进者及专家型促进者。不同类型的促进者角色可能会存在相互之间的部分重叠或替代。

3. 评价阶段

（1）实施性研究的设计：实施性研究是以促进基于证据的干预措施向临床实践转化为目的，该过程面临的障碍性因素可来自干预措施本身、研究设计、实践环境等。因此，为了减少研究设计的障碍因素对研究结果的负面影响，在实施性研究中应采用严谨的研究设计，考虑多重影响因素的作用。

（2）结局指标的构建与测量：证据转化后应进行效果评价，以了解证据引入对组织及利益相关群体的影响。因此，应制定护理敏感性指标，从结构、过程及结果层面全面评价证据应用对系统层面、实践者层面、患者或照顾者层面的影响。

4. 维持阶段　在维持阶段应开展项目可持续性分析和策略构建。通过制订与更新计划，确保证据及推荐建议被采纳和应用，并整合到实践系统中，促进变革程序化及常规化，并对证据、采纳者和系统进行持续的评估，对变革中出现的问题积极响应，及时调整。

本章小结

思考题

1. 循证护理的基本要素有哪些？
2. 如何将临床护理问题进行循证护理问题的转化？
3. Cochrane 系统评价制作步骤是什么？

更多练习

（张丽娟）

第十二章　护理科研项目管理

教学课件

学习目标

1. 素质目标

在护理科研项目管理过程中具备严谨求实的态度和尊重科学的素养；在护理科研项目管理过程中具备独立思考、分析问题，并作出合理决策的能力；在护理科研项目管理过程中具备团队合作能力；在护理科研经费管理中严守财务制度，专款专用；深刻理解护理科研成果转化对促进护理学科发展的重要意义。

2. 知识目标

（1）掌握：护理科研计划管理的内容，护理科研资料总结的内容。

（2）熟悉：护理科研成果奖励类别、护理科研成果转化的基本内容。

（3）了解：护理科研项目类型、项目来源，我国重要的科研基金项目的概况，护理科研档案的分类。

3. 能力目标

能运用护理科研成果管理的理论知识，撰写结题报告；根据科研经费核算制度，能编制项目经费预算。

案例

【案例导入】

为了提高新入职护士在医疗机构中的专业能力，确保他们能够独立、规范地为患者提供高质量的护理服务，王老师提出"基于岗位胜任力构建新护士评价指标体系"的科研项目，接下来需要申报与实施项目。

【请思考】

1. 对该项目进行科研计划管理的具体步骤有哪些？

2. 可以通过哪些形式与途径转化该项目的研究成果？

【案例分析】

科学研究是一个非常复杂的过程，需要投入大量的财力、物力和人力，需要不同领域、不同部门的通力合作，以保证科学研究项目的顺利进行。由于科学研究项目的申报、审批、立题、结题等工作都具有较强的复杂性、专业性和目的性，因此，科学研究项目的管理工作在整个科学研究过程中发挥着举足轻重的作用，同时也是确保科学研究工作可以顺利推进的关键因素。

随着护理学科的持续发展，护理科研项目数量逐年增加。为确保护理科研工作有序开展，促进护理科研成果的有效转化，以及为专业人才培养提供有力支撑，采取科学、严谨且高效的管理策略显得尤为关键。

第一节　护理科研项目管理概述

一、基本概念

（一）科研课题与科研项目

科研课题（study）指的是为了解决相对独立且单一或者某一特定的科学技术问题而进行的科研活动。

科研项目（research project）指的是有目的、有系统、有计划地解决一系列独特的、相互关联且较为复杂的科学技术问题而进行的系列科研活动。

科研课题以研究周期较短、研究规模小但目标明确为特点，而科研项目则以研究周期较长、研究规模大且具有综合性较强的明确目标为特点，科研项目常常需要多学科合作。多个科研课题经过有机组合可以形成一个完整的科研项目。

（二）护理科研课题与护理科研项目

护理科研课题指的是为了解决护理学领域中（如护理管理、护理教育、临床护理等）某一特定的研究问题或现象而进行的科研活动。

护理科研项目（nursing research project）指的是为了解决护理学领域中某一科学技术问题而进行的系列科研活动，其中包含研究目的、研究意义、国内外研究现况、研究内容，以及具体实施步骤等。若干个具体的护理科研课题可以组成一个完整的护理科研项目。

（三）护理科研项目管理

护理科研项目管理（nursing research project management）指的是有组织、有计划地对护理学领域内的科研项目进行管理的过程，包括立项申请、立项论证、组织实施、检查评估、成果申报、归档等步骤。

科研项目管理的目的是确保科研项目可以按计划实施并顺利完成。护理科研项目管理包括护理科研项目的计划管理、经费管理、成果管理及档案管理等。

二、护理科研项目的分类

为了提高科研项目的管理效率，保证科研活动可以顺利实施，针对不同类型的科研项目采取不同的管理办法。

（一）按项目类型进行分类

1. 护理学基础研究　基础研究指的是认识自然现象，探索自然规律，从而获得新方法、新知识和新原理的研究。护理学基础研究指的是揭示护理现象及其规律的研究。研究结果应对护理理论的构建、发展和完善起到推动作用。

2. 护理学应用研究　应用研究指的是为改进相关技术或解决具体的实际问题而进行的研究。护理学应用研究指的是为解决护理学领域中特定的实践问题而进行的研究。研究结果常作为护理学领域中技术革新的基础或雏形，成为新的发明，为推动护理学发展起到重要作用。

3. 护理学开发研究　开发研究指的是将基础研究和应用研究中的研究成果，转化为新的产品、材料和装置，建立新的工艺、系统和服务，以及对生产和建立的上述各项做实质性改进而进行的研究。护理学开发研究以推广、应用新技术、新产品为主。

护理学基础研究主要关注护理领域的理论和知识的发展，护理学应用研究主要关注理论到实践的转化，而护理学开发研究主要关注推广、应用新技术、新产品，三者的主要区别在于前两者以直接产生社会效益为主，第三者以直接产生经济效益为主，三者相互依赖，共同推进护理学科的发展。

4. 护理软科学研究　指的是将软科学理论、方法和技术应用于护理学领域，对护理工作中的问题进行系统性的研究并制定出新方案。研究成果多为科学论著、咨询报告等。

（二）按项目业务性质进行分类

1. 临床护理研究　也称护理专业技术技能研究，指的是对护理专业自身发展相关问题的研究，如护理程序、护理措施、护理技术、新仪器的使用等。

2. 护理管理研究　指的是关于护理管理方法、理论和实践的系统性研究，如护理质量控制、护理人事管理、护理行政管理等。

3. 护理教育研究　指的是护理教育体系、教育教学方法、教育对象、课程设置及评价指标等相关方面的研究。护理教育研究的主要目的是完善护理教育制度和体系、提高护理教育质量、培养实用型护理人才，使其更有效地应对现代医疗护理的挑战，以及满足临床护理需求，进而加速推进护理专业整体进步。

4. 护理学历史研究　指的是对护理学起源、变化及其发展方向的研究。

5. 护理理论研究　指的是对护理哲理、各种护理模式及理论进行的研究。

（三）按项目来源进行分类

1. 国家科技计划项目　指的是由国家、政府及其下属职能部门规划的自然科学、社会科学等研究项目，以突破关键核心技术、推动经济社会发展、提升国家科技创新能力等研究项目为主，包括国家自然科学基金项目、国家科技重大专项项目、国家重点研发计划项目、技术创新引导专项（基金）项目、基地和人才专项项目等 5 类。

2. 部委级科研项目　指的是由国家部委或地方政府部门设立的科研项目，以相关领域的科技创新和发展为主，包括国家卫生健康委员会、教育部、国家中医药管理局等部委下达或资助的项目。

3. 省科技厅、卫生健康委员会、教育厅及市科学技术委员会等市、厅、局级下达或资助的研究项目　指的是由省级或市级科技、卫生、教育等部门设立的科研项目，以支持本地区或本部门的科技创新和发展为主，如省自然科学基金项目、省社会科学基金项目等。

4. 横向协作项目　指的是由不同机构或单位之间共同开展的科研项目，充分利用各机构或单位的优势进行资源共享，提高研究效率和创新能力，共同攻克科研难题，如相关企事业单位、社会团体、医药公司等资助的科研项目。

5. 院、校级立项项目　指的是由各医院、研究所、高校等机构自行设立的科学研究项目，以鼓励支持护士、研究员、教师等开展相关科学研究，促进人才培养和学术交流为主。

6. 其他研究项目　如社会名流设立的基金等。例如，心脏病基金会、癌症研究基金会、美国中华医学基金会项目、霍英东教育基金会基金项目等。

三、我国重要的科研基金项目简介

（一）国家自然科学基金项目

国家自然科学基金项目是由国家自然科学基金委员会（National Natural Science Foundation of China，NSFC）资助的科研项目，主要支持基础研究以及一部分应用研究，该基金成立于1986年，是我国重要的基础科学研究资金来源之一，对推动我国科学技术的发展起到了极其重要的作用，主要包括面上项目、重点项目、重大项目、青年科学基金项目和国家杰出青年科学基金几种类型。

1. 面上项目　也称一般项目，包含3个亚类，分别是自由申请、青年科学基金和地区科学基金，主要支持基础研究领域中具有创新性、前沿性和重要科学意义的研究课题，是基金委资助最广泛、数量最多的项目类型。

2. 重点项目　重点项目主要针对国家重大需求，支持在某一研究方向或关键科学问题上进行突破性研究的项目。重点项目通常规模较大，资助金额也相对较高，要求项目具有明确的目标和较高的科学价值。

3. 重大项目　重大项目主要针对国家科技重大专项和重大需求，支持在基础研究领域中具有战略意义的科学问题。重大项目资助规模更大，对科研团队的要求也更高，通常需要跨学科合作。

4. 青年科学基金项目　青年科学基金项目专门支持青年科学家开展基础研究，这类项目主要目的是培养青年才俊，鼓励他们在基础研究领域取得突破性成果，作出创新性贡献。

5. 国家杰出青年科学基金　简称"杰青基金"，是NSFC设立的最高层次人才项目，主要目的是支持在基础研究领域已取得突出成就的杰出青年学者，为他们提供更大的研究自由度和更充足的资金支持，推动他们在科学研究中取得更大进展。

（二）国家社会科学基金项目

国家社会科学基金，简称国家社科基金，由全国哲学社会科学工作办公室负责管理，于1986年经国务院批准设立，以推动社会科学领域的研究，提高社会科学研究的质量和水平，培养社会科学人才，促进社会科学的繁荣发展为主。

国家社科基金设有马克思主义·科学社会主义、党史·党建、哲学、政治学、理论经济、应用经济学、社会学、法学、中国历史、世界历史、国际问题研究、民族问题研究、中国文学、外国文学、考古学、宗教学、语言学、新闻学与传播学、人口学、图书馆·情报与文献学、统计学、管理学、体育学23个学科规划评审小组及军事学、教育学、艺术学3个单列学科。同时国家社科基金还注重扶植青年社科研究工作者和边远、民族地区的社会科学研究。

1. 重大项目　主要针对国家重大战略需求，关注国家经济社会发展的全局性、战略性问题。重大项目往往需要跨学科、跨领域的研究团队共同合作，以期达到突破性的研究成果。

2. 年度项目　包括重点项目和一般项目。①重点项目：关注的是社会科学领域中的重要理论和实践问题，通过深入研究，对特定领域的科学问题提出创新性的解决方案，推动学科发展。②一般项目：主要是对于特定学科领域具有一定研究价值，能够促进学科建设和学术创新，但规模和影响力相对较小的研究项目。

3. 青年项目　专门针对35周岁以下，对不具有副高及以上专业技术职称（职务）或者博士学位的青年学者，申请人在申请青年项目时必须有两名具有正高级专业技术职称（职务）的专家进行书面推荐。青年项目主要培养和支持青年工作者在社会科学领域的成长，鼓励他们围绕社会科学前沿问题开展创新性研究。

4. 西部项目　专门支持推进西部地区经济持续健康发展、社会和谐稳定，维护祖国统一、促进民族团结，弘扬民族优秀文化、保护民间文化遗产等方面的重要课题研究，其主要目的是支持西部地区的社会科学研究，促进西部地区社会科学的发展，缩小东西部地区在社会科学研究方面的差距。

5. 后期资助项目　主要针对已基本完成但尚未出版的优秀学术成果进行后续资助，支持项目成果的深化研究、转化应用和推广普及，这类项目充分利用已有的研究成果，提升研究的深度和广度，加强学术交流和成果转化。

6. 特别委托项目　是国家社科基金的一种较为特殊的项目类型，主要针对国家的重大战略需求，由相关政府部门或机构特别委托，并由国家社会科学基金管理办公室负责实施的研究项目，这类项目通常聚焦于当前国家面临的重要理论和实践问题，旨在通过高水平的学术研究为国家决策提供理论支持和政策建议。

7. 中华学术外译项目　资助翻译出版体现中国哲学、社会科学研究水平较高、有利于扩大中华文化和中国学术国际影响力的成果，该项目是中国对外文化交流以及学术国际化战略的一部分，通过这种方式，我国学者的研究成果能够被更多国际读者理解和认可，从而提升中国学术的国际影响力。

（三）美国中华医学基金会项目

美国中华医学基金会（China Medical Board，CMB）成立于1914年，是一家独立的美国基金会，同时也是一个致力促进美国和中国在医学和健康领域合作与交流的非营利组织，通过资助研究、教育项目和交流活动，支持两国在医学科学、公共卫生和相关领域的合作。CMB秉承精诚合作的精神、立足卫生公益事业的战略前沿，致力专业教育、政策研究、全球卫生等领域的创新能力建设，资助中美科研团队在重要医学领域的合作研究，如癌症、心血管疾病、神经科学等；组织和支持学术交流活动，如研讨会、会议和工作坊等，促进两国医学专家的知识和经验交流；提供教育奖学金给优秀的医学生和年轻医学专家，支持他们在对方国家进行学习和研究；支持旨在提高疾病防控能力和公众健康意识的项目，如抗烟草使用、慢性病管理等。

CMB 资助的范围非常广泛，涉及外事、人员培训、公共卫生、医疗、护理、科研、教学、继续教育、图书馆和网络建设等，会优先资助有能力成为本国最优秀、最先进的医、教、研机构。在中国，CMB 主要开展卫生政策与体系科学和卫生专业人员教育工作。卫生政策与体系科学，通过提高科研水平来指导卫生政策和体系的运营；卫生专业人员教育，通过与其他机构合作，促进临床医学、公共卫生和护理学科的教学和体制设置方面的创新。

CMB 的项目为卫生政策科学青年学者公开竞标项目。该项目接受符合申请资格院校的学者在卫生政策科学领域的研究课题申报，重点支持探索及改善中国卫生体系质量和公平性的研究。项目资助额度为 40 000 ~ 80 000 美元，项目周期为 2 ~ 5 年。申请人无年龄和资质要求，鼓励青年学者参与竞标。申请人需来自国内院校，也可与海外学者组成团队。

CMB 主要资助中国的 13 所医学类院校：北京协和医学院、北京大学医学部、复旦大学上海医学院、四川大学华西医学中心、中南大学湘雅医学院、中山大学中山医学院、西安交通大学医学院、浙江大学医学院、哈尔滨医科大学、中国医科大学、宁夏医科大学、九江学院医学院、西藏大学医学院。

四、护理科研项目的组织领导

一个完善的科研管理组织机构可以实现科研的高效管理，有效地组织领导不仅能够提高研究质量，还能促进团队合作，加快成果转化。护理科研的管理组织机构，一般由护理科研学术委员会和课题组两级构成。

（一）护理科研学术委员会

护理科研学术委员会的成员通常由一组护理专家组成，他们具有丰富的护理科研经验、专业的知识和技能、严谨的科学态度、良好的沟通能力和团队合作精神。委员会主要负责护理科研管理的论证、评估、预测、监督和指导等工作，以保证护理科研项目的质量、提高研究效率、促进学术交流，其主要任务包括以下几个方面。

1. 拟订和评议护理科研工作发展规划及年度计划，及时发布科研项目申报指南，确保护理科研工作符合国家卫生健康发展的需要，同时促进护理学科的创新与进步。

2. 对提交的科研项目申请进行严格审查，包括研究设计、研究内容、伦理审查、项目预算等方面，选择具有创新性和研究价值的项目予以支持。

3. 定期跟踪项目进展，并对项目实施情况进行监督，确保项目按照计划进行，并及时解决项目实施过程中遇到的问题。

4. 组织学术会议、研讨会等活动，促进护理科研领域的学术交流，鼓励项目团队与国内外其他研究机构进行交流、合作，提升护理学科的国际影响力。

5. 注重护理科研人才的培养，提供科研方法、学术论文写作等方面的培训和指导，提高护理人员的科研能力和学术水平。

6. 推动优秀科研成果的转化和应用，提高护理服务的质量和效率。

（二）课题组

开展科研项目的最基本执行单元是课题组，课题组实行课题主持人负责制，由主持人和若干成员组成。主持人是课题设计与实施的主要组织者和参与者，负责整个科研课题的指导、规划和管理工作，在课题实施过程中的主要职责如下。

1. 组织精干的研究团队。

2. 组织编写课题计划任务书。

3. 根据课题任务实施具体分工，明确各个成员的工作职责，同时设定并强调工作质量标准，以减少重复性劳动，提高效率。

4. 编制研究经费预算，并根据预算合理分配和使用经费。

5. 定期汇报课题研究进度和实施情况。

6. 当课题研究过程中出现重大问题时，及时向科研管理部门汇报，寻求指导意见。

7. 资料整理归档，总结上报研究结果材料。

8. 对课题组进行工作小结，并提出奖惩。

9. 课题研究工作完成后，负责向科研主管部门递交结题申请和结题报告。

10. 课题结题后，应用和推广研究成果。

 知识拓展

科研项目管理系统简介

科研项目管理系统（research project management system，RPMS）是一种专门用于管理科研项目的软件系统，通过信息化手段，实现科研项目全生命周期的管理。RPMS 通过统一的数据模型，为科研主管部门、项目管理部门、课题负责人和参与人员提供全面的项目信息视图，其优势在于提高管理效率、规范管理流程、加强过程控制、促进资源共享、支持决策分析，使主管部门能够更有效地分配资源，确保项目顺利执行并跟踪成果，从而提升科研院所的科研能力和效率。

第二节　护理科研计划管理

科研计划（scientific research plan）指的是为了达到预定的科学研究目标而制定的详细方案，包含研究的各个环节，可以帮助研究人员高效、有序地开展研究工作，提高研究效率和成功率。科研计划管理指的是按照既定的科研计划来组织的科研管理活动。

一、科研计划的基本内容

（一）综合协调计划

1. 参研人员的计划　根据本单位的专业和专业水平情况，明确参与科研项目的团队组成，明确参研人员需要进行的培训等，保证课题的高效开展。

2. 科研经费的计划　明确科研经费的来源并根据国家科研经费的管理要求，制定完善的经费管理制度，确保规范且高效地利用经费。

3. 研究设备的计划　明确科研项目所需的设备并制订设备采购计划，保证研究的顺利进行。

（二）研究项目本身的技术和进度计划

根据本单位的基础条件编制科研计划，如本单位的人员配置、经费预算和仪器设备等，并根据研究项目划分为不同的研究阶段，为每个研究阶段设定时间节点，建立进度控制机制，确保科研任务按计划实施和完成。

二、编制科研计划的原则

1. 坚持科学技术与经济、社会协调发展。
2. 要从全局出发，突出重点。
3. 要有发展的观点，长远和当前相统一。
4. 要适应科学发展的需要，加强科学技术协作研究。
5. 处理好科研规划与科研计划的关系。

三、科研计划管理的流程

（一）申报

科研单位在接收到申报通知之后，应根据自身情况进行调研，组织相关科研人员积极参与，并提出针对性意见和可行性建议方案，优化计划期间的科研目标；结合专业优势和科研实力，根据科研目标和控制指标，最终确定符合目标和条件的研究课题；严格按照申报要求填写申报书，对申报书的理论依据、研究目标和内容、研究方案、技术路线等进行全面评议；呈报上级领导机关；经上级机关审批，最终获准立项并启动计划实施。

（二）实施

1. 项目确立后应尽快制订研究计划并迅速启动实施。护理科研项目实行课题主持人负责制，允许跨课题组成员协作。跨项目组的科研课题可通过双向选择、自由组合的方式进行。

2. 主持人全面负责课题，并拥有管理权，主持人负责课题的进度、经费、物资、人员、奖金和绩效分配等。完成任务后，接受单位和管理部门的检查和考核。结合单位工作开展的课题，主持人的工作需事先取得领导同意。

3. 相关管理部门负责对课题执行进行年度检查和考核，课题组应按照要求，定期向相关管理部门汇报阶段性研究进展、工作进程和评价等情况。

4. 研究工作应保持稳定。护理科研课题确定的研究内容、进度计划、课题组成员和经费预算等，未经批准不得变更。特殊情况需上报相关管理部门审批并备案。

5. 研究过程中形成的资料不得短缺、遗失或私自持有且未经许可不得随意摘抄或发表。

6. 实验记录应及时、准确、真实、完整。记录内容包括：实验名称、方案、人员、时间、材料、环境、方法、步骤、过程、结果和数据变化。每项实验结束后，需进行数据处理和分析，并撰写文字小结。

7. 当有研究人员调离工作时，应将全部实验记录资料、归档材料和文献卡片等上交项目组/课题组。相关负责人签字确认后，方可办理调离手续。

8. 实验设计、操作过程、研究内容、实验结果和数据等记录本、其他记录资料，以及相关材料均为单位所有，各课题组仅可使用。当研究人员离职后仍需复印资料时，要经单位许可。

9. 研究结束后，主持人应撰写总结报告及论文，并上报相关管理部门。此外，主持人还需整理所有项目资料并归档。

10. 若因客观原因导致科研课题无法按时完成，主持人需写明拖延理由并上报管理部门。经论证，有继续研究价值的项目须在下一年度完成；无继续研究价值的项目，主持人需提交终止原因报告，经批准后，做好技术资料清理、仪器试剂清点和移交，剩余经费收回。未做好善后工作的主持人不得再承担新课题。无正当理由不按计划完成课题的主持人，将被取消再次承担课题的资格。

（三）结题及审核

项目/课题完成后，主持人提出验收申请并递交结题报告，需认真填写研究报告、研究工作总结、研究成果目录、论著出版或论文发表情况、经费决算等内容。经科研主管部门审查、验收并签署意见后，由单位统一上报下达项目计划主管部门。

四、科研计划管理的内容

（一）组织实施计划

科研计划是计划管理工作的首要环节，其顺利实施需要开展大量的组织协调工作，将计划任务落实到各单位课题组或课题负责人，确保计划目标与科研活动有效衔接，通过科研合同制的管理方式，可以保证科研工作有序进行。

（二）统筹安排

项目申报、组织与实施实行三级负责制，由科研部门组织相关科室、部门积极支持与配合。项目负责人全面把控研究工作的进度和质量，科研部门负责人则根据科研计划书追踪项目进展，协助解决研究工作中出现的问题。对于具有创新或重大发现的研究结果，科研部门应引导项目负责人发表高水平论文或申请专利等。

（三）过程管理

参加研究的人员应当固定，并注意操作细节，尽量利用客观指标。科研工作是一项以实事求是为基本原则的工作，科研人员必须有严谨求实的工作态度，需正确、客观地反映实际情况，切忌主观臆断。科研需要团队协作，因此，在研究的过程中遇到问题应相互讨论、查阅资料，以虚心好学的精神不断改进实验方法并详细记录观察到的现象和实验结果。在研究过程中，不能盲目地附和他人的判断，应有独立思考的能力，时时总结自己的收获并加以记录，形成阶段性总结。保存所有的原始资料，以备最后分析与总结使用。

（四）检查反馈

科研计划检查是科研计划管理工作中的重要环节。检查的目的在于全面了解研究情况，及时发现问题并解决，以确保研究计划目标的实现。检查内容主要包括：按照计划进度时间对课题进行检查；及时监控科研经费的到账和使用情况；科研计划管理部门应认真分析检查情况，及时反馈，对存在的问题提出解决建议和措施。这些步骤对于保障科研计划的顺利实施至关重要。

（五）组织考核

计划管理部门在科研计划的实施过程中扮演着重要的角色，需要严格做好考核工作，对计划的实施情况进行全面总结，以确保科研计划中阶段性目标的实现。通过全面的考核和总结，可以及时发现问题并采取有效措施，确保科研计划的顺利实施。计划管理部门的工作至关重要，对科研计划的成功实施起着决定性的作用。

第三节　护理科研经费管理

科研经费泛指各种用于发展科学技术事业而支出的费用。科研经费管理指的是科研单位在经费使用活动中一切管理工作的总称。

一、经费来源

科研经费的来源有很多种。首先，可以通过向国家计划内的重大科技项目投标，承包后签订合同取得经费。其次，可以向各种科学基金会申请科学基金。此外，还可以通过科研成果转让和技术服务、科技咨询和科技专利，以及单位承担委托的科研课题来获取经费。最后，还可以获得国际基金、国际科技与卫生组织、国外机构、团体或个人资助的科研项目或课题来获得经费。这些途径为科研经费的获取提供了多样化的选择。

二、科研经费核算制度

科研经费核算是科研经费管理工作中不可或缺的重要环节。科研主管部门应当明确经济管理责任制，以保证科研经费预算的合理性和使用的合理性，并达到科研经费预算与支出的精准化。科研经费核算包括课题申请时的经费预算、获批后的经费核算和结题时的经费决算。在科研经费核算过程中，需建立课题经费使用卡并实行内部核算制度。

（一）经费预算

科研项目在申请的过程中，需要编制经费预算，该预算包括整个研究所需经费的总预算和分年（期）拨款计划等内容。主要支出范围包括仪器设备费、材料费、测试化验加工费、燃料动力费、差旅费、会议费、国际合作与交流费、出版/文献/信息传播/知识产权事务费，以及劳务费和专家咨询费等。负责人在申请时需要根据研究所需条件，提出经费总额及详细开支预算。对每一项支出的内容，都应注明主要用途、具体金额及计算依据等。科研经费的预算编制对于项目的顺利进行至关重要，需要严谨细致地进行规划和说明。

（二）经费核算，实行专款专用

项目承担单位或主持部门对科研项目的经费核算必须定期进行，贯穿于项目开始到结束的全过程；获批的经费核算是控制经费开支的基本款项，为了发挥课题组的积极作用，应按课题分别建立经费使用卡，以便课题负责人及课题组随时掌握各项科研经费支出情况。在科研活动中，经费核算要专人负责，明确经济责任；对科研经费要专款专用，专项管理，不得挪用。对不同来源的科研项目经费应分别核算，以保证科研活动按计划进行，又可避免经费结算时造成困难。

（三）经费决算

科研项目结题时，经费决算是必不可少的一个环节。经费决算的目的在于审查科研经费的执行情况，是否遵循批准的预算开支及科研课题结余经费情况。课题组需要根据收支账目逐项计算，填写经费决算报表，并经财务部门审核批准后方为有效。科研管理人员应将决算视为财务纪律的检查过程，并总结经费管理经验，以提高经费使用效率。

三、科研经费管理的原则

（一）坚持专款专用、独立核算原则

项目经费应该纳入财务统一管理，单列户头，单独核算，确保专款专用。同时，建立专项经费管理和使用的追踪问效制度，以防止经费被挪作他用，或者用于预算编制外的其他支出。这样的举措可以有效地保障项目经费的合理使用，确保资金的安全和透明度。

（二）坚持拨款与计划管理和项目进度相结合的原则

在科研经费管理过程中，既要遵循原有的经费使用要求和阶段计划，同时也要根据项目的实际进展情况进行适时调整。这样才能确保经费的合理利用，最大限度地推动科研项目的进展和成果研发。因此，科研经费管理需要综合考虑项目的长期规划和实际需求，要有对经费使用进行灵活调整的能力。这样才能更好地保证科研项目的顺利进行和取得成功。

（三）项目负责人负责制原则

作为项目负责人，对科研经费使用的合理性和合法性负有责任。科研经费的使用应当符合相关法律法规和政策规定，合理使用科研经费，确保科研经费用于科学研究和项目实施。项目负责人应当严格按照科研经费使用规定，做到公开透明、合理高效地使用科研经费，维护科研经费的安全和稳定。同时，项目负责人应当建立健全科研经费管理制度，加强科研经费使用监督和审计，确保科研经费的有效利用，保障科研项目的顺利进行。只有这样，才能更好地推动科研工作的开展，促进科研成果的取得，为科技创新和社会发展作出更大的贡献。

（四）监督审核原则

为了确保科研经费的合理使用，必须建立严格的监督和检查制度。这包括财务监督和定期的使用情况检查。同时，主管部门也应该定期进行自查，并根据科研项目情况进行中期评估检查。这些评估和检查结果将成为调整科研经费预算拨款安排的重要依据。

（五）责权统一原则

科研经费的管理和使用必须严格遵守国家各级财务部门的政策法规。审批人员应严格把关，并承担相应的责任。

四、科研经费管理中应注意的问题

（一）科研预算需规范，经费执行需严格

项目经费预算是科研项目执行、决算、监督和审计的基础。它具有很强的约束力，必须严格按照《项目管理办法》《财务管理办法》和《经费管理办法》的要求进行编制。项目经费的使用必须严格按照预算核定的用途、范围和标准进行，同时要实事求是、勤俭节约、精打细算。最后，还要及时、准确地做好科研经费使用报表，为管理部门提供依据进行监管。

（二）要正确处理科研管理职能部门和财务部门的关系

科研工作是一个复杂而庞大的系统，需要科研职能部门和财务部门通力合作，遵循科研规律和经济规律进行经费管理。特别需要重视财务管理部门人员的参与和积极性，让他们参与重大决策，做好课题经费核算，将经费核算和经济责任制有机结合起来。

第四节　护理科研成果管理

护理科研成果指的是护理科研人员对某一科学技术问题，通过调查分析、探索观察、试验研究和辩证思维活动，所取得的具有一定学术意义或实用价值的创造性结果。护理科研成果管理包括科研资料的总结、科研成果鉴定、科研成果登记、科研成果奖励申报以及科研成果转化等。

一、科研资料的总结

课题组需完整保存原始资料，并于研究中期或最终阶段进行系统化整理，以便进行统计分析，通过分析阐明研究意义和价值，无论结果成功与否，均需撰写学术报告或论文。

结题报告是科研项目的重要档案材料，也是结题审查的主要依据，以及绩效评价的主要基础。项目负责人在结题前应认真阅读项目管理办法和科研项目管理相关规定的要求。在科研项目结束后，必须实事求是地撰写结题报告并提供必要的附件材料，以确保填报内容真实、数据准确。报告中不得涉及国家《科学技术保密规定》中列举的国家科学技术秘密范围的内容，也不得涉及敏感信息。

结题报告由摘要、正文、研究成果目录、项目资金决算表、审核意见表等组成。现将每部分的撰写要求简述如下。

（一）摘要

摘要应简明扼要地概括项目的主要研究内容、重要结果及科学意义。摘要的撰写需要准确表达研究的核心内容，避免出现冗长和无关的信息。在撰写摘要时，需要注意语言精练、逻辑清晰，确保读者能够快速了解研究项目的关键信息。因此，摘要的撰写需要经过精心地思考和总结。

（二）正文

结题报告是科研项目结束时的总结性报告，应全面反映项目的工作情况和研究进展。在撰写结题报告正文时，应保持合理的结构和清晰的层次，突出重点，语言要精练、准确。正文一般分为结题部分和成果部分。结题部分主要陈述研究计划执行情况、主要进展与研究成果等情况，包括存在的问题、建议及其他需要说明的地方。成果部分则包含项目取得成果的总体情况，以及项目成果的转化及应用情况。结题报告的撰写应当严谨认真，以确保对项目工作的全面反映和总结。

（三）研究成果目录

在填报研究成果时，必须遵守相关规定，不得将与受资助科研项目无关的研究成果列入结题报告的研究成果目录中。发表的研究成果，项目负责人和参与者均应如实注明得到相关项目资助和项目批准号。

（四）项目资金决算表

项目资金决算表要真实、全面地反映科研项目资金收、支、余情况，做到账表一致、账实相符，不得隐瞒或虚报任何资金信息。只有在确保真实性和全面性的基础上，才能有效地展示项目的资金运作情况，为结题工作提供可靠的依据。

（五）审核意见表

在审核意见表中，项目负责人、科研管理部门负责人和财务部门负责人需要按要求在相应位置签字或加盖人名章。这个步骤非常重要，因为这展示了项目管理和财务管理的严谨性和透明度。项目负责人需要对项目的科研部分负责，科研管理部门负责人需要对整个科研过程进行管理，而财务部门负责人则需要对项目的财务情况进行监管。他们的签字或加盖人名章代表了他们对项目的认可和责任，也为项目的后续工作提供了重要的依据。

二、科研成果鉴定

科研成果鉴定指的是由专家组对科研成果的科学性、技术性、经济效益和社会效益等方面进行评价，并出具鉴定结论的过程。科研成果鉴定是科研成果转化为生产力的重要环节，也是科研成果质量和水平的检验标准。

（一）科研成果的特点

1. 新颖性　也称创造性，是指科研成果具有首创性，即在某个领域或某个方面提出了新的理论、方法、技术或应用，推动了该领域的发展。

2. 先进性　指科研成果的技术水平和科技价值，即在该领域处于领先地位，具有一定的优势和竞争力，能够引领该领域的发展方向。

3. 实用性　指科研成果必须具有科学意义或实用价值（如学术价值、社会价值及经济价值等），即能够被广泛应用和推广，解决某些实际问题或满足某些实际需求。

4. 科学性　科研成果的科学性必须经过同行专家评议或鉴定，即经过实验验证、数据分析等科学手段得到验证和支持，而不是基于主观臆断或猜测。

（二）科研成果鉴定的作用

1. 公正地评价科研成果　科技领域的同行专家对科研成果进行实事求是的评价，有利于促进产出更多优秀的科研成果。只有通过专业的评审和鉴定，科研成果才能得到正确的评价，从而为科研工作者提供更多的动力和支持。

2. 提高科研成果申报奖励等级的准确性　通过对科研成果的鉴定，可以提高科研成果申报奖励等级的准确性。因此，对科研成果技术鉴定的重要性应当引起足够的重视，只有通过科学、客观地评价，才能确保科研成果申报奖励等级的准确性。

3. 加速科研成果的推广、应用　同行专家对科研成果的鉴定能够保障科研成果的质量，并提出推广、应用的建议，准确、合理的建议，可以为科研成果走向生产应用领域提供依据。

（三）科研成果鉴定的形式

1. 会议鉴定　由组织鉴定单位邀请 7～15 位相关领域的专家组成鉴定委员会。鉴定委员会听取研究单位汇报并提出评审意见，签字后，申报者可向主管部门申请技术鉴定证书。

2. 验收鉴定　委托单位应组织 3～5 位同行专家根据合同规定的标准和方法进行测试评价，并出具验收合格证明，该证明等同于科技成果鉴定证书，可作为科研成果的有效认可和证明。

3. 检验鉴定　涉及计量、药品、行业标准等成果时，需按国家专业技术检测、计量机构或相关技术指标进行检验或测试，并出具合格证明，该证明等同于科技成果鉴定证书，可证明成果符合标准和要求。

4. 函审鉴定　同行专家通过书面审查技术资料对理论研究成果进行评价，适用于理论研究成果的鉴定。组织评审部门将资料送交同行专家评议，专家提出书面评价意见并寄回。组织评审部门综合意见写出鉴定结论，并发放技术鉴定证书。通常鉴定一项成果至少需 5 位专家评议并提供书面评价意见。此形式充分利用专家专业知识和经验，确保鉴定结论的客观性和权威性。

5. 学术交流评议　学术交流会和年会是展示学术研究和科技成果的重要平台。专业人员在会议上宣读论文或展示成果，由学术交流组织部门邀请相关专业人员进行评议并提出意见。评审结果经有关部门审查合格后，将被出具科技成果鉴定证书，可以促进学术交流和科技成果的推广。

6. 其他评价方式　药品、医疗器械、食品、化妆品等成果需按省科技厅制定的软科学研究成果管理办法进行评价。科技著作由奖励申报部门组织专家评议。

三、科研成果登记

科研成果登记指的是用国家编制的登记软件系统将科研成果的详细数据资料录入国家成果数据库的法定工作，这不仅有助于保护知识产权，而且也是成果转化、推广、统计、奖励等科研成果管理的基础。通过系统地登记科研成果，可以有效地整合资源，避免重复研究，同时，也为后续的研究提供了宝贵的参考资料。科研成果登记应在课题结题后报给相关科技部门进行登记。科研成果登记需要具备以下条件。

1. 提交的登记材料应该符合规定的格式和标准，内容完整、真实可信，能够清晰地反映科研成果的核心内容、创新点和价值。

2. 科研成果需要经过专家评价或第三方评估，并得到肯定性的评价结论。

3. 科研成果的研究内容、应用方向等应该符合国家法律、法规和政策的要求，不得违反相关规定。

4. 科研成果登记应当客观、准确、及时。

5. 执行各级、各类科技计划（含专项）产生的科研成果应当登记；非财政投入产生的科研成果自愿登记；涉及国家秘密的科研成果，按照国家科技保密的相关规定进行管理，保障国家的安全和利益。

6. 科研成果完成人（含单位）可按直属或属地关系向相应的科研成果登记机构办理科研成果登记手续，不得重复登记；科研成果的权属和完成人等方面应该清晰明确，不存在争议。

四、科研成果奖励申报

（一）科研成果奖励类别

为了奖励在科学技术活动中作出突出贡献的公民、组织，调动科学技术工作者的积极性和创造性，加速科学技术事业的发展，提高综合国力，我国设立了以下几种级别的成果奖励，国务院对各种奖励也分别颁布了相应的奖励条例、规定和实施细则。

1. 国家最高科学技术奖　由国家科学技术奖励工作办公室负责，是中国 5 个国家科学技术奖中最高等级的奖项，授予在当代科学技术前沿取得重大突破或者在科学技术发展中有卓越建树，在科学技术创新、科学技术成果转化和高技术产业化中创造巨大经济效益或者社会效益的科学技术工作者。

2. 国家自然科学奖　授予在基础研究和应用研究中阐明自然现象、特征和规律，作出重大科学发现的我国公民。重大科学发现应当具备下列条件：前人尚未发现或者尚未阐明；具有重大科学价值；得到国内外自然科学界公认。该奖项由国家科学技术委员会统一领导和负责。按自然科学成果的作用大小可划分为 2 个奖励等级，对具有特别重大意义的项目也可由国家科学技术委员会报请国务院批准授予特别奖。

3. 国家技术发明奖　授予运用科学技术知识作出产品、工艺、材料及其系统等重大技术发明的中国公民。评奖原则：前人尚未发明或者尚未公开；具有先进性和创造性；经实施，创造显著经济效益或社会效益。该奖项也由国家科学技术委员会统一领导和负责。按发明项目的作用、意义大小一般划分为 4 个奖励等级。特别重大的发明设有特等奖，由国家科学技术委员会报请国务院批准，另行授奖。

4. 国家科学技术进步奖　主要授予在技术研究、开发、创新、推广应用方面取得突出成果的个人和组织，涵盖国民经济各个行业。该奖项的候选人或候选单位所完成项目涉及新产品和技术开发、推广应用、产业化、技术改造和进步、技术基础和重大工程建设、重大设备研制等领域，包括引进、消化吸收国外新技术或自主开发创新的技术。

5. 中华人民共和国国际科学技术合作奖　简称"国际科技合作奖"，授予在双边或多边国际科技合作中对中国科技事业作出重要贡献的外国专家和组织。

6. 军队科技进步奖　分 4 个等级，每年评审 1 次，一等奖、二等奖由总后勤部卫生部组织评奖，三等奖、四等奖由各大单位自行组织评奖并报总后勤部卫生部核准。

7. 国家卫生健康委员会、省市科技进步奖　根据各省市及地区情况进行设置，每年评审 1 次，设一、二、三等奖。

8. 中华护理学会科技奖　由中华护理学会设立，是我国护理界的一项重要奖项，表彰和奖励在护理科技领域内取得显著成就的个人或团队。该奖项为护理科技领域的研究和实践提供了强有力的激励机制，它不仅促进了护理科学技术的发展，也有助于提升护理人员的科研能力和创新意识，通过这样的奖励机制，可以有效地促进护理行业的整体进步，提高护理服务的质量，最终实现对患者的全面关怀和服务。该奖项每 2 年评选 1 次，逢单年颁发，分一、二、三等奖，每届授奖不超过 50 名。由各省、自治区、直辖市护理学会作为推荐单位，各有关部委及军队系统也需报所在省、自治区、直辖市护理学会，由其根据本办法组织专家评议后，推荐人选。该奖项经中华护理学会工作委员会组织专家评议、审核，由中华护理学会常务理事会批准并颁奖。

（二）申报程序

科研成果的报送程序是由完成单位按照不同的隶属关系，逐级向上级主管部门进行申报。具体的申报程序如下。

1. 课题组成员需要协商确定完成人和完成单位的排名，并按要求准备相关的申报材料。

2. 申报材料需要送交单位的科技管理部门进行审查。

3. 将申报材料报送上级主管部门进行评审。

4. 上级主管部门公布拟授奖的科研成果，并进行异议程序。

5. 经过异议程序后，符合授奖条件的科研成果将会被上级主管部门予以授奖。

五、护理科研成果转化

（一）护理科研成果转化的概念

1. 科研成果转化　指的是为提高生产力水平而对科学研究与技术开发所产生的具有实用价值的科研成果所进行的后续试验、开发、应用、推广，直至形成新产品、新工艺、新材料，发展新产业等活动。

2. 护理科研成果转化　即护理科研成果的推广、应用，指的是有目的地将技术上先进、适用、成熟的，生产和服务上可行的，经济上合理的，具有科学性、社会和经济价值的护理科技成果，通过示范、培训、指导、咨询、交流、宣传、展览、实施，以及技术转让、许可证贸易等形式，向经济建设和社会发展领域扩散转移，扩大其应用范围的活动。护理科研成果转化是以推动学科发展、改善护理服务质量为目的，整合循证护理和护理研究应用方法的新型交叉领域。只有将科研成果转化为实际应用，才能为社会带来经济效益和社会效益。同时，这也有助于提高护理质量和学术水平。护理科研人员应该积极寻求成果的转化途径，促进科研成果的应用和推广，从而为护理行业和社会健康事业作出更大的贡献。

（二）科研成果转化的途径

科研成果是提高学科发展的主要驱动力，促进科研成果转化、加速科研成果产业化已成为科研政策的新趋势。科研成果转化的途径主要有直接和间接两种方式，这两种方式并非完全独立，往往会相互交织、相互促进。科研成果的转化需要充分发挥市场机制的作用，加强产、学、研合作，提高科研成果的转化效率和质量，推动科研成果更好地为经济社会发展服务。

1. 直接转化　指的是科技成果的拥有者直接将其转化为现实生产力的一种方式。直接转化的表现：①科技人员自己创办企业。②高校、研究机构与企业开展人才交流。③高校、科研机构与企业开展产、学、研合作。④搭建高校、科研院所与企业沟通交流的信息平台。

2. 间接转化　主要是通过各类科技中介机构来开展，机构类型和活动方式多种多样，包括官办、民办、官民合办，以及大型多功能的机构和小型单一功能的组织。间接转化主要表现：通过专门机构、高校设立的成果转化机构及科技咨询服务机构开展科技成果转化活动。

（三）科研成果形式与推广途径

1. 科学理论成果　主要通过学术报告、刊物发表、出版科学专著等方式进行交流推广。

这些方式可以帮助学者和专家将他们的研究成果传播给更广泛的受众，并与同行进行交流和合作。

2. 新技术、新工艺、新方法类成果 为保证推广和转让的此类成果在生产中能顺利应用，研究单位可针对性地举办各种技术讲习班、培训班。

3. 实物性成果 如具有特殊用途的试剂、材料、元件、仪器、设备等，以及生产单位还不能大批生产的某些精度要求高、技术先进的大型仪器设备等科研成果，可以通过具有一定研制能力的科研单位，对其进行小批量试制、生产，这不仅有利于加快科研成果的应用和推广，也可以促进科研单位和生产单位之间的技术交流与合作，推动科技创新和产业发展的融合。

4. 科研成果的交流 学术交流是科研工作者之间信息流通的重要方式，也是科学劳动社会化的产物。通过学术委员会或学术团体举办的讲座、座谈会、报告会，以及将研究成果发表在刊物上，可以实现知识的广泛传播和互相启发的目的。

 知识拓展

专　利

专利是国家知识产权行政主管机关依据《中华人民共和国专利法》授予发明创造人对其发明创造的排他权，保护发明创造不受侵犯。专利具有保障性、新颖性、单一性、时间性和地域性。《中华人民共和国专利法》保护发明专利、实用新型专利和外观设计专利3种专利。一项专利从申请到获得授权的过程遵循固定程序，包括申请受理、初步审查、早期公布、实质审查和授权5个阶段。专利权人自授予专利权的年度开始，直到保护期限届满专利权终止，每年都要缴纳一定的年费，年费数额随年度变化，缴纳年费是专利权人的义务。

第五节　护理科研档案管理

科研档案（research document）指的是临床、科研、教学研究过程一系列活动的原始记录，蕴藏着大量的科研成果、科技专利、高新技术、学科建设、科研思想等科研信息，是宝贵的信息资源和无形资产。它既是反映科研活动的历史资料，也是检验科研工作质量、评价科研成果和科研人员的重要依据，同时，也是衡量科研管理水平、提高医疗水平和提升医院整体水平的重要条件。

护理科研档案（nursing scientific research archives）指的是在护理研究活动中形成的，具有保存价值的各种文字、图表、声像等记录材料。作为国家档案的重要组成部分，护理科研档案是深入进行护理科研的必要条件和依据，在我国护理事业可持续发展中发挥着重要作用。科研档案管理水平的高低，不仅体现了单位的实力与水平，也反映了其科学管理水平。

一、护理科研档案的分类

护理科研档案从内容上可分为以下三种类型。

（一）科研项目档案

科研项目档案是科研档案的主体部分，涵盖了科研项目从申报通知、申请书、附件、立项通知、科研合同到结题书及项目成果等全过程的资料。这些档案记录了科研项目的完整历程，对科研工作者和相关机构都具有重要的参考和借鉴价值。

（二）科研文书档案

科研文书档案是科研工作的重要组成部分，涵盖了科研发展、总结、单位制定和上级管理部门下发的科研文件，以及课题管理、成果管理等专项管理活动中形成的管理性文件材料。这些文件记录了科研工作的开展和管理情况，对科研工作的开展和管理具有重要参考价值。

（三）科研成果档案

科研成果档案是科学研究中不可或缺的一部分，涵盖了科研人员在科研工作中取得的论文、著作、获奖等各种成果。这些档案记录了科研人员的成果和贡献，对于评估其绩效、促进学术交流和推动科学进步都具有重要意义。

二、护理科研档案的归档范围

（一）科研管理部的档案

科研管理部的档案主要是确保科研活动的连续性和可追溯性，为科研人员和管理者提供可靠的资料支持。主要包括以下内容。

1. 科研行政管理文件　包括上级和本院有关科研行政管理工作文件和各项护理科研管理条例。

2. 科研计划和总结　包括上级和本院有关科研工作计划、请求、规划、总结、批复等。

3. 科研项目资料　包括历年护理科研开题项目资料、申请科研经费情况和申报各类科学基金材料及批复。

4. 科研经费管理　包括上级和本院有关科研经费管理方面的文件材料、经费开支类目等情况。

5. 科研学习资料及讲座资料等

6. 科研成果　包括本院研究成果、专利申请、发表论文情况和科研成果申报材料。

（二）实验室档案

实验室档案可确保实验室工作的可追溯性、规范性，同时也为科研人员提供可靠的数据支持和经验参考，促进实验室工作的持续进步和发展。主要包括以下内容。

1. 实验室管理文件　包括上级和本院有关实验室管理工作文件、实验室建设规划与管理材料。

2. 实验室经费　包括实验室经费预算、开支费用等情况。

3. 实验室仪器设备　包括实验室仪器设备管理档案。

4. 实验室教学　包括实验室承担的教学工作档案。

5. 科研人员　包括实验人员基本情况、专职科研人员课题情况、参与课题情况及实验带教情况等。

（三）课题科研档案

课题科研档案详细记录了研究项目的起始、过程、结果及分析等关键信息，这些档案不仅对于研究团队内部的信息共享与传承至关重要，而且对于科研成果的评估、知识的积累，以及后续研究的推进也具有不可估量的价值。主要包括以下内容。

1. 科研准备阶段 包括课题申请书、开题报告、调研报告、前期科研工作情况、合同书、课题批复等材料。

2. 实验研究阶段 包括项目实施情况、重要原始记录、实验报告、专利申请等重要材料。

3. 总结验收鉴定阶段 包括工作总结、科研报告、论文、专利、专著、技术鉴定等材料。

4. 成果奖励申报阶段 包括成果奖励申报及审批材料、推广应用的经济效益和社会效益证明材料等。

三、科研档案的管理与应用

科研档案的保管期限和密级根据案卷内容确定，分为永久、长期和短期。涉及密级的科研档案需标注秘密等级。查阅科研档案需出示身份证明，非课题组人员需提供相关证明，特殊情况下需经主管领导批准方可借阅。为了更好地利用科研档案，可采用计算机进行档案管理，以提高检索速度和准确率，节约时间，提高服务质量。

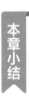 本章小结

思考题
1. 科研成果的特点有哪些？
2. 联系实际，试述科研成果形式与推广途径。

更多练习

（常满匀）